国家卫生健康委员会"十三五"规划教材

全国高等职业教育教材

供助产专业用

助产综合实训

U0276269

第 2 版

主　编　金庆跃

副主编　倪胜莲　许　红　张海丽　叶　芬

编　者（按姓氏笔画排序）

马永辉（天津医学高等专科学校）

叶　芬（湖北职业技术学院）

许　红（江苏医药职业学院）

李甲荣（大庆医学高等专科学校）

李韶莹（山西卫生健康职业学院）

沈　君（上海健康医学院）

沈　莺（中国福利会国际和平妇幼保健院）

吴双赟（上海济光职业技术学院）

陈春宁（河北医科大学护理学院）

张海丽（锡林郭勒职业学院）

金庆跃（金华职业技术学院）

洪丽霞（金华职业技术学院）

倪胜莲（北京大学第三医院）

赖素艺（赣南卫生健康职业学院）

人民卫生出版社

图书在版编目（CIP）数据

助产综合实训/金庆跃主编 . —2 版 . —北京：
人民卫生出版社，2018

ISBN 978-7-117-27215-5

Ⅰ.①助… Ⅱ.①金… Ⅲ.①助产学 – 高等职业教育
– 教材 Ⅳ.①R717

中国版本图书馆 CIP 数据核字（2018）第 253512 号

| 人卫智网 | www.ipmph.com | 医学教育、学术、考试、健康，购书智慧智能综合服务平台 |
| 人卫官网 | www.pmph.com | 人卫官方资讯发布平台 |

助产综合实训
第 2 版

主　　编：金庆跃
出版发行：人民卫生出版社（中继线 010-59780011）
地　　址：北京市朝阳区潘家园南里 19 号
邮　　编：100021
E - mail：pmph @ pmph.com
购书热线：010-59787592　010-59787584　010-65264830
印　　刷：中农印务有限公司
经　　销：新华书店
开　　本：850×1168　1/16　印张：10　插页：9
字　　数：316 千字
版　　次：2014 年 2 月第 1 版　2018 年 12 月第 2 版
　　　　　2022 年 10 月第 2 版第 6 次印刷（总第 11 次印刷）
标准书号：ISBN 978-7-117-27215-5
定　　价：38.00 元
打击盗版举报电话：010-59787491　E-mail：WQ @ pmph.com
（凡属印装质量问题请与本社市场营销中心联系退换）

修订说明

高等职业教育三年制护理、助产专业全国规划教材源于原国家教育委员会"面向 21 世纪高等教育教学内容和课程体系改革"项目子课题研究,是由原卫生部教材办公室依据课题研究成果规划并组织全国高等医药院校专家编写的"面向 21 世纪课程教材"。本套教材是我国高等职业教育护理类专业第一套规划教材,第一轮于 1999 年出版,2005 年和 2012 年分别启动第二轮和第三轮修订工作。其中《妇产科护理学》等核心课程教材列选"普通高等教育'十五'国家级规划教材""普通高等教育'十一五'国家级规划教材"和"'十二五'职业教育国家规划教材",为我国护理、助产专业人才培养做出卓越的贡献!

根据教育部和国家卫生健康委员会关于新时代职业教育和护理服务业人才培养相关文件精神要求,在全国卫生职业教育教学指导委员会指导下,2017 年组建了新一届教材建设评审委员会启动第四轮修订工作。新一轮修订以习近平新时代中国特色社会主义思想为指引,坚持立德树人,对接新时代健康中国建设对护理、助产专业人才培养需求。评委会在来自全国 30 个省、市、自治区 140 余所高等职业院校的申报专家中全面比较、反复研究,遴选出 600 余名专家参与第四轮修订。

本轮修订的重点:

1. 秉承三基五性 对医学生而言,院校学习阶段的学习是一个打基础的过程。本轮教材修订工作秉承人民卫生出版社国家规划教材建设"三基五性"优良传统,在基本知识、基本理论、基本技能三个方面进一步强化夯实医学生基础。整套教材从顶层设计到选材用材均强调思想性、科学性、先进性、启发性、适用性。在思想性方面尤其突出新时代育人导向,各教材全面融入社会主义核心价值观,体现"敬佑生命、救死扶伤、甘于奉献、大爱无疆"的卫生与健康工作者精神,将政治素养和医德医技培养贯穿修订、编写及教材使用全过程。

2. 强化医教协同 本套教材评审委员会和编写团队进一步增加了临床一线护理专家,更加注重吸收护理业发展的新知识、新技术、新方法以及产教融合新成果。评委会在全国卫生职业教育教学指导委员会指导下,在加强顶层设计的同时注重指导各修订教材对接最新专业教学标准、职业标准和岗位规范要求,更新包括疾病临床治疗、慢病管理、社区护理、中医护理、母婴护理、老年护理、长期照护、康复促进、安宁疗护以及助产等在内的护士执业资格考试所要求的全部内容,力求使院校教育、毕业后教育和继续教育在内容上相互衔接,凸显本套教材的协同性、权威性和实用性。

3. 注重人文实践 护理工作的服务对象是人,护理学本质上是一门人学,而且是一门实践性很强的科学。第四轮修订坚持以学生为本,以人的健康为中心,注重人文实践。各教材围绕护理、助产专业人才培养目标,将知识、技能与情感、态度、价值观的培养有机结合,引导学生将教材中学到的理论、方法去观察病情、发现问题、解决问题,在加深学生对理论的认知、理解和增强解决未来临床实际问题的能力的同时,更加注重启发学生从心灵深处自悟、陶冶灵魂,从根本上领悟做人之道。

4. 体现融合创新 当前以信息技术、人工智能和新材料等为代表的新一轮科技革命迅猛发展,包括护理学在内的多个学科呈深度交叉融合。本套教材的修订与时俱进,主动适应大数据、云计算和移动通讯等新技术新手段新方法在卫生健康和职业教育领域的广泛应用,体现卫生健康及职业教育与新技术的融合成果,创新教材呈献形式。除传统的纸质教材外,本套教材融合了数字资源,所选素材主题鲜明、内容实用、形式活泼,拉近学生与理论课和临床实践的距离。通过扫描教材随文二维码,线上与线下的联动,激发学生学习兴趣和求知欲,增强教材的育人育才效果。

全套教材包括主教材、配套教材及数字融合资源,分职业基础模块、职业技能模块、人文社科模块、能力拓展模块、临床实践模块 5 个模块,共 47 种教材,其中修订 39 种,新编 8 种,预计于 2018 年 12 月出版,供护理、助产 2 个专业选用。

教材目录

序号	教材名称	版次	所供专业	配套教材
1	人体形态与结构	第2版	护理、助产	√
2	生物化学	第2版	护理、助产	√
3	生理学	第2版	护理、助产	√
4	病原生物与免疫学	第4版	护理、助产	√
5	病理学与病理生理学	第4版	护理、助产	√
6	正常人体结构	第4版	护理、助产	√
7	正常人体功能	第4版	护理、助产	
8	疾病学基础	第2版	护理、助产	
9	护用药理学	第4版	护理、助产	√
10	护理学导论	第4版	护理、助产	
11	健康评估	第4版	护理、助产	√
12	基础护理学	第4版	护理、助产	√
13	内科护理学	第4版	护理、助产	√
14	外科护理学	第4版	护理、助产	√
15	儿科护理学	第4版	护理、助产	√
16	妇产科护理学	第4版	护理	
17	眼耳鼻咽喉口腔科护理学	第4版	护理、助产	√
18	母婴护理学	第3版	护理	
19	儿童护理学	第3版	护理	
20	成人护理学（上册）	第3版	护理	
21	成人护理学（下册）	第3版	护理	
22	老年护理学	第4版	护理、助产	
23	中医护理学	第4版	护理、助产	√
24	营养与膳食	第4版	护理、助产	
25	社区护理学	第4版	护理、助产	
26	康复护理学基础	第2版	护理、助产	
27	精神科护理学	第4版	护理、助产	
28	急危重症护理学	第4版	护理、助产	

续表

序号	教材名称	版次	所供专业	配套教材
29	妇科护理学	第 2 版	助产	√
30	助产学	第 2 版	助产	
31	优生优育与母婴保健	第 2 版	助产	
32	护理心理学基础	第 3 版	护理、助产	
33	护理伦理与法律法规	第 2 版	护理、助产	
34	护理礼仪与人际沟通	第 2 版	护理、助产	
35	护理管理学基础	第 2 版	护理、助产	
36	护理研究基础	第 2 版	护理、助产	
37	传染病护理	第 2 版	护理、助产	√
38	护理综合实训	第 2 版	护理、助产	
39	助产综合实训	第 2 版	助产	
40	急救护理学	第 1 版	护理、助产	
41	预防医学概论	第 1 版	护理、助产	
42	护理美学基础	第 1 版	护理	
43	数理基础	第 1 版	助产、护理	
44	化学基础	第 1 版	助产、护理	
45	信息技术与文献检索	第 1 版	助产、护理	
46	职业规划与就业指导	第 1 版	助产、护理	
47	老年健康照护与促进	第 1 版	护理、助产	

7

数字内容编者名单

主　编　金庆跃

副主编　洪丽霞　吴双赟

编　者（按姓氏笔画排序）

马永辉（天津医学高等专科学校）

叶　芬（湖北职业技术学院）

许　红（江苏医药职业学院）

李甲荣（大庆医学高等专科学校）

李韶莹（山西卫生健康职业学院）

沈　君（上海健康医学院）

沈　莺（中国福利会国际和平妇幼保健院）

吴双赟（上海济光职业技术学院）

陈春宁（河北医科大学护理学院）

张海丽（锡林郭勒职业学院）

金庆跃（金华职业技术学院）

洪丽霞（金华职业技术学院）

倪胜莲（北京大学第三医院）

赖素艺（赣南卫生健康职业学院）

主编简介与寄语

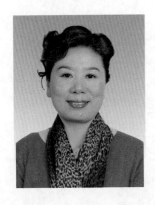

金庆跃，教授，从事医学教育及临床工作 35 年。历任金华职业技术学院医学院助产系主任、教学副院长、上海济光职业技术学院护理学院院长。主持妇婴护理省级精品课程及上海市精品课程；主编及参编《产科学》、《妇婴护理技术》等教材 6 本。其中主编的教材，一本被评为省重点建设教材，一本被列入教育部"十二五"规划教材建设项目。发表论文 20 余篇，主持及参加教科研课题 20 余项。担任全国卫生职业教育教学指导委员会助产专委会副主任委员，曾担任全国首届助产专业技能竞赛裁判长。先后被评为市名医、上海市第一届黄炎培职业教育杰出教师。

寄语：

助产事业的发展与民族和国家的兴旺发达息息相关。助产士是呵护母婴安全和健康的天使和守护神，愿《助产综合实训》成为助产学生的专业技能宝典！

前　言

高职高专助产专业是职业教育的范畴。学生毕业主要在各级综合性医院、妇女保健院、计划生育指导站从事妇科护理、产科护理及计划生育技术操作工作。该专业需要较强的岗位实际知识应用能力和技术操作能力。为了适应助产专业的培养目标，根据临床助产工作过程，我们尝试进行基于工作过程的助产专业课程改革与实践。《助产综合实训》教材就是配合课程改革的实训教材。

《助产综合实训》是学生下临床前进行的助产综合实训的配套教材，旨在通过助产实训，培养助产专业学生临床核心能力和操作技能。本教材特点是：以职业活动为导向，突出能力目标；以助产典型工作情境为载体，强化助产职业能力实训；以学生为主体，进行理论实践一体化课程教学。

全书主要内容为五部分：第一部分为生理产科护理实训，包括产前检查、分娩期护理、新生儿护理、产褥期及母婴同室的护理；第二部分为病理产科护理，主要为产科手术的护理配合；第三部分为妇科常用诊疗技术的护理配合、妇科常用护理技术、腔镜的护理配合；第四部分为计划生育手术的护理配合；第五部分为产科手术护理综合性实训。由于助产士不能开展计划生育手术，此版教材将其中一些医生做的手术内容进行删减。

在编写过程中，我们注重与一线的助产士专家联合组成编委会，同时，编写组进行了助产专业工作调研。通过对各级医院管理层、一线成熟助产士、一线妇产科医师、助产专业毕业生及妇产科病人的调查，了解助产专业所对应的工作岗位特点及发展趋势，进行工作任务与职业能力分析，对助产士职业中需要完成的任务与完成任务应具备的职业能力进行分解，形成助产专业的具体工作内容以及完成该任务需要的知识、技能。在这个基础上，编写了《助产综合实训》实训内容，使《助产综合实训》教材更贴近临床。教材以项目作为章节，每个章节中设置了技能训练目标、技能训练内容、以工作任务引出实训内容，设立典型案例仿真实训及操作技能考核。主要目标是培养学生实际工作能力及操作技能，以适应临床助产士工作岗位的需要。本书集全国不同医院助产士操作技术内容编写。由于国家目前尚无统一的助产士职责及操作规范，各学校可根据当地卫生行政部门对助产士职责不同，选用不同的综合实训内容进行实训。

本书编写过程中得到全国高职院校同仁的支持和协助，特别是得到北京大学第三医院、上海交通大学医学院附属国际和平妇幼保健院的大力支持，谨在此表示诚挚谢意！由于时间紧迫，书中内容难免有谬误与不妥之处，殷切希望各位读者批评指正！

金庆跃

2018 年 8 月

目　录

实训项目一 产前检查

产前检查的目的是明确孕妇和胎儿健康,及早发现妊娠并发症和合并症,及时纠正异常胎位和发现胎儿异常,确定分娩方式。产前检查从确诊早孕开始,一般于妊娠 20~28 周期间每 4 周检查一次,妊娠 28~36 周期间每 2 周检查一次,36 起每周检查一次,共检查 11 次。

【技能训练目标】

1. 能完整地采集孕妇病史及准确推算预产期。
2. 能完成骨盆外测量的准备及测量工作,能做好孕妇腹部四步触诊准备及配合工作。
3. 能做好孕妇腹部听胎心的准备及配合工作。
4. 能对孕妇实施个性化的孕期指导。

【技能训练内容】

1. 采集病史及推算预产期。
2. 骨盆外测量及孕期保健指导。
3. 测量宫高、腹围及腹部四步触诊准备及配合。
4. 腹部听胎心的准备及配合。

【实训设计及安排】

1. 建设仿真孕期保健室,在骨盆模型上进行演示及操作实训。
2. 学生讨论孕妇第一次产前检查和保健的内容,主讲教师补充并提出训练要求。
3. 教师按操作要求示教,学生 3~4 人一组进行操作练习。
4. 安排学生去附属医院孕期保健门诊见习。

工作任务一　骨盆外测量

视频:
骨盆外测量
技术

【实训过程】

（一）主要实训设备及用物的准备

1. 模型及设备　模拟病人、骨盆模型。
2. 器械及用物　骨盆测量器、孕期保健卡、血压计、听诊器、体重秤、纸、笔等。

（二）操作流程（图 1-1）

方法及内容	操作步骤	注意事项
1. 环境设置 室温20～22℃、湿度50%～60%，用屏风遮挡 2. 用物准备 骨盆测量器、孕期保健卡、血压计、听诊器、纸、笔 3. 护士准备 修剪指甲，洗手（六步洗手法） 4. 孕妇准备 排空膀胱、直肠	准备工作	1. 每日接待第一个孕妇前，须对产检床、仪器及物品等进行快速消毒 2. 护士着装规范、仪表端庄 3. 室内清洁、安静、舒适、隐蔽 4. 用物齐全，设备完好
1. 表情微笑亲切 2. 自我介绍	问候孕妇	护士表情自然、亲切
1. 解释产前检查的目的、内容、方法 2. 请孕妇先排空膀胱 3. 告知孕妇排尿时收集10ml左右中段尿，以快速定性检测尿糖和尿蛋白 4. 孕妇先休息5分钟后再测量血压	谈话沟通	1. 护士轻声细语 2. 面对孕妇和家属交流 3. 与孕妇和家属平视沟通 4. 解释中段尿的收集方法
1. 健康史：年龄、职业、过去史、月经史、家庭史、丈夫健康状况 2. 孕产史：既往孕产史、本次妊娠经过、停经时间、已经做过的检查项目 3. 一般情况：观察孕妇的发育、营养、精神状态、身高及步态。测量体重、T、P、R、Bp等	采集病史	1. 收集资料时，先向准妈妈和准爸爸表示祝贺 2. 语速适中，语气轻柔，语言通俗易懂 3. 注意观察孕妇的神态、面色
1. 末次月经第1日起，月份减3或加9，日期加7。若为农历，月份仍减3或加9，但日期加15 2. 实际分娩日期与推算的预产期可能相差1～2周	推算预产期	若孕妇记不清末次月经时间，可根据早孕反应开始时间、胎动开始时间、宫底高度及B型超声测得胎头双顶径值等情况加以估计
1. 协助孕妇取伸腿仰卧位 2. 测量方法：测量两侧髂前上棘外侧缘之间的距离 3. 正常值（IS）：23～26cm 4. 临床意义：间接推测骨盆入口平面横径的大小	测量髂棘间径	1. 注意保暖、遮挡，避免过度暴露 2. 动作轻柔，协助孕妇改变卧位 3. 与孕妇随时交流，询问孕妇的感觉，观察其有无不适
1. 协助孕妇取伸腿仰卧位 2. 测量方法：测量两侧髂嵴外侧缘最宽的距离 3. 正常值（IC）：25～28cm 4. 临床意义：间接推测骨盆入口平面横径的大小	测量髂嵴间径	
1. 协助孕妇取左侧卧位，左腿屈曲，右腿伸直 2. 测量方法：测量第五腰椎棘突下凹陷处（相当于腰骶部米氏菱形窝的上角）至耻骨联合上缘中点的距离 3. 正常值（EC）：18～20cm 4. 临床意义：可间接推测骨盆入口前后径的长短，是骨盆外测量中最重要的径线	测量骶耻外径	1. 注意保暖、遮挡，避免过度暴露 2. 动作轻柔，协助孕妇改变卧位 3. 与孕妇随时交流，询问孕妇的感觉，观察其有无不适
1. 协助孕妇取仰卧位，两腿屈曲，双手抱膝 2. 测量方法：测量两侧坐骨结节内侧缘之间的距离 3. 正常值（IT）：又称出口横径，8.5～9.5cm，平均9cm 4. 临床意义：评估骨盆出口横径的大小	测量坐骨结节间径	
1. 协助孕妇取仰卧位，双腿分开略屈曲，双手紧抱双膝 2. 测量方法：检查者两拇指尖对拢，置于耻骨联合下缘，两拇指平放在两侧耻骨降支的上面，测量两拇指之间的角度 3. 正常值：90°。小于80°为异常 4. 临床意义：评估骨盆出口横径的宽度	测量耻骨弓角度	
1. 检查结束后嘱孕妇再次左侧卧位5～10分钟，以改善胎盘血供 2. 协助孕妇整理好衣裤，扶孕妇缓慢坐起，再站立下床，避免跌倒摔伤 3. 将检查结果记录于孕妇保健卡的相应栏目内 4. 告知孕妇下次检查的时间和项目，以及需预先准备事项 5. 进行孕期保健指导	整理、记录及宣教	1. 孕妇无不适主诉，无胎心异常变化 2. 孕妇资料收集齐全 3. 孕妇能复述孕期保健相关知识 4. 孕妇能说出下次产前检查的时间和需准备的内容

图 1-1 骨盆外测量操作流程

工作任务二 产前腹部检查

【实训过程】

(一) 主要实训设备及用物的准备

1. 模型及设备 腹部四步触诊模型,产科检查床。
2. 器械及用物 皮尺、超声多普勒胎心音听诊仪、胎儿监护仪、听诊器、血压计、孕期保健卡、手表等。

(二) 操作流程(图 1-2)

视频:
宫高腹围测量

视频:
四步触诊法

方法及内容	操作步骤	注意事项
1. 环境设置 室温 20~22℃、湿度 50%~60%,用屏风遮挡 2. 用物准备 皮尺、超声多普勒胎心音听诊仪、胎心监护仪、血压计、听诊器、孕期保健卡、手表等 3. 护士准备 修剪指甲,洗手(七步洗手法) 4. 孕妇准备 排空膀胱、直肠	准备工作	1. 每日接待第一个孕妇前,须对产检床、仪器及物品等进行快速消毒 2. 护士着装规范、仪表端庄 3. 室内整洁、舒适、隐蔽 4. 用物齐全,设备完好 5. 孕妇妊娠 34 周后应使用胎心监护仪监测胎心音
1. 表情微笑亲切 2. 自我介绍	问候孕妇	护士表情自然、亲切
1. 健康史:询问前次产前检查回家后的情况,有无特殊情况出现 2. 一般情况:观察孕妇的发育、营养、精神状态、步态,有无水肿	采集病史	1. 询问详细,请家属共同参与 2. 语速适中,语气轻柔,语言通俗易懂 3. 注意观察孕妇的神态、面色
1. 解释产前检查的内容、方法及配合要求 2. 告知孕妇排尿时收集 10ml 左右中段尿,以快速定性检测尿糖和尿蛋白 3. 孕妇先休息 5 分钟后再测量血压 4. 协助孕妇左侧卧位休息 5 分钟,然后仰卧于检查床上,头部稍抬高,以保证胎儿血供	谈话沟通	1. 护士轻声细语,语言通俗易懂 2. 面对孕妇和家属交流 3. 与孕妇和家属平视沟通 4. 解释中段尿的留取方法
1. 观察孕妇腹形大小、形状、有无妊娠纹、手术疤痕和水肿 2. 如腹部过大,考虑孕周计算错误、双胎、羊水过多、巨大儿等可能 3. 如腹部过小,考虑胎儿生长受限、孕周计算错误等可能	腹部视诊	1. 注意遮挡、保暖,避免过度暴露 2. 及时告知测量结果,避免孕妇情绪紧张 3. 与孕妇随时交流,询问孕妇的感觉、有无不适 4. 请孕妇充分放松以便于检查
1. 测量:孕妇双腿伸直,护士讲述测量方法及临床意义,同时用手测宫底高度 2. 测量:用软尺测量耻骨联合上缘中点至子宫底的高度,即为宫高值;软尺绕肚脐围腰一周,即为腹围值 3. 计算胎儿体重:宫高×腹围+200≈体重(g)	测量宫高、腹围	
1. 孕妇仰卧,双腿屈曲稍分开 2. 操作者面向孕妇面部,双手五指并拢,用手指指腹及手掌尺侧面实施操作 3. 双手置于宫底部,了解宫底高度及子宫外形,同时评估胎儿大小与孕周是否相符 4. 接着双手指腹相对轻推,判断宫底部的胎儿部分。如圆而硬且有浮球感,则为胎头;如软而宽且形状不规则,则为胎臀	腹部四步触诊(第一步)	
1. 操作者两手置于孕妇腹部两侧,一手固定,另一手轻轻下按检查,互相交替 2. 判断胎背及胎儿四肢:若平坦饱满则为胎背,高低不平有可变性则为四肢;评估胎背或四肢是向前、向侧方、向后,进一步确定胎方位	腹部四步触诊(第二步)	1. 注意遮挡、保暖,避免过度暴露 2. 及时告知测量结果,避免孕妇情绪紧张 3. 与孕妇随时交流,询问孕妇的感觉、有无不适 4. 请孕妇充分放松以便于检查
1. 操作者右手置于孕妇耻骨联合上方,拇指与其余四指分开,暴露虎口 2. 握住胎先露部轻柔对推,判断先露是胎头还是胎臀,以及先露部是否衔接:若胎先露部高浮表示胎头未进入骨盆腔;若胎先露部固定不能推动则说明已经衔接	腹部四步触诊(第三步)	

笔记

3

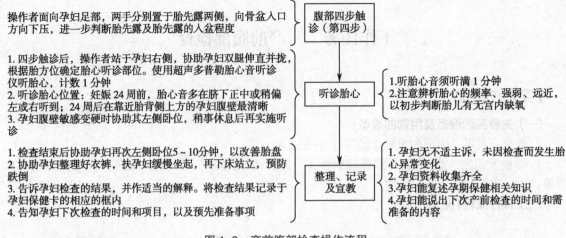

操作者面向孕妇足部,两手分别置于胎先露两侧,向骨盆入口方向下压,进一步判断胎先露及胎先露的入盆程度 → 腹部四步触诊(第四步)

1. 四步触诊后,操作者站于孕妇右侧,协助孕妇双腿伸直并拢,根据胎方位确定胎心听诊部位。使用超声多普勒胎心音听诊仪听胎心,计数1分钟
2. 听诊胎心位置:妊娠24周前,胎心音多在脐下正中或稍偏左或右听到;24周后在靠近胎背侧上方的孕妇腹壁最清晰
3. 孕妇腹壁敏感变硬时协助其左侧卧位,稍事休息后再实施听诊 → 听诊胎心

1. 听胎心音须听满1分钟
2. 注意辨析胎心的频率、强弱、远近,以初步判断胎儿有无宫内缺氧

1. 检查结束后协助孕妇再次左侧卧位5~10分钟,以改善胎盘
2. 协助孕妇整理好衣裤,扶孕妇缓慢坐起,再下床站立,预防跌倒
3. 告诉孕妇检查的结果,并作适当的解释。将检查结果记录于孕妇保健卡的相应的框内
4. 告知孕妇下次检查的时间和项目,以及预先准备事项 → 整理、记录及宣教

1. 孕妇无不适主诉,未因检查而发生胎心异常变化
2. 孕妇资料收集齐全
3. 孕妇能复述孕期保健相关知识
4. 孕妇能说出下次产前检查的时间和需准备的内容

图 1-2　产前腹部检查操作流程

【典型案例仿真实训】

(一) 案例导入

小芳,25岁,初孕,停经28周,前来医院进行产前检查。末次月经2017年12月1日,停经40余天自觉恶心、呕吐以及食欲欠佳,未做任何处理,持续1月余自然消失。停经50天外院B超检查确诊"早期妊娠"。停经4个多月起自觉胎动。停经后无阴道出血、无腹痛和二便异常。

既往体健。平时月经周期28~30天,量中,无痛经。结婚8个月,婚后有正常性生活,未避孕。无药物过敏史及输血史,无手术外伤史,家族史无特殊。

子宫逐渐增大,小芳期盼着母子能平安度过妊娠期。

小张,作为门诊护士,应该如何协助医生对小芳进行产前检查?须进行哪些方面的保健指导呢?

(二) 仿真实训

流程一　准备

1. 护士小张　着装规范、仪表端庄,清洁洗手、戴口罩。
2. 环境　室内光线充足、温暖、安静、隐蔽。
3. 用物准备　检查床、血压计、听诊器、腹部四部触诊模型、骨盆模型、皮尺、骨盆测量器、超声多普勒听诊仪、胎儿监护仪、孕期保健卡、手表、纸、笔等。

流程二　问候、核对、评估及解说

1. 问候孕妇(表情微笑亲切)　您好! 我是护士小张,今天由我来协助为您进行产前检查。
2. 核对　请问您叫什么名字? 怀孕多少周?
3. 评估
(1)采集病史:主要了解孕妇小芳的妊娠过程、月经史、婚育史、既往健康史及家族遗传病史。
(2)推算预产期:根据末次月经时间推算,小芳的预产期为2018年9月8日,实际的分娩日期与推算的预产期可能相差1~2周。
(3)一般情况评估:身高、体重、T、P、R、BP、饮食、休息等。小芳体温36.5℃、脉搏82次/分、呼吸18次/分、血压100/72mmHg。
4. 沟通谈话(对孕妇及家属)
(1)产前检查的目的:了解有无妊娠期并发症和合并症,胎儿的发育情况及胎产式、胎先露、胎方位,了解骨盆的大小,作为判断分娩方式的依据之一。
(2)孕妇的配合:说明排空膀胱的目的,既可以快速检测尿糖和尿蛋白,又方便进行腹部检查;介绍检查中孕妇需配合的内容;协助孕妇先在检查床上左侧卧位休息5分钟,然后仰卧于检查床上。
(3)护士帮助孕妇将衣服向上拉至双侧乳头下方,裤子向下拉至耻骨联合下方,充分暴露腹部。

笔记

流程三 腹部视诊

1. 护士小张站于孕妇右侧,观察腹部的形状、大小,有无水肿、妊娠纹和手术瘢痕。

2. 腹部过大应考虑孕周计算错误、双胎、羊水过多、巨大儿的可能;腹部过小应考虑胎儿生长受限、孕周计算错误。

3. 孕妇小芳腹部无妊娠纹、水肿和手术瘢痕,大小与妊娠周数相符。

流程四 测量宫高、腹围

1. 手测量 护士小张首先介绍测量方法,指导孕妇双腿伸直,用手测量宫底高度。小芳宫底高度为脐上3横指。

2. 尺测量 用软尺测量耻骨联合上缘中点至子宫底的宫高,即为宫高值;软尺绕肚脐围腰一周,即为腹围值。小芳脐上3横指,宫底高度为26cm,腹围85cm。测量结果在正常范围内(图1-3、图1-4)。

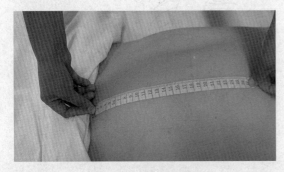

图1-3 尺测宫底高度

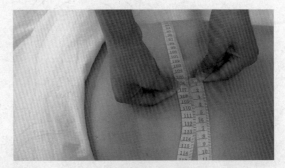

图1-4 测量腹围

3. 估计胎儿体重 根据公式:宫高 × 腹围 +200 ≈ 体重(g),推算出胎儿体重约为2410g。胎儿发育在正常范围内。

4. 记录 告诉孕妇检查结果正常,并记录在孕妇保健卡相应栏目内。

流程五 腹部四步触诊

1. 第一步

(1)小张指导孕妇仰卧,双腿屈曲稍分开,站在孕妇头部,与孕妇轻声交流。

(2)医师面向孕妇面部,双手五指并拢,用手指指尖及手掌尺侧面检查。

1)首先双手置于宫底部,了解子宫外形及宫底高度,评估胎儿大小与孕周是否相符。

2)接着双手指腹相对轻推,判断宫底部的胎儿部分。如硬而圆且有浮球感,则为胎头;如软而宽且形状不规则,为胎臀(图1-5)。

2. 第二步

(1)小张站在孕妇头部,与孕妇轻声交流。

(2)医师两手置于孕妇腹部两侧,一手固定,另一手轻轻下按检查,互相交替,辨别胎背及胎儿四肢:平坦饱满者为胎背,高低不平可变者为胎儿四肢;进一步评估胎背或胎腹的方向是向前、向侧方或向后,以确定胎方位。

3. 第三步

(1)小张站在孕妇头部,与孕妇轻声交流。

(2)医师右手置于耻骨联合上方,拇指与其余四指分开,暴露虎口,握住胎先露部轻柔对推,判断先露是胎头还是胎臀,以及先露部是否衔接:如先露部高浮,表示胎先露未进入骨盆腔;如先露部不能推动,说明已经衔接。

4. 第四步

(1)小张站在孕妇头部,与孕妇轻声交流。

(2)医师面向孕妇足部,两手与第一步相同分别置于胎先露的两侧,向骨盆入口方向深压,进一步判断胎先露的判断是否准确,并判断胎先露入盆的程度。

视频:四步触诊

笔记

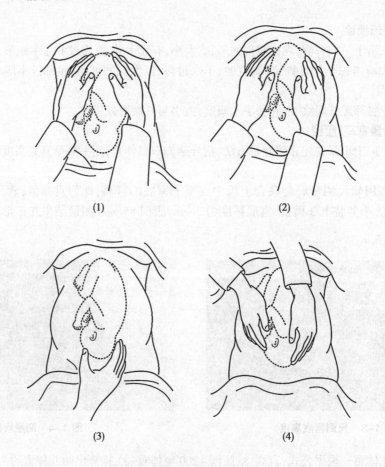

(1)　　　　　　　　(2)

(3)　　　　　　　　(4)

图 1-5　胎位检查的四步触诊法

流程六　听诊胎心

1. 护士小张协助孕妇双腿伸直并拢,与孕妇轻声交流,询问孕妇有无不适。

2. 医师根据胎方位确定胎心听诊部位,使用超声多普勒听胎心音,计数 1 分钟,仔细辨析胎心的频率、强弱、远近,初步判断胎儿有无宫内缺氧。

3. 胎心听诊位置在靠近胎背侧上方的孕妇腹壁听诊最清晰。小芳目前妊娠 28 周,经腹部四步触诊确定为纵产式、头先露、枕左前位,因此胎心音在左下腹处听到。根据胎方位,护士小张在小芳脐部下方腹壁进行听诊(图 1-6、图 1-7)。

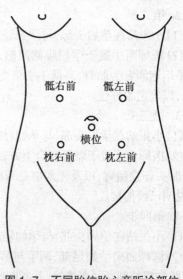

图 1-7　不同胎位胎心音听诊部位

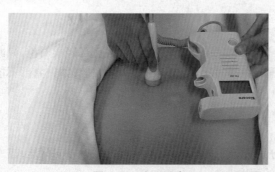

图 1-6　胎心听诊

4. 孕妇腹壁敏感变硬时协助其左侧卧位,稍事休息后再实施听诊。

流程七　骨盆外测量

1. 测量髂棘间径　小张指导小芳取伸腿仰卧位,测量两侧髂前上棘外侧缘之间的距离。小芳髂棘间径为23cm(图1-8)。

2. 测量髂嵴间径　指导小芳保持伸腿仰卧位,测量两侧髂嵴外侧缘最宽的距离。小芳髂嵴间径为26cm(图1-9)。

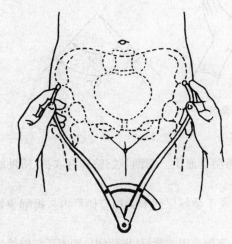 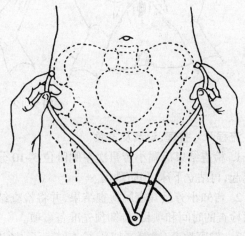

图1-8　测量髂棘间径　　　　　　　　　　图1-9　测量髂嵴间径

3. 测量骶耻外径　协助小芳取左侧卧位,下腿屈曲,上腿伸直,测量第五腰椎棘突下凹陷处(相当于腰骶部米氏菱形窝的上角)至耻骨联合上缘中点的距离。小芳骶耻外径为19cm(图1-10)。

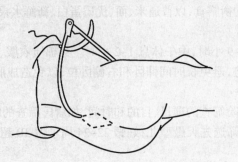

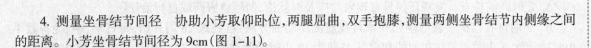

图1-10　测量骶耻外径

4. 测量坐骨结节间径　协助小芳取仰卧位,两腿屈曲,双手抱膝,测量两侧坐骨结节内侧缘之间的距离。小芳坐骨结节间径为9cm(图1-11)。

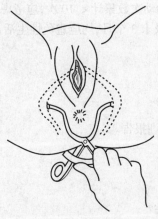

图1-11　测量坐骨结节间径

5. 测量耻骨弓角度 协助小芳取仰卧位,双腿分开略屈曲,双手紧抱双膝。小张两拇指尖对拢,置于耻骨联合下缘,两拇指平放在两侧耻骨降支上面,测量两拇指之间的角度。小芳耻骨弓角度为90°（图1-12）。

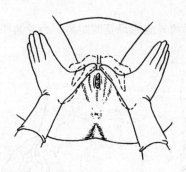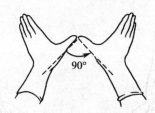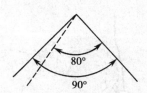

图1-12 测量耻骨弓角度

流程八 整理、记录及宣教

1. 检查结束后嘱小芳再次左侧卧位5~10分钟,以改善胎盘血供。帮助孕妇整理好衣裤,协助缓慢坐起,再站立下床,预防跌倒。

2. 告知小芳及其家属检查结果,并将检查结果准确记录于孕妇保健卡的相应栏目内。提醒孕妇下次检查的时间和项目,告知预先准备事项。

3. 健康教育(微笑亲切) 检查结束了,宝宝发育正常,您配合得非常好,祝贺您! 回家后需继续注意均衡营养,保持充足的休息时间并尽量左侧卧位,若有任何异常现象应及时电话咨询,必要时来医院就诊,请勿随意服药或自行治疗。请按时产前检查,下次产前检查是在2周后,从今天开始计算14天以后。

(三)沟通技巧及要点

1. 营养指导 指导孕妇合理营养,均衡膳食,以普通米、面、优质蛋白、新鲜水果及各种蔬菜为主,以保证胎儿发育的需要。

2. 休息与活动 嘱孕妇每晚睡眠8~9小时,中午休息1~2小时。穿棉质衣服、平底鞋;嘱进入妊娠中、晚期后尽量采取左侧卧位睡眠姿势,避免长时间仰卧和右侧卧位,以免造成胎儿宫内窘迫和加重右侧输尿管及肾盂积水。

3. 遗传咨询 告知孕妇做妊娠高风险筛查的项目、目的和时间,如唐氏筛查的时间是妊娠15~18周,羊水穿刺的时间是妊娠18~22周,可筛选先天愚型儿;妊娠22~24周可做3D超声检查,以排除胎儿有无畸形。

4. 特殊检查 妊娠合并糖尿病筛查、乙型链球菌筛查、乙型肝炎及梅毒检测等。

5. 定时产前检查 发现任何异常现象均应及时就诊,勿随意服药或自行治疗。

6. 孕期自我监护 教会孕妇在家自我监测胎动的方法:自妊娠28周开始,每日早、中、晚各数1小时胎动数,3小时胎动数相加的和乘以4,即为12小时的胎动数。如12小时胎动数在30次或以上,反映胎儿的情况良好;如12小时内胎动次数累计 < 10次,应考虑胎儿有宫内缺氧,需及时就医。

7. 性生活指导 妊娠前3个月及末3个月,均应避免性生活,以防流产、早产及感染。

【实训作业及思考题】

(一)实训作业

1. 填写孕期保健卡。

2. 根据本实训模拟案例,完成实训报告。

(二)思考题

1. 产前检查的次数和时间?

2. 产前检查的内容有哪些?

3. 孕期如何对孕妇进行心理评估?

扫一扫,测一测

思路解析

【操作技能考核】(表1-1、表1-2)

表1-1　骨盆外测量操作评分标准

主考教师＿＿＿＿＿＿＿＿　　　　　　考试日期＿＿＿年＿＿月＿＿日

项目总分	项目内容	考核内容及技术要求	分值	得分
素质要求 (3分)	报告内容	报告考生考试号码及考核项目	1	
	仪表举止	仪表端庄大方,态度认真和蔼	1	
	服装服饰	服装鞋帽整洁,着装符合要求	1	
操作前准备 (17分)	环境	室内光线充足、温暖、安静、隐蔽	1	
		必要时设置屏风或隔帘遮挡孕妇(口述)	1	
	用物	骨盆测量器、孕期保健卡、血压计、听诊器、纸、笔	2	
	助产士	修剪指甲,洗手(六步洗手法)、戴口罩	2	
	孕妇	解释骨盆外测量的目的、内容、方法	2	
		告知孕妇排空膀胱、直肠	2	
		告知孕妇排尿时收集10ml左右中段尿,以快速定性检测尿糖和尿蛋白	3	
		请孕妇先休息5分钟后测量血压	4	
操作步骤 (70分)	采集病史	健康史、孕产史、一般情况	3	
	推算预产期	正确推算孕妇的预产期	5	
	骨盆外测量	髂棘间径(IS):协助孕妇取伸腿仰卧位,测量两侧髂前上棘外侧缘之间的距离。正常值:23~26cm	10	
		髂嵴间径(IC):协助孕妇取伸腿仰卧位,测量两侧髂嵴外侧缘最宽的距离。正常值:25~28cm	10	
		骶耻外径(EC):协助孕妇取左侧卧位,左腿屈曲,右腿伸直,测量第五腰椎棘突下凹陷处(相当于腰骶部米氏菱形窝的上角)至耻骨联合上缘中点的距离。正常值:18~20cm	10	
		坐骨结节间径(IT):协助孕妇取仰卧位,两腿屈曲,双手抱膝,测量两侧坐骨结节内侧缘之间的距离。正常值:8.5~9.5cm,平均9cm	10	
		测量耻骨弓角度:协助孕妇取仰卧位,双腿分开略屈曲,双手紧抱双膝,检查者两拇指尖对拢,置于耻骨联合下缘,两拇指平放在两侧耻骨降支的上面,测量两拇指之间的角度。正常值:90°,小于80°为异常	10	
	整理、记录及宣教	检查结束后嘱孕妇再次左侧卧位5~10分钟,以改善胎盘血供	1	
		协助孕妇整理好衣裤,扶孕妇缓慢坐起,再站立下床,避免跌倒摔伤	1	
		洗手,将检查结果记录于孕妇保健卡的相应栏目内	1	
		告知孕妇下次检查的时间和项目,告知预先准备事项	2	
		进行孕期保健指导	6	
		报告操作结束	1	
综合评价 (10分)	程序正确,动作规范,操作熟练		6	
	态度和蔼可亲、语言恰当、沟通有效,操作过程体现人文关怀		4	
总分			100	

表1-2 产前腹部检查操作评分标准

主考教师＿＿＿＿＿＿＿＿＿　　　　　　　　考试日期＿＿＿年＿＿月＿＿日

项目总分	项目内容	考核内容及技术要求	分值	得分
素质要求 （3分）	报告内容	报告考生考试号码及考核项目	1	
	仪表举止	仪表端庄大方，态度认真和蔼	1	
	服装服饰	服装鞋帽整洁，着装符合要求	1	
操作前准备（17分）	环境	室内光线充足、温暖、安静、隐蔽	1	
		必要时设置屏风或隔帘遮挡孕妇（口述）	1	
		相关人员在场（口述）	1	
	用物	皮尺、超声多普勒胎心音听诊仪、血压计、听诊器、孕期保健卡、手表、纸、笔等，必要时使用胎心监护仪	2	
	助产士	修剪指甲，洗手（七步洗手法），戴口罩	2	
	孕妇	解释产前腹部检查的内容、方法及配合要求	2	
		告知孕妇排尿时收集10ml左右中段尿，以快速定性检测尿糖和尿蛋白	2	
		请孕妇休息5分钟后测量血压	3	
		协助孕妇左侧卧位休息5分钟，然后仰卧于检查床上，头部稍抬高，以保证胎儿血供	3	
操作步骤（70分）	助产士位置	站在孕妇右侧	1	
	腹部视诊	观察孕妇腹部大小、形状、有无妊娠纹、手术瘢痕及水肿等情况	3	
	测量宫高、腹围	用软尺测量耻骨联合上缘中点至子宫底的宫高，即为宫高值；软尺绕肚脐围腰一周，即为腹围值；根据测得的宫高和腹围值估算胎儿的大小	5	
	腹部四步触诊（第一步）	孕妇仰卧，双腿屈曲稍分开	2	
		操作者面向孕妇面部，双手五指并拢，用手指指腹及手掌尺侧面实施操作	2	
		首先双手置于宫底部，了解宫底高度及子宫外形，同时评估胎儿大小与孕周是否相符	2	
		接着双手指腹相对轻推，判断宫底部的胎儿部分。如圆而硬且有浮球感，则为胎头；如软而宽且形状不规则，则为胎臀	4	
	腹部四步触诊（第二步）	操作者两手置于孕妇腹部两侧，一手固定，另一手轻轻下按检查，互相交替	3	
		辨别胎背及胎儿四肢：若平坦饱满则为胎背，高低不平有可变性则为四肢；评估胎背或四肢是向前、向侧方、向后，进一步确定胎方位	5	
	腹部四步触诊（第三步）	操作者右手置于孕妇耻骨联合上方，拇指与其余四指分开，暴露虎口	3	
		握住胎先露部轻柔对推，判断先露是胎头还是胎臀，以及先露部是否衔接：若胎先露部高浮表示胎头未进入骨盆腔；若胎先露部固定不能推动则说明已经衔接	5	
	腹部四步触诊（第四步）	操作者面向孕妇足部，两手分别置于胎先露两侧	3	
		双手向骨盆入口方向下压，进一步判断胎先露，并判断胎先露的入盆程度	5	

笔记

10

续表

项目总分	项目内容	考核内容及技术要求	分值	得分
操作步骤（70分）	听诊胎心	腹部四步触诊后，操作者站于孕妇右侧，协助孕妇双腿伸直并拢	2	
		根据胎方位确定胎心听诊部位。听诊胎心位置：妊娠24周前，胎心音多在脐下正中或稍偏左或右听到；24周后在靠近胎背侧上方的孕妇腹壁最清晰	4	
		将超声多普勒胎心音听诊仪探头涂上耦合剂后置于孕妇腹部胎心音听诊最清晰的部位，计数1分钟，仔细辨析胎心的频率、强弱、远近，以初步判断胎儿有无宫内缺氧	6	
		孕妇腹壁敏感变硬时协助其左侧卧位，稍事休息后再实施听诊	2	
		检查结束后协助孕妇再次左侧卧位5~10分钟，以改善胎盘血供	2	
	整理、记录及宣教	帮助孕妇整理好衣裤，扶孕妇缓慢坐起，再下床站立，预防跌倒	1	
		告诉孕妇检查的结果，并作适当的解释	2	
		洗手，将检查结果记录于孕妇保健卡的相应栏目内	1	
		告知孕妇下次检查的时间和项目，以及预先准备事项	2	
		根据相应的孕周进行针对性的健康指导	4	
		报告操作结束	1	
综合评价（10分）		程序正确，动作规范，操作熟练	4	
		态度和蔼可亲、语言恰当、沟通有效，操作过程体现人文关怀	6	
总分			100	

（许红 张海丽 沈莺）

实训项目二 分娩期护理

妊娠满 28 周以后,胎儿及其附属物从母体全部娩出的过程称为分娩。分娩期护理是助产技术中最重要的环节,其目标是母婴平安健康。

【技能训练目标】

1. 能进行产程的观察和健康教育。
2. 能完成接产前的准备工作,如会阴清洁、消毒、铺产台操作。
3. 能完成正常产接产操作及娩出胎盘。
4. 能进行新生儿出生时的护理及快速评估新生儿窒息情况,进行新生儿初步复苏。
5. 能协助医师进行新生儿复苏护理,如新生儿面罩气囊正压人工呼吸。
6. 能进行新生儿气管插管指征的判断,做好新生儿气管插管的准备与护理配合。
7. 能进行产后 2 小时观察、完成产时护理记录及独立产包整理。

【技能训练内容】

1. 接生前准备 会阴清洁、消毒、铺产台、阴道产接产操作及娩出胎盘。
2. 新生儿出生时的护理及新生儿初步复苏操作。
3. 新生儿面罩气囊正压人工呼吸方法训练及新生儿胸外按压训练。
4. 新生儿气管插管的准备与护理配合。
5. 产后 2 小时观察、产时护理记录及独立产包整理。

【实训设计及安排】

1. 建设仿真产房,在分娩操作模型上进行演示及操作练习。
2. 先让学生观看正常分娩录像,再由主讲教师提出训练要求。
3. 教师按操作要求示教,学生分为 3~4 人一组进行操作练习。
4. 课间让学生去医院分娩室见习。

工作任务一 产前外阴消毒

【实训过程】

(一) 主要实训设备及用物的准备

1. 模型及设备 分娩操作模型(图 2-1),治疗车,多功能产床。

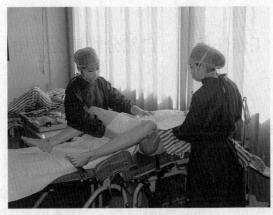

图 2-1 分娩操作模型及实训

2. 器械及用物 治疗盘一个,内有:盛 38~41℃温开水 500ml 的容器 2 个、消毒棉棒若干支、无菌敷料罐 2 个(一个内盛 10%~20% 肥皂水,一个内盛聚维酮碘原液),无菌接生巾一块、一次性冲洗垫一个。

(二) 操作流程(图 2-2)

方法及内容	操作步骤	注意事项
1. 环境准备:环境安静、舒适、关闭门窗、光线适宜、温度 25~28℃,确保分娩室内无空气流动 2. 用物准备:治疗盘一个,内有:盛 38~41℃温开水 500ml 的容器2个、消毒棉棒若干支、无菌敷料罐2个(一个内盛10%~20% 肥皂水,一个内盛聚维酮碘原液),无菌接生巾一块、一次性冲洗垫一个 3. 助产士准备 修剪指甲,洗手(七步洗手法)、戴帽子口罩	准备工作	1. 护士着装规范、仪表端庄 2. 室内清洁、安静、舒适 3. 用物齐全,设备完好
1. 表情微笑亲切 2. 自我介绍	问候病人	护士微笑不轻浮嬉笑
1. 核对姓名、床位及一般资料 2. 一般情况评估 3. 产科情况评估 4. 整理病案、记录单	核对评估	1. 细致耐心,资料齐全 2. 注意产妇生命体征 3. 注意产力、产道、胎儿及产程进展情况
与产妇及家属谈话,解释操作目的,以取得积极配合	谈话沟通	和颜悦色,有效沟通
1. 臀下铺一次性垫单,协助产妇脱去裤子,取膀胱截石位,充分暴露会阴部 2. 助产士拆产台,站在产妇两腿之间略调低床位	产妇体位及助产士位置	1. 注意保暖、遮挡,避免过度暴露 2. 动作轻柔,协助产妇改变体位 3. 与产妇随时交流,询问产妇的感觉,观察其有无不适
1. 用消毒长棉棒蘸肥皂水,擦洗顺序:小阴唇→大阴唇→阴阜→左右大腿内侧上1/3→会阴及肛门周围,擦洗时稍用力,然后弃掉长棉棒 2. 用温水由外至内缓慢冲净皂迹:先中间,后两边,再中间 3. 更换消毒长棉棒按照上述程序重复一遍 必要时反复擦洗,直至擦净 4. 温开水冲洗:先中间,后两边,再中间 5. 干棉签擦干由内向外,顺序、方法正确 6. 更换消毒长棉棒蘸聚维酮碘原液,消毒外阴,顺序同清洁相同,范围不超过清洁范围 7. 撤出臀下一次性会阴垫,垫好无菌接生巾	会阴清洁消毒	1. 按顺序擦洗不留空隙 2. 擦洗操作轻重适宜 3. 嘱咐产妇不要污染已消毒部位

图 2-2 产前外阴消毒操作流程

视频:
产前外阴消毒

笔记

工作任务二 自然分娩铺无菌巾

视频：
自然分娩铺
无菌巾

【实训过程】

(一) 主要实训设备及用物的准备

1. 模型及设备 分娩操作模型,治疗车 1 辆。

2. 器械及用物 治疗车 1 辆、一次性产包 1 个、器械包 1 个(弯盘 1 个、聚血器 1 个、血管钳 3 把、卵圆钳 1 把、脐带剪 1 把、洗耳球 1 个)、一次性吸痰管 1 根、会阴切开包 1 个(会阴侧切剪 1 把、线剪 1 把、持针器 1 把、有齿镊、无齿镊各 1 把、药杯 1 个、圆针 1 枚、三角针 1 枚、4 号丝线、1 号丝线、纱布 6 块)、新生儿处理包 1 个(弯盘 1 个、血管钳 1 把、脐带剪 1 把、纱布 3 块)、无菌手套 2 副、一次性注射器、可吸收线。

(二) 操作流程(图 2-3)

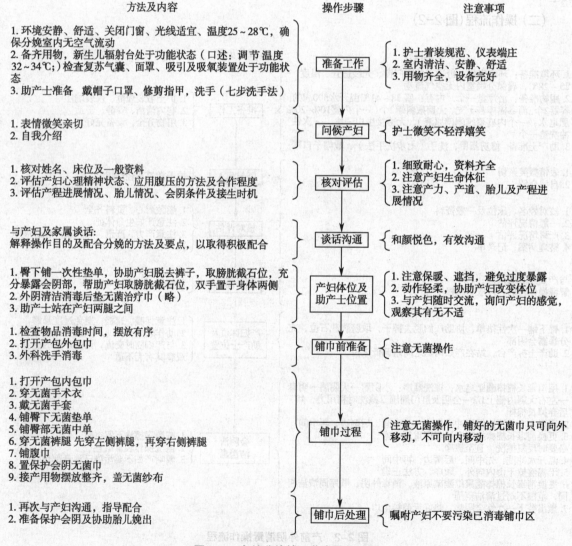

图 2-3 自然分娩铺无菌巾操作流程

工作任务三 自然分娩助产术

【实训过程】

(一) 主要实训设备及用物的准备

1. 模型及设备 分娩模型、新生儿模型(图2-4)。产床、婴儿电子秤(图2-5)、婴儿吸痰器、新生儿辐射台(图2-6)、复苏气囊、面罩、吸引及吸氧装置。

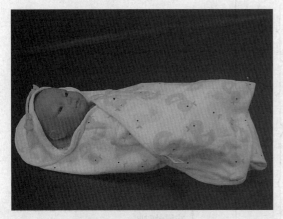

图2-4 新生儿模型

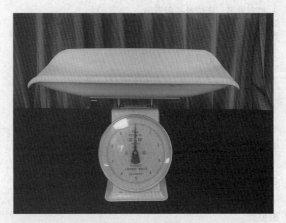

图2-5 婴儿电子秤

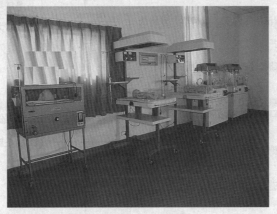

图2-6 新生儿辐射台

2. 器械及用物

(1)产包:外包布1块、内包布1块、手术衣1件、中单1块、脚套1副、消毒巾3块、洞巾一块;弯盘、聚血器各一个;纱布若干、棉签2支、脐带卷一只、脐带结扎线或气门芯一只。

(2)器械:手术剪刀一把、会阴侧切剪一把、持针钳一把、直止血钳2把、有齿镊两把、圆针、三角针各一枚。

(3)婴儿包:外包被一件、内衣裤一套、尿布一块;手圈、足圈各一只,胸牌一块。

视频:
接产术

视频:
胎盘娩出及
检查技术

笔记

(二) 操作流程(图2-7)

方法及内容	操作步骤	注意事项

1. 助产士准备：戴口罩、修剪指甲、洗手（七步洗手法）
2. 环境安静、舒适、关闭门窗、光线适宜、温度25～28℃，确保分娩室内无空气流动
3. 用物准备：
备齐用物，新生儿辐射台处于功能状态（口述：调节温度32～34℃；）检查复苏气囊、面罩、吸引及吸氧装置处于功能状态
4. 播放轻音乐

准备工作

1. 助产士着装规范、仪表端庄
2. 室内清洁、安静
3. 用物齐全，设备完好
4. 音乐悠扬悦耳

1. 表情微笑亲切
2. 自我介绍

问候产妇

助产士微笑不轻浮嬉笑

1. 核对姓名、床位及一般资料
2. 一般情况评估
3. 产科情况评估：产力、胎位，骨盆、有无破膜及产程进展情况
4. 整理病案、记录单

核对评估

细致耐心，资料齐全

与产妇及家属谈话
（1）分娩过程简介
（2）心理护理
（3）指导用腹压及产程中的配合

谈话沟通

和颜悦色，有效沟通

1. 宫缩情况
（1）触诊法
（2）胎儿监护仪描记宫缩曲线
2. 胎心情况
（1）听诊器在宫缩间歇期听胎心
（2）胎儿监护仪监护描记胎心曲线
3. 肛查
4. 注意胎膜破裂

产程观察

1. 注意宫缩强度及协调性，防止子宫破裂
2. 注意胎心率及节律
3. 肛查注意了解宫口开大情况、胎先露下降、有无破膜及脐带脱垂
4. 一旦破膜注意羊水的性状、颜色、量，并记录时间

1. 初产妇宫口开全、经产妇宫口开大3~4cm，准备接生
2. 外阴部皮肤清洁外阴消毒
3. 铺无菌巾
4. 接生人员按外科手术要求穿清洁手术内衣、戴口罩，外科洗手、穿手术衣、戴手套
5. 巡回护士帮助打开产包外包布

准备接生

1. 掌握接生准备时间
2. 准备工作有序
3. 注意无菌操作

1. 当胎头拨露使阴唇后联合紧张时，应开始保护会阴
2. 掌握保护会阴方法
3. 娩出胎儿及记录时间
（1）当胎头着冠时，在宫缩间隙时娩出胎头
（2）胎头娩出后先以左手清理口鼻内的黏液和羊水
（3）协助胎头复位及外旋转
（4）协助前肩及后肩娩出
（5）双肩娩出后，即可松开保护会阴之手
（6）双手扶持胎身及下肢娩出
（7）记录胎儿娩出时间
（8）用聚血器在会阴部收集阴道出血以估计出血量

接产和保护会阴

1. 正确掌握保护会阴时间
2. 掌握保护会阴技术，防止Ⅲ度会阴裂伤
3. 防止新生儿窒息

1. 清理呼吸道
2. Apgar评分：出生后1分钟及5分钟给予评分
3. 脐带的处理
（1）新生儿娩出后待脐带血管停止搏动后（约出生后1～3分钟）断脐
（2）置于已预热的保暖台上擦干全身的羊水与血迹
（3）结扎脐带
（4）查体及称体重

新生儿处理

1. 注意新生儿保暖，防止窒息、外伤、换错
2. 脐带结扎牢靠无渗血

1. 观察胎盘剥离征象
2. 双手旋转胎盘法助娩胎盘
3. 检查胎盘：
（1）仔细检查胎儿面边缘有无断裂的血管
（2）胎盘母体面胎盘小叶有无缺损及毛糙
（3）测量胎盘体积和重量

娩出胎盘及胎盘检查

1. 胎盘娩出过程防止组织残留与子宫外翻
2. 仔细检查胎盘防止残留

1. 仔细检查软产道有无裂伤，若有裂伤及时缝合
2. 聚血器积血量估计

检查软产道

防止阴道血肿及术后纱布遗留

1. 产房内观察2小时，以及时发现有无产后出血
（1）观察产妇血压、脉搏等生命体征
（2）观察子宫收缩情况、宫底高度
（3）阴道流血量
（4）膀胱是否充盈
（5）会阴、阴道壁有无血肿
2. 如无异常情况，将产妇送回休养室

产后观察 ｛注意产后出血，防止休克

1. 填写产时记录，计算产程时间及分娩经过
2. 接生者签名
3. 产后宣教
4. 产包整理及打产包
5. 污物处理

产后记录、宣教及整理 ｛1. 产妇病历完整
2. 产包器械清点无误
3. 产后宣教让产妇能够复述保健知识

图 2-7　自然分娩助产术操作流程

工作任务四　新生儿出生时的护理

【实训过程】

（一）实训设备及用物的准备

1. 模型及设备　新生儿模型，婴儿电子秤、婴儿吸痰器、新生儿辐射台、复苏气囊、面罩、吸引及吸氧装置。

2. 器械及用物　见实训项目分娩期护理之工作任务三"自然分娩助产术"。

（二）操作流程（图 2-8）

0205

视频：
新生儿脐带
处理技术

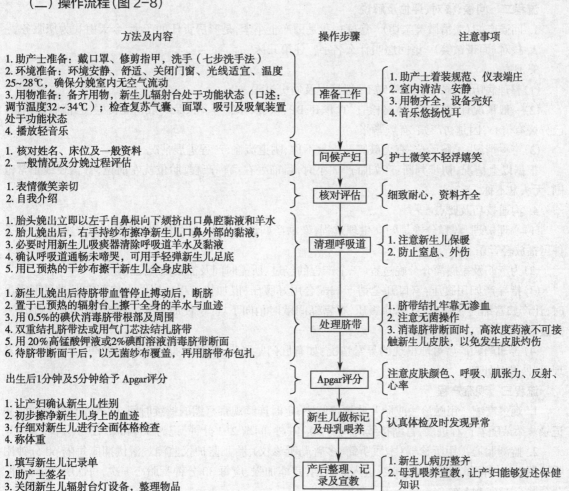

方法及内容	操作步骤	注意事项
1. 助产士准备：戴口罩、修剪指甲，洗手（七步洗手法） 2. 环境准备：环境安静、舒适、关闭门窗、光线适宜、温度25~28℃，确保分娩室内无空气流动 3. 用物准备：备齐用物，新生儿辐射台处于功能状态（口述：调节温度32~34℃）；检查复苏气囊、面罩、吸引及吸氧装置处于功能状态 4. 播放轻音乐	准备工作	1. 助产士着装规范、仪表端庄 2. 室内清洁、安静 3. 用物齐全，设备完好 4. 音乐悠扬悦耳
1. 核对姓名、床位及一般资料 2. 一般情况及分娩过程评估	问候产妇	护士微笑不轻浮嬉笑
1. 表情微笑亲切 2. 自我介绍	核对评估	细致耐心，资料齐全
1. 胎头娩出立即以左手自鼻根向下颏挤出口鼻腔黏液和羊水 2. 胎儿娩出后，右手持布擦净新生儿口鼻外部的黏液， 3. 必要时用新生儿吸痰器清除呼吸道羊水及黏液 4. 确认呼吸道通畅未啼哭，可用手轻弹新生儿足底 5. 用已预热的干纱布擦干新生儿全身皮肤	清理呼吸道	1. 注意新生儿保暖 2. 防止窒息、外伤
1. 新生儿娩出后待脐带血管停止搏动后，断脐 2. 置于已预热的辐射台上擦干全身的羊水与血迹 3. 用0.5%的碘伏消毒脐带根部及周围 4. 双重结扎脐带法或用气门芯法结扎脐带 5. 用20%高锰酸钾液或2%碘酊溶液消毒脐带断面 6. 待脐带断面干后，用无菌纱布覆盖，再用脐带布包扎	处理脐带	1. 脐带结扎牢靠无渗血 2. 注意无菌操作 3. 消毒脐带断面时，高浓度药液不可接触新生儿皮肤，以免发生皮肤灼伤
出生后1分钟及5分钟给予 Apgar 评分	Apgar评分	注意皮肤颜色、呼吸、肌张力、反射、心率
1. 让产妇确认新生儿性别 2. 初步擦净新生儿身上的血迹 3. 仔细对新生儿进行全面体格检查 4. 称体重	新生儿做标记及母乳喂养	认真体检及时发现异常
1. 填写新生儿记录单 2. 助产士签名 3. 关闭新生儿辐射台灯设备，整理物品	产后整理、记录及宣教	1. 新生儿病历整齐 2. 母乳喂养宣教，让产妇能够复述保健知识

图 2-8　新生儿出生时的护理操作流程

【典型案例仿真实训】

（一）案例导入

产妇朵朵,26 岁,停经 38 周,阵发性腹痛 2 小时入院。于 2017 年 6 月 18 日 8 时入院生产。平时月经周期约 30 天,经期 4 天,末次月经为 2016 年 9 月 20 日,预产期 2017 年 6 月 27 日。停经 40 余天出现早孕反应,停经 4 月余自觉胎动一直至今,定期产前检查,无明显异常发现,停经 36 周出现双下肢踝部水肿,休息后可缓解。5 小时前无诱因出现阴道少量血性分泌物,2 小时前出现阵发性腹痛,无阴道大量流液,1 小时前出现间歇 5~6 分钟,持续 35 秒左右的阵痛。产妇 24 岁结婚,0-0-0-0。既往体健,无手术外伤史,无输血史,无药物过敏史,家族史无特殊。

查体:体温 36.8℃、脉搏 80 次 / 分、呼吸 20 次 / 分、血压 116/70mmHg,心肺听诊无特殊,腹软,肝脾触诊不满意。产科检查,胎心 140 次 / 分,LOA,宫高 38cm,腹围 97cm,已入盆,有规则宫缩,持续 30 秒、间歇 5~6 分钟。肛查:宫颈管消失 50%,宫口 1 指尖,胎头棘上 1cm,胎膜未破。骨盆外测量条径线分别为 23cm—26cm—19cm—9cm。

很快就要当妈妈了,朵朵既高兴又紧张。作为责任助产士,应该如何对朵朵进行产程观察?围绕产程如何进行分娩护理操作呢?

（二）仿真实训

流程一 准备

1. 助产士 着装规范、举止端庄、戴口罩。

2. 环境 调节室温至 25~28℃,确保分娩室内无空气流动。

3. 用物准备 外阴清洁及消毒用物;产包、婴儿包、婴儿秤、产妇和胎儿、新生儿急救器械及药品准备;新生儿辐射台;带有秒针的时钟。

流程二 问候、核对、评估及解说

1. 问候产妇(表情微笑亲切) 您好! 我是助产士小李,是产房责任助产士,今天由我为您服务。

2. 核对(面带微笑) 请问您叫什么名字? 住第几床?

3. 评估

(1)整理病历、记录单:了解产妇一般情况及病史过程。

(2)一般情况评估:病史、体格检查、T、P、R、BP、饮食、休息等。朵朵一般情况良好,心情愉快,对自己分娩有信心,因是初产妇,有点紧张。

(3)产科情况:了解胎位,有无破膜及头盆不称、阴道流血,产程进展情况。

根据以上情况,初步判断:产妇临产 3 小时,目前处在第一产程,胎位枕左前位,骨盆径线正常范围,无头盆不称。

4. 沟通技巧及要点

(1)心理护理:解释分娩是妇女生理过程,鼓励产妇饮食进水,保存体力,增强产妇分娩信心,有条件可播放轻音乐。

(2)为产妇及家属简介分娩过程:三个产程的经过、所需时间及需要配合之处。

(3)指导产妇用腹压:宫口开全请产妇配合用好腹压,以加快产程。当胎头枕部在耻骨弓下露出时,让产妇宫缩时张口哈气,解除腹压,在宫缩间歇时稍向下屏气,使胎头缓慢娩出,以防止会阴严重撕裂。

(4)告知产妇产后可能出现的异常情况:如有肛门坠胀痛,要及时报告医师和助产士,以便及时发现血肿,及时处理。

流程三 观察产程

1. 观察宫缩 用触诊法或胎儿监护仪监测,定时连续观察宫缩的持续时间、强度、间歇期时间,并记录。朵朵随着产程进展,宫缩持续时间为 30~40 秒,间歇 2~3 分钟,记为 30~40 秒 /2~3 分钟。

2. 监测胎心 用听诊器(木质听筒、多普勒听诊仪)、胎儿监护仪监测。潜伏期应每隔 60 分钟用听诊器在宫缩间歇期听胎心一次,进入活跃期,宫缩加强,应每 30 分钟听胎心一次,每次听诊 1 分钟。朵朵胎心 136~144 次 / 分,属于正常范围。

3. 阴道检查　适时在宫缩时进行。助产士严格消毒产妇外阴后,戴无菌手套,右手中、示指伸入阴道,直接触清宫口扩张程度、胎方位以及胎先露下降程度。检查时注意避免接触肛周和减少手指进出次数。

4. 判定结果　产妇朵朵2017年6月18日下午1时宫口开8cm,在下午2时宫口近开全时破膜,羊水清,量约100ml,胎心148次/分,下午3时宫口开全。

流程四　接生准备(以仰卧位分娩为例介绍)

1. 外阴部皮肤评估　朵朵入院时已经沐浴,做好了外阴部皮肤情况评估。

2. 产妇外阴清洁消毒铺巾　产妇朵朵宫口开全并出现拨露时,助产士小李协助朵朵仰卧位躺在产床上,进行以下操作:

(1)外阴清洁

1)用消毒长棉棒蘸肥皂水,擦洗顺序:小阴唇→大阴唇→阴阜→左右大腿内侧上1/3→会阴及肛门周围,擦洗时稍用力,然后弃掉长棉棒。

2)用温水由外至内缓慢冲净皂迹。

3)更换消毒长棉棒按照上述程序重复一遍,必要时反复擦洗,直至擦净。

(2)外阴消毒:更换消毒长棉棒蘸聚维酮碘原液,消毒外阴,顺序同清洁相同,范围不超过清洁范围。

(3)铺巾:消毒完毕,撤出臀下一次性会阴垫,以无菌消毒巾铺于臀下。然后打开产包,依次铺消毒巾、套上腿套、遮盖下腹、阴阜及肛门,暴露外阴,准备接生。

3. 助产人员的准备　助产士外科刷手,在助手协助下穿手术衣、戴无菌手套。

流程五　接产和保护会阴

1. 开始保护会阴　接产者站于产妇右侧,当胎头拨露使阴唇后联合紧张时,开始保护会阴。

2. 保护会阴的方法　在会阴部盖上一块消毒巾,接产者的右肘支在产床上,右手拇指与其余四指分开,利用手掌大鱼际肌顶住会阴部。每当宫缩时,应向内上方托压,同时左手应轻轻下压胎头枕部,协助胎头俯屈及缓慢下降;宫缩间歇期右手稍放松,以免压迫过久引起会阴水肿(图2-9)。

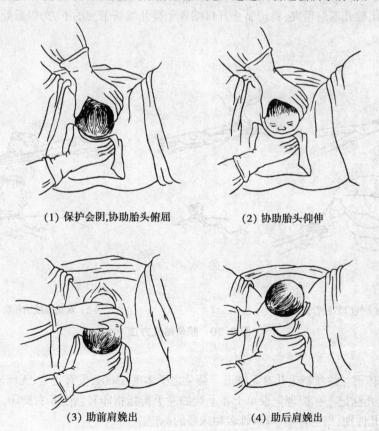

(1) 保护会阴,协助胎头俯屈　　(2) 协助胎头仰伸

(3) 助前肩娩出　　(4) 助后肩娩出

图2-9　保护会阴及接产步骤

3. **娩出胎儿** 当胎头着冠时,左手控制胎头,右手紧紧保护并上托会阴。宫缩时应嘱产妇朵朵张口哈气以降低腹压作用,待宫缩间歇时让产妇稍用腹压,左手帮助或控制胎头缓慢娩出。胎头娩出后先以左手清理口鼻内的黏液和羊水,然后等待胎头复位和外旋转,在下次宫缩时,稍向外下方牵引协助前肩娩出,继之再托胎颈向上,使后肩娩出。双肩娩出后,即可松开保护会阴之手,以双手扶持胎身及下肢娩出,注射缩宫素(由助手完成),用有刻度的聚血器置于产妇臀下评估出血量。

流程六 新生儿的处理

1. **记录娩出时间** 产妇朵朵于 2017 年 6 月 18 日 4 时 38 分娩出一男婴。

2. **清理呼吸道** 及时用新生儿吸痰吸管或洗耳球清除新生儿口腔、鼻腔的黏液和羊水,以免发生吸入性肺炎(必要时)。

3. **Apgar 评分** 出生后 1 分钟及 5 分钟给予 Apgar 评分。朵朵之子娩出后哭声洪亮,皮肤红润,Apgar 10 分。

4. **脐带的处理** 新生儿娩出后立即置于母亲腹部,俯卧位,头偏于一侧,用预热干毛巾擦干全身,保暖,待脐带血管停止搏动后(约出生后 1~3 分钟),更换手套,距脐带根部 2~5cm 处,用两把血管钳夹脐带,在两钳之间断脐。脐带结扎方法有双重棉线结扎法、气门芯结扎法和脐带夹结扎法。①双重棉线结扎法:用 0.5% 的碘伏消毒脐带根部及周围,在距脐根 0.5cm 处用无菌粗丝线结扎第一道,再在第一道结扎线外 0.5~1cm 处结扎第二道。必须扎紧防止脐出血,但应避免用力过猛造成脐带断裂。在第二道结扎线外 0.5cm 处剪断脐带,挤出残余血液,用 20% 高锰酸钾液或 2% 碘酊溶液烧灼、消毒脐带断面,药液不可接触新生儿皮肤,以免发生皮肤灼伤。待脐带断面干后,以无菌纱布覆盖,再用脐带布包扎。②气门芯结扎法:用 75% 的酒精消毒脐根部周围,用一止血钳套上气门芯,距脐根部 0.5cm 处钳夹脐带,在钳夹远端 0.5cm 处剪去脐带,牵引气门芯上的棉线,套于钳夹部位下的脐带残端,取下止血钳,以后处理同双重棉线结扎法。③脐带夹结扎法:用 75% 酒精棉签消毒脐轮上 5cm 的脐带及脐轮周围直径约 5cm 的皮肤,在距脐轮 2cm 处夹紧脐带夹,确定脐带夹切割器的婴儿端一面朝向新生儿腹部,将脐带放入脐带夹并紧靠前角,预留脐带残端 0.5cm,缓慢用力挤压上下壳体,使脐带夹关闭,间断脐带并分离出婴儿端脐带夹,将护脐垫开口端置于婴儿端脐带夹的下方,以后处理同双重棉线结扎法(图 2-10)。

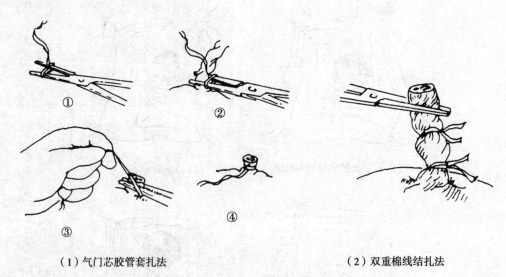

（1）气门芯胶管套扎法　　　　　　　　　　（2）双重棉线结扎法

图 2-10 脐带结扎方法

5. **查体及称体重** 注意新生儿有无畸形。朵朵之子体重 3300g,发育正常,无畸形。

6. **做好新生儿标记** 在护理记录单上盖上产妇左手拇指指印和新生儿右脚印,在新生儿手腕及包被上做好新生儿性别、出生日期、母亲姓名和床号的标记。

流程七　娩出胎盘及检查胎盘

1. 观察胎盘剥离征象。

2. 当确定胎盘已经剥离后,接生者左手轻压宫底,右手轻轻牵拉脐带,当胎盘娩出至阴道口时,双手捧住胎盘向一个方向旋转并缓慢向外牵拉,若发现胎膜部分断裂,用血管钳夹住断裂上端的胎膜,再继续原方向旋转,直至胎盘、胎膜完全排出。记录胎盘娩出时间。胎盘娩出后,按摩子宫刺激收缩,以减少出血(图2-11)。

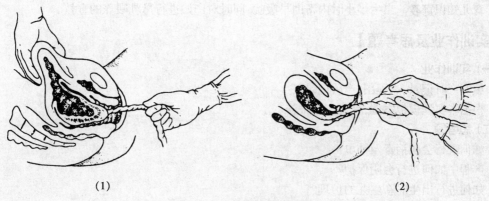

(1)　　　　　　　　　　　　　　　　(2)

图2-11　协助胎盘胎膜娩出

3. 检查胎盘

(1)用纱布将胎盘母体面的血块拭去,观察胎盘形状、颜色、有无钙化、梗死及陈旧血块附着及胎盘小叶有无缺损及毛糙,如疑有胎盘不完整、副胎盘或大块残留时应重新消毒外阴,更换消毒巾和消毒手套,进宫腔探查并取出残留组织。

(2)检查胎盘:是否完整。从子体面看血管,判断有无副胎盘;从母体面看各胎盘小叶,是否缺少、毛糙,有无梗死、钙化。大小。测量胎盘长度、宽度、厚度。

(3)检查胎膜:①完整性:是否能完整覆盖胎盘。②破口:离胎盘边缘的距离。③性状:有无黄染、增厚。

(4)检查脐带:①状态:有无扭转、真结、血管断裂等。②测量脐带长度,以cm为单位记录。③血管数量:两条脐动脉,一条脐静脉。

(5)测量胎盘体积和重量,取下会阴下的聚血器,测量产后出血量。

流程八　检查会阴和阴道

胎盘娩出后,助产士从上到下,从外到内仔细检查朵朵会阴、阴道、小阴唇内侧、尿道口周围等,发现朵朵会阴Ⅰ度裂伤,给予肠线皮内缝合。

流程九　产后观察

产妇朵朵分娩后在产房内观察2小时,重点观察其血压、脉搏、子宫收缩情况、宫底高度、阴道流血量、膀胱是否充盈、会阴、阴道壁有无血肿。2小时后朵朵无异常情况,助产士按摩其子宫帮助排出积血后,协助朵朵换上干净衣裤将其送到休养室。

流程十　整理、记录及宣教

1. 根据上述案例填写产时记录　产程时间计算,分娩经过记录,接生者签名。

2. 产后宣教(微笑亲切)　朵朵分娩结束了,母子平安,祝贺您! 回病房休息后要注意阴道流血量、腹痛、会阴疼痛情况,4小时内排尿一次(请家属帮助,不要独自一人活动),如有异常及时报告。

3. 产包整理及打产包,污物处理,搞好产房卫生,通风消毒。

(三)沟通技巧及要点

1. 心理护理　产前外阴清洁消毒是准备接生的开始。产妇既高兴又惊慌,助产人员要做好心理护理,解释接产准备过程。

2. 卫生宣教　主要解释外阴清洁及消毒的意义及操作全过程。

3. 指导产妇配合 产前消毒、产时配合、产后观察,整个生产过程中与助产士的配合。

4. 热情关心　新生儿出生时,产妇既惊喜又惊慌。作为助产人员要理解这种心态,关注产妇的情绪变化,特别注意产妇对孩子性别的态度及由此引发的问题,做好心理护理。

5. 性别确认　出生断脐后,新生儿情况许可,立即热情向产妇表示祝贺,同时展示新生儿生殖器确认性别,以免造成不必要的误会。

6. 育儿知识宣教　出生半小时内帮助早吸吮,同时对产妇进行母乳喂养的宣教。

扫一扫,测一测

思路解析

【实训作业及思考题】

(一) 实训作业

1. 填写产时记录、产程图、产后记录。

2. 根据本实训模拟案例,完成实训报告。

(二) 思考题

1. 如何进行会阴消毒及铺巾?

2. 产程中如何进行会阴保护?

3. 如何进行出生时新生儿的护理?

(张海丽　沈莺　许红)

工作任务五　新生儿窒息复苏技术

新生儿窒息是导致新生儿死亡、脑瘫和智力障碍的重要原因,正确规范的复苏对降低窒息的死亡率、伤残率非常重要。

新生儿复苏流程按照:A. 建立通畅的气道;B. 建立呼吸;C. 建立正常的循环;D. 药物治疗。其中为新生儿开放气道和给予通气是复苏中最为重要的部分,也是唯一有效的措施,大部分新生儿窒息时在实施了 ABC 复苏步骤后就能恢复正常,很少再需要用药,在复苏过程中应始终遵循评估、决策、实施步骤的循环。

【实训过程】

(一) 主要实训设备及用物的准备

1. 模型及设备　分娩操作模型及产床、新生儿模型、婴儿电子秤、婴儿吸痰器、新生儿远红外线抢救床、早产儿保温箱。

2. 器械及用物

(1)新生儿复苏设备和用品(图 2-12、图 2-13、图 2-14、图 2-15、图 2-16)自动充气式气囊(或带压力表和氧源的气流充气式气囊或 T- 组合复苏器)、喉镜和镜片、气管导管、金属芯、胎粪吸引管、吸引球囊或吸管、面罩(足月和早产的尺寸)、常压给氧面罩或头罩、喉罩气道、口咽通气管、氧气管、脉搏氧饱和度仪和新生儿传感器、听诊器、手套、肩垫、毛巾和毯子、注射器(1ml、5ml、10ml、20ml)、脐静脉导管;1 : 10 000 肾上腺素、生理盐水等。

(2)产包及婴儿包:见本实训项目之工作任务三"自然分娩助产术"。

视频:
新生儿窒息复苏

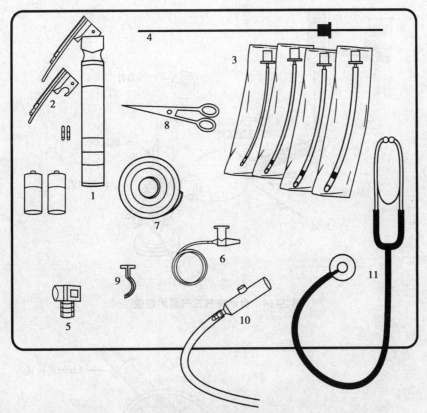

图 2-12　新生儿复苏设备和用品

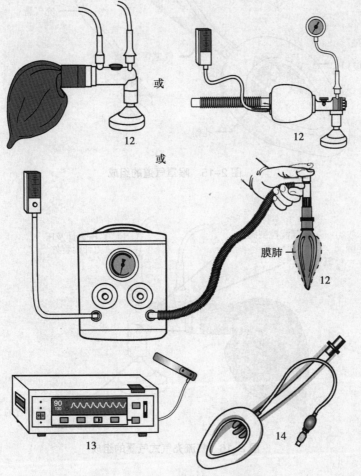

图 2-13　新生儿复苏设备和用品

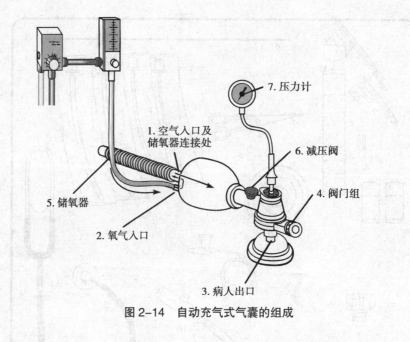

图 2-14 自动充气式气囊的组成

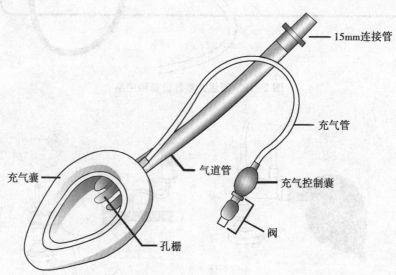

图 2-15 喉罩气道的组成

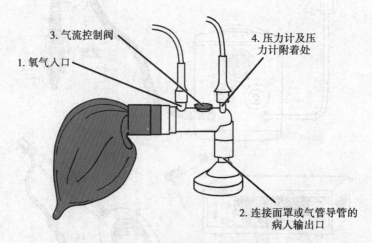

图 2-16 气流充气式气囊的组成

（二）操作流程（图 2-17）

方法及内容	操作步骤	注意事项

方法及内容

1. 环境设置 室温至24~26℃及湿度50%~60%，必要时设置屏风或隔帘遮挡产妇
2. 仪器、用物、药物准备
3. 助产士准备 修剪指甲，洗手（六步洗手法）、戴口罩

操作步骤：准备工作

注意事项
1. 助产士着装规范、仪表端庄
2. 室内清洁、安静、舒适
3. 用物齐全，设备完好，处于功能状态

方法及内容
1. 问好
2. 自我介绍

操作步骤：问候产妇

注意事项
表情亲切、认真严肃，体现良好的服务态度

方法及内容
1. 核对姓名、床位及病史
2. 评估产妇产程中的情况：孕周、羊水有无 污染、胎儿宫内缺氧时间、是否多胎、有无高危因素

操作步骤：核对评估

注意事项
1. 细致耐心，资料齐全
2. 随时注意动态变化

方法及内容
与产妇及家属谈话：
1. 说明产妇目前的产科情况，关心、安慰产妇，讲解产妇配合分娩的方法，争取尽快娩出胎儿
2. 事先解释新生儿复苏目的和方法，以取得积极配合

操作步骤：谈话沟通

注意事项
表情和蔼、认真严肃，有效沟通

方法及内容
1. 再次核对检查抢救器械、药品
2. 人员到位

操作步骤：操作前准备

注意事项
1. 复苏辐射台提前预热
2. 注意明确分工、有效合作

方法及内容
出生后立即快速评估：
1. 羊水清吗 胎粪污染有活力：呼吸有力、心率>100 次/min、肌张力好；反之为无活力（具备1条即可）
2. 足月吗
3. 有哭声或呼吸吗
4. 肌张力好吗

操作步骤：出生后快速评估

注意事项
1. 如有胎粪污染评估新生儿活力：有活力时，进行以下初步复苏；如无活力，采用胎粪吸引管进行气管内吸引后再进行以下初步复苏
2. 快速评估 4 项中有 1 项为 "否"，则进行以下初步复苏
3. 心率可听诊或触摸脐动脉搏动6 秒*10

方法及内容
初步复苏步骤：
1. 保暖：置新生儿于已预热的辐射台
2. 摆正体位为"鼻吸气位"
3. 吸引通畅气道，先口后鼻
4. 擦干全身并移去湿毛巾
5. 刺激
6. 重新摆正体位

操作步骤：初步复苏

注意事项
1. 体位：仰卧，头部略后仰，颈部轻度仰伸，肩部垫高2 ~ 2.5cm
2. 吸引时间应<10 秒，吸引器负压<100mmHg
3. 进行刺激时轻拍足底或弹足跟，摩擦背部 2 次，切忌过强过久刺激
4. 初步复苏 30 秒后再评估

方法及内容
评估心率和呼吸
1. 呼吸正常，心率 > 100 次/分钟，可常规护理
2. 呼吸暂停或喘息样呼吸，或心率<100 次/min，进行正压通气

操作步骤：初步复苏后评估

注意事项
1. 正压通气时进行氧饱和度监测
2. 氧饱和度仪传感器应放新生儿右臂

方法及内容
气囊面罩正压通气
1. 选择合适面罩，封住口鼻，保持密闭，防止漏气
2. 通气频率 40 ~ 60 次/min
3. 通气压力需要 20 ~ 25cmH$_2$O
4. 初始氧浓度可以为 21%，之后根据氧饱和度调节氧浓度

操作步骤：气囊面罩正压通气

注意事项
1. 面罩型号应正好，不能盖住眼睛或超过下颌
2. 开始 5~10 次呼吸达不到有效通气则开始矫正通气MRSOPA*操作
3. 持续气囊面罩正压通气 > 2min 可产生胃充盈，应常规插入胃管排气

方法及内容
经 30 秒充分正压通气后评估：
1. 如有自主呼吸，且心率≥100 次/min，可逐步减少并停止正压通气
2. 如自主呼吸不充分，或心率 < 100 次/min，须继续用气囊面罩或气管插管施行正压通气，并检查及矫正通气操作
3. 如心率 < 60 次/min，予气管插管正压通气并开始胸外按压

操作步骤：正压通气后评估

注意事项
1. 准备胸外按压同时氧浓度增至100%
2. 胸外按压需配合正压通气双人同时进行
3. 辅助通气者站在新生儿头侧，按压者站在近新生儿胸部

方法及内容
胸外按压
1. 体位：仰卧于硬垫上，颈部适度仰伸
2. 部位：双乳头连线中点的下方，即胸骨体下 1/3
3. 按压深度约为前后胸直径的 1/3
4. 方法：拇指法（首选）或两指法

操作步骤：胸外按压

注意事项
1. 按压时避开剑突
2. 下压时间应稍短于放松时间，放松时手指不能离开胸廓
3. 按压通气比 3：1(90：30 次/ 每分钟)
4. 按压者需大声计数

方法及内容
胸外按压 45~60 秒后评估
1. 心率 > 60 次/分钟停止按压，继续正压通气 30 秒再评估
2. 心率 < 60 次/分钟，考虑药物应用

操作步骤：胸外按压后评估

注意事项
胸外按压 45~60 秒后快速评估心率即可

笔记

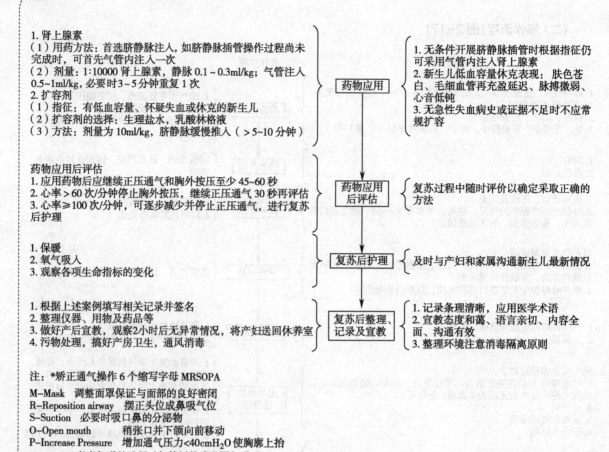

1. 肾上腺素
(1) 用药方法：首选脐静脉注入，如脐静脉插管操作过程尚未完成时，可首先气管内注入一次
(2) 剂量：1:10000 肾上腺素，静脉 0.1～0.3ml/kg；气管注入 0.5～1ml/kg，必要时3～5分钟重复 1 次
2. 扩容剂
(1) 指征：有低血容量、怀疑失血或休克的新生儿
(2) 扩容剂的选择：生理盐水，乳酸林格液
(3) 方法：剂量为 10ml/kg，脐静脉缓慢推入（＞5～10 分钟）

药物应用

1. 无条件开展脐静脉插管时根据指征仍可采用气管内注入肾上腺素
2. 新生儿低血容量休克表现：肤色苍白、毛细血管再充盈延迟、脉搏微弱、心音低钝
3. 无急性失血病史或证据不足时不应常规扩容

药物应用后评估
1. 应用药物后应继续正压通气和胸外按压至少 45～60 秒
2. 心率＞60 次/分钟停止胸外按压，继续正压通气 30 秒再评估
3. 心率≥100 次/分钟，可逐步减少并停止正压通气，进行复苏后护理

药物应用后评估

复苏过程中随时评价以确定采取正确的方法

1. 保暖
2. 氧气吸入
3. 观察各项生命指标的变化

复苏后护理

及时与产妇和家属沟通新生儿最新情况

1. 根据上述案例填写相关记录并签名
2. 整理仪器、用物及药品等
3. 做好产后宣教，观察2小时后无异常情况，将产妇送回休养室
4. 污物处理，搞好产房卫生，通风消毒

复苏后整理、记录及宣教

1. 记录条理清晰，应用医学术语
2. 宣教态度和蔼、语言亲切、内容全面、沟通有效
3. 整理环境注意消毒隔离原则

注：*矫正通气操作 6 个缩写字母 MRSOPA
M—Mask 调整面罩保证与面部的良好密闭
R—Reposition airway 摆正头位成鼻吸气位
S—Suction 必要时吸口鼻的分泌物
O—Open mouth 稍张口并下颌向前移动
P—Increase Pressure 增加通气压力<40cmH$_2$O使胸廓上抬
A—Airway 考虑气道的选择（气管插管或喉罩气道*）
列为数字资源
附：*喉罩气道

图 2-17 新生儿窒息复苏流程

【典型案例仿真实训】

（一）案例导入

产妇小莉,37 岁,停经 37 周,阵发性腹痛 1 小时,跌倒后半小时入院。入院时间为 2017 年 1 月 4 日上午 10 时。末次月经为 2016 年 5 月 3 日,预产期 2017 年 2 月 10 日。停经 40 天出现早孕反应,停经 4 月余自觉胎动,未做规律产前检查。入院前 1 小时出现阵发性腹痛,准备来院途中不慎跌倒,出现阴道出血,量同月经量。29 岁结婚,平时月经周期约 30 天,经期 5 天,2000 年孕足月,急产自然分娩一女活婴,现健存。既往体健,无手术外伤史,无输血史,无药物食物过敏史,否认家族性及遗传性疾病史。

查体 T 36.5 ℃,P 84 次/分,R 20 次/分,BP 110/70mmHg,心肺听诊无异常。产科检查,宫高 34cm,腹围 95cm,胎心 148 次/分,胎位 LOA,胎头已入盆,有规则宫缩持续 30～40 秒、间歇 4～5 分钟。阴道检查,宫口开大 4 cm,胎头位于坐骨棘上 2 cm,胎膜未破。骨盆外测量:髂棘间径 23cm,髂嵴间径 26cm,骶耻外径 20cm,坐骨结节间径 9cm。估计胎儿大小为 3000g。

入院诊断:宫内妊娠 37 周 G$_2$P$_1$,临产。

就要当妈妈了,小莉既高兴又紧张,因入院前不慎跌倒,加之高龄经产妇,有发生胎盘早剥的风险,可能对胎儿有影响,她很担心胎儿安危。

小王作为责任助产士,应该如何对小莉进行心理护理? 如何观察护理产程? 对有窒息可能的新生儿如何配合医生进行窒息复苏呢?

（二）仿真实训

流程一 准备

1. 助产士 着装规范、举止端庄,戴口罩。

2. 环境 调节室温至 25~28℃,确保分娩室内无空气流动。

3. 用物准备 常规接生物品准备及新生儿急救器械及药品准备;新生儿远红外线抢救床及新生儿保温箱调试及准备。

流程二 问候、核对、评估及解说

1. **问候病人**(表情认真严肃) 您好!我是助产士小王,是产房责任助产士,今天由我为您服务。

2. **核对**(表情和蔼)请问您叫什么名字?住第几床?请让我核对腕带信息。

3. **评估**

(1)整理病例记录单、了解产妇一般情况及病史过程。产妇小莉,37岁,停经 37周,阵发性腹痛 1小时,跌倒后半小时入院。

(2)一般情况评估:病史、体检、T、P、R、BP、饮食、休息等。T 36.5℃,P 84次/分,R 20次/分,BP 110/70mmHg,心肺听诊无异常。

(3)产科情况:胎心 148次/分,宫高 34cm,腹围 95cm,胎头已入盆,有规则宫缩持续 30~40秒、间歇 4~5分钟。阴道检查:宫口开大 4cm,胎头位于坐骨棘上 2cm,胎膜未破。骨盆外测量:髂棘间径 23cm,髂嵴间径 26cm,骶耻外径 20cm,坐骨结节间径 9cm,估计胎儿大小为 3000g。

流程三 产程观察及接生

入院后因产妇为经产妇,宫口已开大 4cm,直接将产妇送分娩室观察产程,持续行胎心监护,做好接生准备。因产妇是高龄经产妇有跌倒史,及有如月经量的阴道出血,需警惕发生胎盘早剥。

产妇小莉入产房后工作人员立即做好接生准备:行分娩前会阴冲洗消毒,按常规接生前铺巾(方法顺序同前自然分娩,见本项目工作任务三),刷手上台做好准备,持续行胎心监护。10:30 产妇小莉自然破膜,为血性羊水,立即阴道检查:宫口开全,先露 +1,同时胎心监护显示胎心持续减速,最低至 70次/分,恢复慢,宫缩监护不满意。即予鼻导管吸氧 2L/min。通知相关人员到现场做新生儿窒息复苏准备。考虑产妇小莉胎盘早剥,经产妇,宫口已开全,估计胎儿 3000g,短时间能经阴道分娩。助产士指导产妇小莉正确用力,6分钟后胎头娩出,见脐带绕颈 2周,紧,立即断脐,按分娩机转娩出一男婴,后羊水Ⅲ度污染,立即按新生儿窒息复苏流程处理新生儿。胎盘娩出后检查母面有凝血块及压迹,为Ⅰ度胎盘早剥。

流程四 新生儿的处理

1. **操作前准备** 相关人员已提前到位,再次核对检查抢救器械、药品,复苏辐射台提前预热,调节温度至 32~34℃。助产士应养成按顺序检查设备、物品、药品的习惯,避免准备物品时因杂乱无章造成遗漏影响复苏时使用。产妇诊断可能胎盘早剥,胎心监护显示胎心持续减速最低至 70次/分,恢复慢,准备 1:10 000 的肾上腺素、生理盐水及脐静脉导管;人员间做好明确分工。新生儿复苏流程(图 2-18)。

2. **出生后快速评估** 新生儿为孕 37周的足月儿,估计大小为 3000g,见后羊水Ⅲ度污染,无哭声,肌张力弱,触摸脐动脉 6秒测心率 40次/分,属胎粪污染无活力儿,将新生儿放在已预热的辐射台上,儿科医师立即进行气管插管,助产士小王进行协助,采用胎粪吸引管进行气管内吸引,气管内吸引干净后再进行以下初步复苏。小莉之子 Apgar 评分法 3分。新生儿 Apgar 评分法(表 2-1)。

新生儿有活力的定义为:哭声响亮或呼吸好,肌张力好,心率 >100次/分。反之,新生儿有活力的定义中任何一项被否定时称之为无活力。

3. **初步复苏** 将新生儿放在已预热的辐射台上,摆正体位为"鼻吸气位",(仰卧或侧卧位,头部略后仰,颈部轻度仰伸,肩部垫高 2~2.5cm)。用吸球或吸管(8F 或 10F)清理分泌物,先口咽后鼻腔,注意避免过度吸引。过度吸引可能导致喉痉挛和迷走神经反应,引起严重的心动过缓,并使自主呼吸出现延迟。应限制吸管的深度和吸引时间(10秒),吸引器的负压不应超过 100mmHg(13.3kPa)。

呼吸道清理后快速擦干全身,拿掉湿毛巾;用手拍打或用手指轻弹新生儿的足底或摩擦背部 2次,切忌过强、过久刺激。初步复苏 30秒后再评估。

4. **初步复苏后评估** 初步复苏 30秒,然而新生儿仍无自主呼吸,软弱,发绀,心率 <100次/分表明新生儿处于继发性呼吸暂停,需要正压通气。

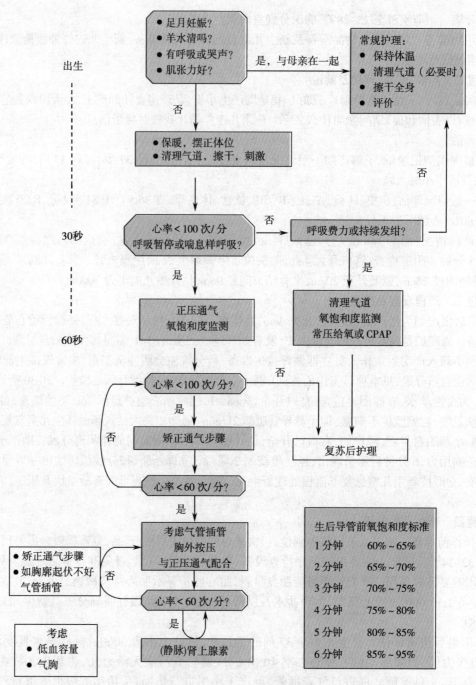

图 2-18　新生儿复苏流程图

表 2-1　新生儿 Apgar 评分法

体征	应得分数		
	0 分	1 分	2 分
心率	0	<100 次 / 分	≥100 次 / 分
呼吸	无	浅慢且不规则	佳，哭声响
肌张力	松弛	四肢稍屈曲	四肢屈曲活动好
喉反射	无反射	有些动作	咳嗽、恶心
皮肤颜色	全身苍白	身体红，四肢青紫	全身红润

5. **气囊面罩正压通气**　助产士小王用提前连接好足月儿面罩的气囊封住新生儿口鼻,左手固定面罩保持密闭,右手进行正压通气,频率40~60次/分,压力需要20~25cmH₂O,时间30秒。开始可用空气复苏,之后根据氧饱和度调节氧浓度。同时需连接脉搏氧饱和度仪。

有关用氧的推荐:无论足月儿或早产儿,正压通气均要在氧饱和度仪的监测指导下进行。足月儿开始可用空气复苏,早产儿开始可给30%~40%的氧气,用空氧混合仪根据氧饱和度调整给氧浓度,使氧饱和度达到目标值。如暂无空氧混合仪,可用接上氧源的自动充气式气囊去掉储氧袋(氧浓度即为40%)进行正压通气。如果有效通气90秒心率不增加或氧饱和度增加不满意,应当考虑将氧浓度提高到100%。

6. **正压通气后评估**　有效的正压通气应显示心率迅速增快、胸廓起伏可见、可听诊到呼吸音及氧饱和度上升。如正压通气开始5~10次呼吸达不到有效通气则开始矫正通气。需检查面罩和面部之间的密闭性:面罩型号应正好封住口鼻,但不能盖住眼睛或超过下颌;检查是否有气道阻塞,如有阻塞,可调整头位,清除分泌物,使新生儿的口微微张开;检查气囊是否漏气。经30秒充分正压通气后,如有自主呼吸,且心率≥100次/分,可逐步减少并停止正压通气。如自主呼吸不充分,或心率<100次/分,须继续用气囊面罩或气管插管施行正压通气,并检查及矫正通气操作。如心率<60次/分,予气管插管,连接100%氧源正压通气并开始胸外按压。

产妇小莉之新生儿经30秒有效正压通气后,心率仍<60次/分,予气管插管,连接100%氧源正压通气并开始胸外按压。

7. **新生儿气管插管操作**

(1)指征:①需要气管内吸引清除胎粪;②气囊面罩正压通气无效或需要延长;③进行胸外按压时;④需经气管注入药物;⑤特殊复苏情况,如先天性膈疝或超低出生体重儿。

(2)准备:在每个产房、手术室、新生儿室和急救室,应随时备用气管插管必需的器械和用品。常用的气管导管为上下直径一致有厘米刻度的直管(无管肩)。如需用金属管芯,不可超过管端。气管导管型号和插入深度的选择方法见表2-2。

表2-2　按新生儿体重和孕周选择不同型号气管导管

型号(管内径 mm)	体重(g)	孕周(wks)	插入深度(到上唇 cm)
2.5	<1000	<28	6~7
3.0	1000~2000	28~34	7~8
3.5	2000~3000	34~38	8~9
3.5~4.0	>3000	>38	9~10

(3)方法

1)插管:左手持喉镜,使用带直镜片(早产儿用0号,足月儿用1号)的喉镜进行经口气管插管。将喉镜夹在拇指与前3个手指间,镜片朝前。小指靠在新生儿颏部提供稳定性。喉镜镜片应沿着舌面右侧滑入,将舌头推至口腔左侧,推进镜片直至其顶端达会厌软骨。

2)暴露声门:采用一抬一压手法,轻轻抬起镜片,上抬时需将整个镜片平行朝镜柄方向移动使会厌软骨抬起即可暴露声门和声带。如未完全暴露,操作者用自己的小指或由助手的示指向下稍用力压环状软骨使气管下移,有助于看到声门。在暴露声门时不可上撬镜片顶端来抬起镜片。

3)插入有金属管芯的气管导管:将管端置于声门与气管隆凸之间,接近气管中点。整个操作要求在20秒内完成。

4)声带关闭处理:插入导管时,如声带关闭,可采用以下手法:助手用右手示、中2指在胸外按压的部位向脊柱方向快速按压1次促使呼气产生,声门就会张开。

5)胎粪吸引管的使用(图2-19):施行气管内吸引胎粪时,将胎粪吸引管直接连接气管导管,以清除气管内残留的胎粪。吸引时复苏者用右手示指将气管导管固定在新生儿的上腭,左手示指按压胎粪吸引管的手控口使其产生负压,边退气管导管边吸引,3~5 秒将气管导管撤出。必要时可重复插管再吸引。

(4)评估:检查确定导管的位置是否正确:①胸廓起伏对称;②听诊双肺呼吸音一致,尤其是腋下,且胃部无呼吸音;③无胃部扩张;④呼气时导管内有雾气;⑤心率、肤色和新生儿反应好转;⑥有条件可使用呼出气 CO_2 检测仪,可有效确定有自主循环的新生儿气管插管位置是否正确。

8. 喉罩气道的应用　喉罩气道是气管插管替代装置,一个用于正压人工呼吸的气道装置,它由一个可扩张的软椭圆形边圈(喉罩)与弯曲的气道导管连接组成(图2-15)。

(1)应用指征:①新生儿复苏时气囊 - 面罩通气无效,气管插管失败或不可行时,喉罩气道能提供有效的正压通气;②新生儿先天畸形致气囊面罩密封困难或气管插管困难;③新生儿小下颌或舌相对较大,如唐氏综合征;④新生儿体重 ≥ 2000g。

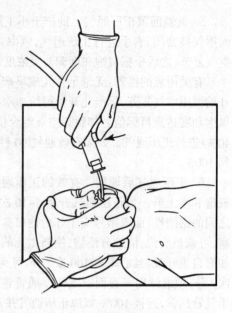

图 2-19　胎粪吸引管的使用

(2)方法:用示指将喉罩顶部向硬腭侧插入新生儿口腔,并沿其硬腭将喉罩安放在声门上方,经向喉罩边圈注入空气约 2~4ml 后,扩张的喉罩覆盖喉口,并使边圈与咽下区的轮廓一致。该气道导管有一个 15mm 接管口,可连接复苏气囊或呼吸器进行正压通气,但不能从气道内吸引胎粪。

9. 胸外按压　新生儿取仰卧"鼻吸气"位,儿科医师再次进行气管插管,助产士小王进行协助,插管成功后立即接气囊进行正压通气,同时儿科医师进行胸外按压。胸外按压和正压通气的比例应为 3 : 1,即 90 次 / 分按压和 30 次 / 分呼吸,即 2 秒内 3 次胸外按压加 1 次正压通气,由按压者大声喊出口令 1、2、3、吸,持续按压 45~60 秒后评估。

胸外按压的方法有两种:①拇指法:双手拇指端压胸骨体下 1/3,根据新生儿体型大小,双拇指并列或重叠,双手其余四指环抱胸廓支撑背部。此法能较好地控制下压深度,并有较好的增强心脏收缩和冠状动脉灌流效果,不易疲劳,作为首选。②双指法:右手示、中 2 手指尖放在胸骨体下 1/3 处,左手垫于新生儿背部起支撑作用。其优点是不受新生儿体型大小以及操作者手大小的限制,脐血管给药时不影响脐部操作。

胸外按压和正压通气需默契配合,按压时避开剑突,按压和放松的比例为按压时间稍短于放松时间,使心脏输出量达到最大。放松时拇指或其余手指不应离开胸壁。

10. 胸外按压后评估　持续按压 60 秒后,另一名助产士听诊器听诊产妇小莉的新生儿心率仍 < 60 次 / 分,考虑使用药物。

11. 药物应用　考虑使用药物时仍继续胸外按压配合正压通气,另有复苏工作人员准备进行脐静脉插管,同时应用事先抽吸好的 1 : 10 000 肾上腺素 1.5ml 气管内滴入,胸外按压配合正压通气继续进行中。

当脐静脉插管成功后,立即将 1 : 10 000 肾上腺素 0.6ml 注入脐静脉,接着用生理盐水冲洗,再继续胸外按压配合正压通气。

60 秒后听诊小莉之子心率仍 < 60 次 / 分,心音低钝,肤色苍白,毛细血管再充盈时间延长,考虑产妇小莉有胎盘早剥,新生儿可能有失血,从脐静脉缓慢注入生理盐水 30ml,仍继续胸外按压配合正压通气,注入生理盐水过程中新生儿心率逐渐加快,血氧饱和度逐渐上升至 85% 并继续增加。

出生后 7 分钟新生儿出现喘息,随后心率 > 60 次 / 分,停止胸外按压,继续正压通气,当新生儿心率 > 100 次 / 分后出现自主呼吸,血氧饱和度逐渐上升,肤色逐步改善。逐步予常压给氧进行复苏后监护。

12. 复苏后护理　注意保暖,参考血氧饱和度给予氧气吸入,严密观察各项生命指标的变化,及时与产妇和家属沟通新生儿最新状况。

13. 常规处理　脐带的处理、查体、称体重、做好新生儿标记等(详见本项目工作任务四)。注意动作轻柔,保持新生儿安静,尽量减少刺激,防止新生儿颅内出血。

流程五　整理、记录及宣教

1. 根据上述案例填写产时新生儿窒息复苏记录并签名。

2. 产后宣教(微笑亲切)　新生儿复苏成功了,需要严密监护。

3. 仪器、用物整理。

4. 污物处理,搞好产房卫生,通风消毒。

(三) 沟通技巧及要点(对产妇及家属)

1. 心理护理:同情、关心、安慰产妇;说明产妇目前产科情况,表明医务人员将尽力抢救的态度。并告知产妇已做好新生儿救护相关准备,减少其恐惧心理。

2. 解释病情及处理过程:告知产妇因入院前不慎跌倒,加之高龄经产妇,有发生胎盘早剥的风险,有发生新生儿窒息的可能。向产妇及家属讲解新生儿窒息问题及复苏的目的方法,以获得产妇及家属的理解和支持。

3. 指导产妇及家属的配合:产程经过可能出现的不适及并发症,请家属及产妇理解并配合医务人员治疗。

4. 告知产妇及家属新生儿复苏后需要加强监护,密切观察生命体征变化。

【实训作业及思考题】

(一) 实训作业

1. 根据上述案例填写产时新生儿窒息复苏记录。

2. 根据本实训模拟案例,完成实训报告。

(二) 思考题

1. 新生儿气管插管的指征?

2. 新生儿复苏正压通气和胸外按压如何配合?

扫一扫,测一测

思路解析

【操作技能考核】(表 2-3、表 2-4、表 2-5、表 2-6、表 2-7)

表 2-3　产前外阴消毒操作评分标准

主考教师＿＿＿＿＿＿　　　　　考试日期＿＿＿年＿＿月＿＿日

项目总分	项目内容	考核内容及技术要求	分值	得分
素质要求 (3 分)	报告内容	报告考核者学号及考核项目	1	
	仪表举止	仪表端庄大方,态度认真和蔼	1	
	服装服饰	服装鞋帽整洁,着装符合要求	1	
操作前 准备 (17 分)	环境	环境安静、舒适、关闭门窗、光线适宜、温度 25~28℃,确保分娩室内无空气流动	1	
		必要时设置屏风或隔帘遮挡产妇(口述)	1	
		相关人员在场(口述)	1	
	用物	治疗盘一个,内有:盛 38~41℃温开水 500ml 的容器 2 个、消毒棉棒若干支、无菌敷料罐 2 个(一个内盛 10%~20% 肥皂水、一个内盛聚维酮碘原液),无菌接生巾一块、一次性冲洗垫一个	2	
	助产士	修剪指甲,洗手(七步洗手法)、戴口罩	2	

续表

项目总分	项目内容	考核内容及技术要求	分值	得分
操作前准备（17分）	产妇	核对产妇，评估产妇身体状况、宫缩情况、羊水情况及应用腹压的方法	2	
		评估胎心率、宫口扩张及胎先露下降情况	2	
		解释操作的目的，以取得积极配合	3	
		协助产妇脱去裤子，臀下铺一次性垫单，取膀胱截石位，充分暴露会阴部，注意保暖	3	
操作步骤（70分）	助产士	站在产妇两腿之间	2	
	会阴冲洗	用消毒长棉棒蘸肥皂水，擦洗顺序：小阴唇→大阴唇→阴阜→左右大腿内侧上 1/3 →会阴及肛门周围，擦洗时稍用力，然后弃掉长棉棒	10	
		用温水由外至内缓慢冲净皂迹：先中间，后两边，再中间	9	
		更换消毒长棉棒按照上述程序重复一遍 必要时反复擦洗，直至擦净	10	
		温开水冲洗：先中间，后两边，再中间	9	
		干棉签擦干由内向外，顺序、方法正确	10	
		更换消毒长棉棒蘸聚维酮碘原液，消毒外阴，顺序同清洁相同，范围不超过清洁范围	12	
		整理用物、洗手	2	
	冲洗后处理	帮助产妇取适宜体位，双手置于身体两侧（口述）	2	
		垫无菌治疗巾，打开产包准备铺巾（口述）	2	
		报告操作结束	2	
综合评价（10分）		程序正确，动作规范，操作熟练	6	
		态度和蔼可亲、语言恰当、沟通有效，操作过程体现人文关怀	4	
总分			100	

表2-4　自然分娩铺无菌巾操作评分标准

主考教师＿＿＿＿＿＿＿＿　　　　　　　　考试日期＿＿年＿＿月＿＿日

项目总分	项目内容	考核内容及技术要求	分值	得分
素质要求（3分）	报告内容	报告考核者学号及考核项目	1	
	仪表举止	仪表端庄大方，态度认真和蔼	1	
	服装服饰	服装（洗手衣）、鞋帽整洁，着装符合要求	1	
操作前准备（17分）	环境	环境安静、舒适、关闭门窗、光线适宜、温度 25~28℃，确保分娩室内无空气流动	2	
	用物	备齐用物，新生儿辐射台处于功能状态（口述：调节温度 32~34℃）；检查复苏气囊、面罩、吸引及吸氧装置处于功能状态	2	

续表

项目总分	项目内容	考核内容及技术要求	分值	得分
操作前 准备 (17分)	助产士	助产士换洗手衣、戴口罩	2	
		修剪指甲,洗手(七步洗手法)	2	
	产妇	核对产妇,评估产妇心理精神状态、应用腹压的方法及合作程度(口述)	1	
		评估产程进展情况、胎儿情况、会阴条件及接生时机(口述)	1	
		解释操作的目的及配合分娩的方法及要点,以取得积极配合	3	
		帮助产妇取膀胱截石位,双手置于身体两侧	2	
		外阴冲洗消毒后垫无菌治疗巾(口述)	2	
操作 步骤 (70分)	铺巾前准备	检查物品消毒时间,摆放有序	2	
		打开产包外包巾	2	
		外科洗手消毒(口述)	2	
	铺巾过程	打开产包内包巾	2	
		穿无菌手术衣	6	
		戴无菌手套	6	
		铺臀下垫单方法正确	8	
		穿两侧裤腿顺序方法正确	16	
		铺洞巾方法正确	8	
		置保护会阴巾方法正确	7	
		用物摆放合理	6	
	操作后处理	再次与产妇沟通,指导配合	2	
		准备保护会阴及协助胎儿娩出(口述)	2	
		报告操作结束	1	
综合评价 (10分)		程序正确,动作规范,操作熟练	6	
		态度和蔼可亲、语言恰当、沟通有效,操作过程体现人文关怀	4	
总分			100	

表2-5 自然分娩助产术操作评分标准

主考教师＿＿＿＿＿＿＿＿　　　　　　考试日期＿＿＿年＿＿＿月＿＿＿日

项目总分	项目内容	考核内容及技术要求	分值	得分
素质要求 (3分)	报告内容	报告考核者学号及考核项目	1	
	仪表举止	仪表端庄大方,态度认真和蔼	1	
	服装服饰	服装(洗手衣)、鞋帽整洁,着装符合要求	1	

续表

项目总分	项目内容	考核内容及技术要求	分值	得分
操作前准备（17分）	环境	环境安静、舒适、关闭门窗、光线适宜、温度25~28℃,确保分娩室内无空气流动	2	
	用物	备齐用物,新生儿辐射台处于功能状态(口述:调节温度32~34℃;)检查复苏气囊、面罩、吸引及吸氧装置处于功能状态	2	
	助产士	助产士换洗手衣、戴口罩	2	
		修剪指甲,洗手(七步洗手法)	2	
	产妇	核对产妇,评估产妇心理精神状态、应用腹压的方法及合作程度(口述)	2	
		评估产程进展情况、胎儿情况、会阴条件及接生时机(口述)	2	
		解释操作的目的及配合分娩的方法及要点,以取得积极配合	2	
		帮助产妇取膀胱截石位,双手置于身体两侧	2	
		外阴冲洗消毒(口述)	1	
操作步骤（70分）	接产前准备	助产士外科洗手消毒(口述)	2	
		穿无菌手术衣	2	
		戴无菌手套	2	
		助手打开产包、铺无菌巾(口述)	2	
		检查产包物品,摆放有序	2	
	保护会阴	保护会阴时机正确(口述)	2	
		保护会阴方法正确	4	
	接产过程	协助胎头俯屈手法正确	4	
		协助胎头仰伸手法正确	4	
		胎头娩出立即挤出口鼻腔分泌物手法正确	4	
		协助胎头复位及外旋转手法正确	4	
		协助前肩娩出手法正确	4	
		协助后肩及全身娩出手法正确	4	
		清理呼吸道及结扎脐带(口述)	2	
	娩出胎盘	用弯盘置于产妇臀部接阴道流血	3	
		娩出胎盘时机正确(口述)	3	
		协助娩出胎盘操作正确	5	
		检查胎盘及胎膜	4	

续表

项目总分	项目内容	考核内容及技术要求	分值	得分
操作步骤（70分）	检查软产道	按顺序仔细检查软产道有无裂伤	4	
	预防产后出血	产后观察两小时及内容（口述）	4	
	操作后处理	再次与产妇沟通，了解产妇分娩后心理活动	2	
		整理产床物品	2	
		报告操作结束	1	
综合评价（10分）	程序正确，动作规范，操作熟练		6	
	态度和蔼可亲、语言恰当、沟通有效，操作过程体现人文关怀		4	
总分			100	

表 2-6　新生儿出生时护理操作评分标准

主考教师＿＿＿＿＿＿＿＿＿＿　　　　　　　考试日期＿＿＿年＿＿＿月＿＿＿日

项目总分	项目内容	考核内容及技术要求	分值	得分
素质要求（3分）	报告内容	报告考核者学号及考核项目	1	
	仪表举止	仪表端庄大方，态度认真和蔼	1	
	服装服饰	服装（洗手衣）、鞋帽整洁，着装符合要求	1	
操作前准备（17分）	环境	环境安静、舒适、关闭门窗、光线适宜、温度 25~28℃，确保分娩室内无空气流动	2	
	用物	备齐用物，新生儿辐射台处于功能状态（口述：调节温度 32~34℃）；检查复苏气囊、面罩、吸引及吸氧装置处于功能状态	2	
	助产士	助产士换洗手衣、戴口罩	2	
		修剪指甲，洗手（七步洗手法）	2	
	新生儿	核对姓名，评估新生儿一般情况（口述）	2	
		了解有无胎儿宫内窘迫情况（口述）	2	
	护理前准备	助产士外科洗手消毒（口述）	2	
		戴无菌手套	3	
操作步骤（70分）	清理呼吸道、刺激呼吸	胎头娩出时立即以左手自鼻根向下颏挤出口鼻腔黏液和羊水	2	
		胎儿娩出后，用右手持纱布擦净新生儿口腔及鼻孔外部的黏液	4	
		必要时用新生儿吸痰器清除呼吸道羊水及黏液	3	
		确认呼吸道通畅未啼哭，可用手轻弹新生儿足底	3	
		用已经预热的干纱布擦干新生儿全身皮肤	2	

续表

项目总分	项目内容	考核内容及技术要求	分值	得分
操作步骤（70分）	处理脐带	新生儿娩出后待脐带血管停止搏动后（约出生后 1~3 分钟），更换手套，距脐带根部 2~5cm 处，用两把血管钳钳夹脐带，在两钳之间断脐。在新生儿娩出后 1~2 分钟断脐	3	
		将新生儿置于已预热的保暖台上	2	
		用 75% 的酒精消毒脐带根部及周围	3	
		在距脐根 0.5cm 处钳夹脐带	3	
		在钳夹远端 0.5cm 处剪去脐带	3	
		牵引气门芯上的棉线，套于钳夹部位下的脐带残端，取下止血钳	3	
		既扎紧防止脐出血又避免用力过猛造成气门芯断裂（口述）	2	
		挤出脐带残余血液	2	
		用 20% 高锰酸钾液或 2% 碘酊溶液消毒脐带断面（保护腹部皮肤）	3	
		药液不可接触新生儿皮肤，以免发生皮肤灼伤（口述）	2	
		待脐带断面干后，以无菌纱布覆盖，再用脐带布包扎	3	
	Apgar 评分	出生后 1 分钟及 5 分钟给予 Apgar 评分	3	
	体格检查及测体重	让产妇确认新生儿性别	2	
		初步清洁新生儿皮肤	2	
		仔细对新生儿进行全面体格检查	2	
		称体重、测身长	2	
	新生儿做标记及其他护理	穿好衣服及包被	2	
		新生儿标记 (1)打新生儿足底印及产妇拇指印在新生儿病历上	2	
		(2)系上标明新生儿性别、体重、出生时间、母亲姓名和床号的手腕带和脚圈	2	
		(3)系上标明新生儿性别、体重、出生时间、母亲姓名和床号的包被标牌	2	
		指导早吸吮，进行母乳喂养宣教	2	
	操作后处理	再次与产妇沟通，告知新生儿护理完毕放在婴儿床上	2	
		关闭新生儿辐射台等设备，整理物品及物归原处	2	
		报告操作结束	2	
综合评价（10分）	程序正确，动作规范，操作熟练		6	
	态度和蔼可亲、语言恰当、沟通有效，操作过程体现人文关怀		4	
总分			100	

表 2-7 新生儿窒息复苏操作评分标准

主考教师_____   考试日期____年___月___日

项目总分	项目内容	考核内容及技术要求	分值	得分
素质要求 （3分）	报告内容	报告考核者学号及考核项目	1	
	仪表举止	仪表端庄大方，态度认真和蔼	1	
	服装服饰	服装（洗手衣）、鞋帽整洁，着装符合要求	1	
操作前 准备 （17分）	环境	安静、清洁，温度24~26℃及湿度50%~60%	1	
	用物	备齐用物，新生儿辐射台、面罩气囊、新生儿吸痰器等处于功能状态（口述）	5	
	助产士	助产士换洗手衣、戴口罩	1	
		修剪指甲，洗手（六步洗手法）	1	
	新生儿	核对姓名，评估新生儿母亲相关情况（口述）	2	
		了解有无胎儿宫内窘迫情况（口述）	2	
	操作前准备	复苏辐射台提前预热	2	
		注意人员明确分工、有效合作	2	
		助产士外科洗手消毒，戴无菌手套	1	
操作 步骤 （70分）	出生后快速评估10	常规评估内容完整	4	
		评估后决策正确	2	
		胎粪污染时有无活力判断	2	
		判断后决策正确	2	
	初步复苏18	将新生儿置于已预热的保暖台上	2	
		摆正体位为"鼻吸气位"	3	
		吸引通畅气道方法、时间、吸引压力正确	4	
		擦干全身并移去湿毛巾	1	
		触觉刺激	2	
		重新摆正体位	2	
		初步复苏时间把握正确	2	
		初步复苏后评估项目正确	2	
	正压通气15	选择合适面罩，封住口鼻，保持密闭，防止漏气	2	
		通气频率	2	
		通气压力	2	
		氧浓度正确（口述）	2	
		矫正通气操作（口述）	3	
		正压通气注意事项（口述）	3	
		正压通气后评估	1	

项目总分	项目内容	考核内容及技术要求	分值	得分
操作步骤（70分）	胸外按压 15	体位:仰卧于硬垫上,颈部适度仰伸	2	
		部位:双乳头连线中点的下方,即胸骨体下 1/3	3	
		按压深度约为前后胸直径的1/3	3	
		方法:拇指法(首选)或两指法手法正确	3	
		胸外按压操作注意事项(口述)	3	
		胸外按压后评估	1	
	给药 2	给药方法、注意事项(口述)	2	
	复苏后护理 4	保暖与吸氧	2	
		观察各项生命体征	2	
	操作后处理 6	再次与产妇、家属沟通,告知复苏成功及观察要点	3	
		关闭新生儿辐射台等设备,整理物品及物归原处	2	
		报告操作结束	1	
综合评价（10分）	程序正确,动作规范,操作熟练		6	
	态度和蔼可亲、语言恰当、沟通有效,操作过程体现人文关怀		4	
总分			100	

（赖素艺　倪胜莲　沈君）

足月新生儿是指妊娠满 37 周至不足 42 周之间娩出,身长 ≥ 45cm、体重 ≥ 2500g 的新生儿。新生儿出生 4 周内称新生儿期,是新生儿逐渐适应外界环境的过渡时期,其健康成长需要助产士及产妇的细心观察和精心护理。

【技能训练目标】

1. 会正确抱放新生儿。
2. 能完成沐浴前、抚触操作前的准备工作。
3. 能实施新生儿沐浴及更换干净的衣服和尿布。
4. 能进行新生儿的脐部护理、臀部护理及沐浴后的观察。
5. 能进行新生儿的抚触操作及护理。
6. 能正确填写新生儿观察表。

【技能训练内容】

1. 新生儿沐浴(淋浴、盆浴)、新生儿抚触。
2. 新生儿脐部护理、更换尿布及臀部护理。

【实训设计及安排】

1. 建设仿真婴儿沐浴抚触中心,用新生儿模型在实训室内进行演示及操作练习。
2. 先让学生观看新生儿沐浴、抚触录像,再由主讲教师在模型上示教并提出训练要求。
3. 每 4~6 位学生为一组,轮流进行操作练习。
4. 课间让学生去医院婴儿沐浴抚触中心见习。

工作任务一　新生儿沐浴

新生儿沐浴可清洁皮肤,使新生儿舒适;协助新生儿皮肤的排泄和散热,促进血液循环;活动肌肉和肢体,便于观察新生儿情况。新生儿沐浴可分为淋浴和盆浴。

【实训过程】

(一) 主要实训设备及用物的准备

1. 模型及设备　新生儿模型、新生儿电子秤、婴儿淋浴池(图 3-1)或婴儿沐浴盆(图 3-2)。

39

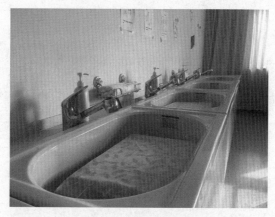

图 3-1　婴儿沐浴池

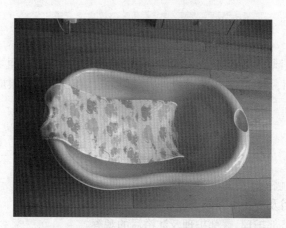

图 3-2　婴儿沐浴盆

2. 器械及用物(图 3-3)

(1)沐浴包:浴垫 1 块、外包被 1 件、内衣裤 1 套、尿布 1 块、大浴巾 2 条、小毛巾 2 条。

(2)消毒方盘:婴儿沐浴、洗发液露 1 瓶、婴儿爽身粉 1 瓶、护肤柔湿巾 1 包、指甲刀 1 把、75%乙醇(安尔碘)1 瓶、5%鞣酸软膏(护臀油)1 瓶、眼药水 1 瓶、消毒棉签 1 包、木梳 1 把、水温计 1 个。

(3)被服处理篮 1 个,污物桶若干。

(4)病历夹 1 个、婴儿推车 1 辆。

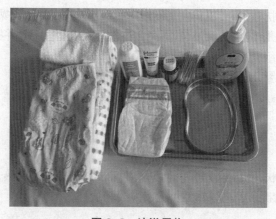

图 3-3　沐浴用物

(二) 操作流程 (图 3-4、图 3-5)

方法及内容	操作步骤	注意事项
1. 环境设置：调节室温至26~28℃，水温38~42℃。可播放轻音乐 2. 用物及设备准备 （1）沐浴台准备：准备沐浴包、消毒盘、洗浴护理用品等 （2）沐浴池内置床垫、热水器等沐浴装置完好 （3）新生儿磅秤、记录单、笔 3. 助产士准备：修剪指甲、清洁洗手、戴口罩	准备工作	1. 护士着装规范、仪表端庄 2. 室内清洁、安静 3. 用物齐全，设备完好 4. 音乐悠扬悦耳
1. 表情微笑亲切 2. 自我介绍	问候病人	护士微笑不轻浮嬉笑
1. 核对母亲的姓名、床号、住院号及新生儿的胸牌、腕带（手腕带、脚腕带）信息 2. 查阅病案、记录单，了解新生儿的一般情况：新生儿出生时间、精神状况、喂奶时间、体温、睡眠、大小便等 3. 儿科情况：查看新生儿眼耳鼻口腔情况，注意皮肤及脐部情况，有无红臀等	核对评估	1. 细致耐心，资料齐全 2. 及时发现新生儿异常情况，告知医师及家属 3. 杜绝新生儿换错及外伤
与产妇及家属谈话 1. 告知沐浴的目的、方法，使家长愿意接受，积极配合 2. 向家属表示助产士的责任心，以消除家属的不安心理	谈话沟通	和颜悦色，有效沟通
1. 将新生儿抱置于沐浴准备台上，核对新生儿胸牌、腕带信息：床号、姓名、住院号、性别 2. 抱起，将其身子夹在助产士左侧腋下，左手托住新生儿头背部，抱至沐浴池上方 3. 助产士试温后用浸湿小毛巾擦洗新生儿双眼（内眦到外眦），再到鼻、口、头面部 4. 洗头部：用拇指及食指堵住新生儿双耳孔，取适量新生儿洗发露，轻柔按摩头部，用清水洗净，擦干 5. 松解衣服，检查脐部及全身情况；松解尿布，核对外生殖器，查看大小便及臀部情况 6. 将一次性浴垫铺于磅秤上，将新生儿放于磅秤上称重，记录 7. 沐浴床垫上铺一次性浴垫，助产士用手腕内侧试温并温热床垫 8. 将新生儿抱至沐浴床垫上 9. 清洗全身。先冲湿，再涂上沐浴液后用水冲净。顺序依次为：颈部→腋下→上肢→胸腹部→腹股沟→会阴部→下肢，调转新生儿卧在助产士右前臂，左手洗净背部及臀部 10. 将新生儿抱回沐浴准备台上，迅速用浴巾包裹擦干全身的水渍，注意保暖	沐浴（淋浴法）操作	1. 准备工作有序，仔细核对新生儿信息 2. 注意观察新生儿情况 3. 新生儿体温未稳定前不宜沐浴；沐浴前1小时内不喂奶 4. 一人一浴垫，防止交叉使用 5. 面部清洗时，先擦眼部，注意眼部清洁 6. 洗头时用手将新生儿双侧耳廓向前压盖住耳孔，防止水进入耳道引起感染 7. 注意保护眼、耳、口、鼻，防止水进入 8. 注意清洗皮肤褶皱处、会阴部及臀部 9. 沐浴过程中不能离开婴儿，做好保护措施 10. 操作中注意观察新生儿面色及精神反应 11. 动作轻柔敏捷，防止婴儿受伤
1. 充分暴露脐部，用消毒棉签蘸取75%酒精（或安尔碘）由内向外消毒脐轮、脐带残端及脐周2次 2. 必要时用无菌纱布覆盖保护脐部，细带包扎	脐部护理	1. 注意局部有无红肿及分泌物 2. 保持脐带干燥
必要时皮肤褶皱处扑粉，臀部涂抹护臀油	皮肤、臀部护理	动作轻柔，注意爽身粉不要撒落入新生儿眼睛、口腔、鼻腔及会阴部
核对新生儿性别，兜好尿布，穿上衣裤，裹好小毛毯	穿衣服	使用尿布勿超过脐部，以防尿粪污染脐部
用消毒干棉签吸净外鼻孔及外耳道可能残存的水渍，必要时双眼滴眼药水	五官护理	注意有无分泌物
检查核对新生儿胸牌、腕带信息，如字迹不清晰者仔细核对后给予补上。挂上胸牌	做好标记	防止换错
1. 抱新生儿回母婴室，核对产妇与新生儿信息准确无误后，将新生儿交给产妇 2. 将新生儿放入婴儿床，体位安置妥当，告知产妇新生儿沐浴情况 3. 向产妇宣教，告知给新生儿保暖，观察食奶、睡眠、大小便等情况，如有异常，即时报告	沐浴后护理、宣教	1. 认真细致，耐心负责 2. 健康宣教，让产妇能复述育儿保健知识
按院感要求分类处理用物，洗手，填写新生儿观察表	操作后整理	1. 新生儿记录单整齐 2. 用物分类处理，归还原处

图 3-4 新生儿沐浴（淋浴）操作流程

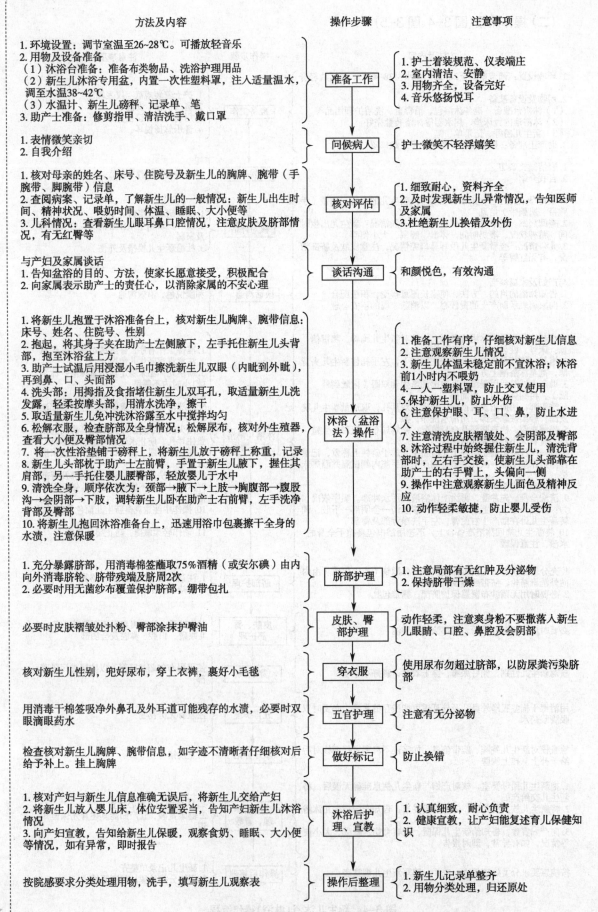

方法及内容 | 操作步骤 | 注意事项

1. 环境设置：调节室温至26~28℃。可播放轻音乐
2. 用物及设备准备
（1）沐浴台准备：准备布类物品、洗浴护理用品
（2）新生儿沐浴专用盆，内置一次性塑料罩，注入适量温水，调至水温38~42℃
（3）水温计、新生儿磅秤、记录单、笔
3. 助产士准备：修剪指甲、清洁洗手、戴口罩

准备工作

1. 护士着装规范、仪表端庄
2. 室内清洁、安静
3. 用物齐全，设备完好
4. 音乐悠扬悦耳

1. 表情微笑亲切
2. 自我介绍

问候病人

护士微笑不轻浮嬉笑

1. 核对母亲的姓名、床号、住院号及新生儿的胸牌、腕带（手腕带、脚腕带）信息
2. 查阅病案、记录单，了解新生儿的一般情况：新生儿出生时间、精神状况、喂奶时间、体温、睡眠、大小便等
3. 儿科情况：查看新生儿眼耳鼻口腔情况，注意皮肤及脐部情况，有无红臀等

核对评估

1. 细致耐心，资料齐全
2. 及时发现新生儿异常情况，告知医师及家属
3. 杜绝新生儿换错及外伤

与产妇及家属谈话
1. 告知盆浴的目的、方法，使家长愿意接受，积极配合
2. 向家属表示助产士的责任心，以消除家属的不安心理

谈话沟通

和颜悦色，有效沟通

1. 将新生儿抱置于沐浴准备台上，核对新生儿胸牌、腕带信息：床号、姓名、住院号、性别
2. 抱起，将其身子夹在助产士左侧腋下，左手托住新生儿头背部，抱到沐浴盆上方
3. 助产士试温后用浸湿小毛巾擦洗新生儿双眼（内眦到外眦），再到鼻、口、头面部
4. 洗头部：用拇指及食指堵住新生儿双耳孔，取适量新生儿洗发露，轻柔按摩头部，用清水洗净，擦干
5. 取适量新生儿免冲洗沐浴露至水中搅拌均匀
6. 松解衣服，检查脐部及全身情况；松解尿布，核对外生殖器，查看大小便及臀部情况
7. 将一次性浴垫铺于磅秤上，将新生儿放于磅秤上称重，记录
8. 新生儿头部枕于助产士左前臂，手置于新生儿腋下，握住其肩部，另一手托住婴儿腰臀部，轻放婴儿于水中
9. 清洗全身，顺序依次为：颈部→腋下→上肢→胸腹部→腹股沟→会阴部→下肢，调转新生儿卧在助产士右前臂，左手洗净背部及臀部
10. 将新生儿抱回沐浴准备台上，迅速用浴巾包裹擦干全身的水渍，注意保暖

沐浴（盆浴法）操作

1. 准备工作有序，仔细核对新生儿信息
2. 注意观察新生儿情况
3. 新生儿体温未稳定前不宜沐浴；沐浴前1小时内不喂奶
4. 一人一塑料罩，防止交叉使用
5. 保护新生儿，防止外伤
6. 注意保护眼、耳、口、鼻，防止水进入
7. 注意清洗皮肤褶皱处、会阴部及臀部
8. 沐浴过程中始终握住新生儿，清洗背部时，左右手交接，使新生儿头部靠在助产士的右手臂上，头偏向一侧
9. 操作中注意观察新生儿面色及精神反应
10. 动作轻柔敏捷，防止婴儿受伤

1. 充分暴露脐部，用消毒棉签蘸取75%酒精（或安尔碘）由内向外消毒脐轮、脐带残端及脐周2次
2. 必要时用无菌纱布覆盖保护脐部，绷带包扎

脐部护理

1. 注意局部有无红肿及分泌物
2. 保持脐带干燥

必要时皮肤褶皱处扑粉、臀部涂抹护臀油

皮肤、臀部护理

动作轻柔，注意爽身粉不要撒落入新生儿眼睛、口腔、鼻腔及会阴部

核对新生儿性别，兜好尿布，穿上衣裤，裹好小毛毯

穿衣服

使用尿布勿超过脐部，以防尿粪污染脐部

用消毒干棉签吸净外鼻孔及外耳道可能残存的水渍，必要时双眼滴眼药水

五官护理

注意有无分泌物

检查核对新生儿胸牌、腕带信息，如字迹不清晰者仔细核对后给予补上。挂上胸牌

做好标记

防止换错

1. 核对产妇与新生儿信息准确无误后，将新生儿交给产妇
2. 将新生儿放入婴儿床，体位安置妥当，告知产妇新生儿沐浴情况
3. 向产妇宣教，告知给新生儿保暖，观察食奶、睡眠、大小便等情况，如有异常，即时报告

沐浴后护理、宣教

1. 认真细致，耐心负责
2. 健康宣教，让产妇能复述育儿保健知识

按院感要求分类处理用物，洗手，填写新生儿观察表

操作后整理

1. 新生儿记录单整齐
2. 用物分类处理，归还原处

笔记

图3-5 新生儿沐浴（盆浴）操作流程

工作任务二　　新生儿抚触

新生儿抚触是目前流行的一种科学育婴新方法。通过触摸新生儿的皮肤和机体，刺激其感觉器官的发育，增进生理成长和神经系统反应，并增加新生儿对外在环境的认知。在抚触的过程中，还能加深亲子之间的感情。

（一）主要实训设备及用物的准备

1. 模型及设备　新生儿模型、新生儿操作台
2. 器械及用物　新生儿润肤油、新生儿衣裤 1 套，大浴巾、小毛毯、尿布各 1 块。

（二）操作流程（图 3-6）

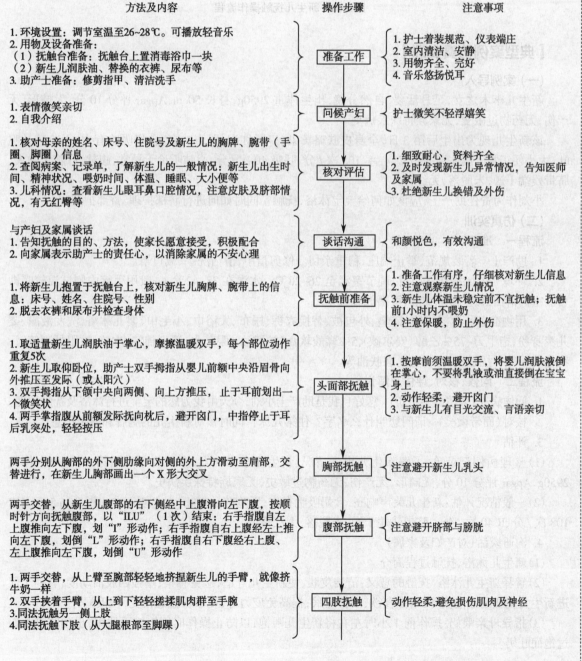

方法及内容	操作步骤	注意事项
1. 环境设置：调节室温至26~28℃。可播放轻音乐 2. 用物及设备准备： （1）抚触台准备：抚触台上置消毒浴巾一块 （2）新生儿润肤油、替换的衣裤、尿布等 3. 助产士准备：修剪指甲、清洁洗手	准备工作	1. 护士着装规范、仪表端庄 2. 室内清洁、安静 3. 用物齐全、完好 4. 音乐悠扬悦耳
1. 表情微笑亲切 2. 自我介绍	问候产妇	护士微笑不轻浮嬉笑
1. 核对母亲的姓名、床号、住院号及新生儿的胸牌、腕带（手圈、脚圈）信息 2. 查阅病案、记录单，了解新生儿的一般情况：新生儿出生时间、精神状况、喂奶时间、体温、睡眠、大小便等 3. 儿科情况：查看新生儿眼耳鼻口腔情况，注意皮肤及脐部情况，有无红臀等	核对评估	1. 细致耐心，资料齐全 2. 及时发现新生儿异常情况，告知医师及家属 3. 杜绝新生儿换错及外伤
与产妇及家属谈话 1. 告知抚触的目的、方法，使家长愿意接受，积极配合 2. 向家属表示助产士的责任心，以消除家属的不安心理	谈话沟通	和颜悦色，有效沟通
1. 将新生儿抱置于抚触台上，核对新生儿胸牌、腕带上的信息：床号、姓名、住院号、性别 2. 脱去衣裤和尿布并检查身体	抚触前准备	1. 准备工作有序，仔细核对新生儿信息 2. 注意观察新生儿情况 3. 新生儿体温未稳定前不宜抚触；抚触前1小时内不喂奶 4. 注意保暖，防止外伤
1. 取适量新生儿润肤油于掌心，摩擦温暖双手，每个部位动作重复5次 2. 新生儿取仰卧位，助产士双手拇指从婴儿前额中央沿眉骨向外推压至发际（或太阳穴） 3. 双手拇指从下颌中央向两侧、向上方推压，止于耳前划出一个微笑状 4. 两手掌指腹从前额发际抚向枕后，避开囟门，中指停止于耳后乳突处，轻轻按压	头面部抚触	1. 按摩前须温暖双手，将婴儿润肤液倒在掌心，不要将乳液或油直接倒在宝宝身上 2. 动作轻柔，避开囟门 3. 与新生儿有目光交流、言语亲切
两手分别从胸部的外下侧肋缘向对侧的外上方滑动至肩部，交替进行，在新生儿胸部画出一个 X 形大交叉	胸部抚触	注意避开新生儿乳头
两手交替，从新生儿腹部的右下侧经中上腹滑向左下腹，按顺时针方向抚触腹部，以 "ILU"（1 次）结束：右手指腹自左上腹推向左下腹，划 "I" 形动作；右手指腹自右上腹经左上推向左下腹，划倒 "L" 形动作；右手指腹自右下腹经右上腹、左上腹推向左下腹，划倒 "U" 形动作	腹部抚触	注意避开脐部与膀胱
1. 两手交替，从上臂至腕部轻轻地挤捏新生儿的手臂，就像挤牛奶一样 2. 双手挟着手臂，从上到下轻轻搓揉肌肉群至手腕 3. 同法抚触另一侧上肢 4. 同法抚触下肢（从大腿根部至脚踝）	四肢抚触	动作轻柔，避免损伤肌肉及神经

笔记

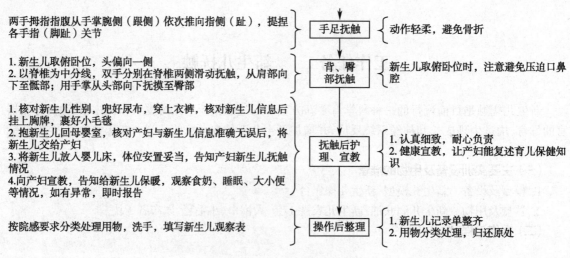

图 3-6 新生儿抚触操作流程

【典型案例仿真实训】

(一) 案例导入

新生儿李木之女,足月活婴,自然分娩,出生体重 2950g,身长 50cm,Apgar 评分 10 分,无畸形,无产伤,无药物过敏史,无家族特殊疾病史。

该新生儿现为出生后第 3 日,全身皮肤略黄染,口唇红润,哭声响亮,食奶吸吮有力,无呛咳及呕吐,大小便正常。测体温 36.5℃、心率 108 次 / 分、呼吸 40 次 / 分,心肺听诊无异常,腹软,肝脾无肿大。脐带残端干燥,未脱落,无红臀。

小刘作为责任助产士,应该如何给宝宝沐浴、抚触? 同时如何进行脐部护理、臀部护理呢?

(二) 仿真实训

流程一 准备

1. 助产士 着装规范,举止端庄,稳重亲切。修剪指甲、清洁洗手、戴口罩。

2. 环境 关闭操作室门窗,调节室温至 26~28℃。水温在 38~42℃,一般用手腕内侧试温较暖即可。室内清洁舒适、温馨安静,可播放轻音乐。

3. 用物准备 沐浴用物:浴垫、外包被、替换衣裤、尿布、大浴巾、小毛巾、婴儿沐浴、洗发液露、婴儿爽身粉、指甲刀、75% 乙醇(安尔碘)、5% 鞣酸软膏(护臀油)、眼药水、消毒棉签、木梳、被服处理篮、污物桶若干等。抚触用物:新生儿润肤油等。

流程二 问候、核对、评估及解说

1. 问候病人(表情微笑亲切) 您好! 我是助产士小刘,今天由我为您的宝宝进行沐浴及抚触护理。

2. 核对(面带微笑) 请问您叫什么名字? 住第几床? 同时核对新生儿的胸牌和腕带信息。

3. 评估

(1)整理病例记录单,了解新生儿出生情况:新生儿李木之女,今日为顺产后第 3 天,出生体重 2950g,Apgar 评分 10 分,无畸形,无产伤,无药物过敏史,无家族特殊疾病史。

(2)一般情况评估:新生儿哭声响亮,食奶吸吮有力,无呛咳及呕吐,大小便正常。测 T 36.5℃、HR 108 次 / 分、R 40 次 / 分。脐带残端干燥,未脱落,无红臀。

4. 沟通谈话(对产妇及家属)

(1)新生儿沐浴、抚触过程简介。

(2)解释新生儿沐浴、抚触的意义:清洁皮肤、使新生儿舒适,避免感染;增强四肢活动度,有利于促进新生儿皮肤的血液循环;增强食欲、改善睡眠;提高免疫力等,使家长愿意接受,积极配合。

(3)指导母亲喂奶:操作前 1 小时左右将新生儿喂饱,以防止操作时因饥饿而哭闹,也预防刚食奶过饱而吐奶。

流程三　新生儿沐浴

1. 沐浴前准备

(1)确认沐浴室环境、用物准备齐全。

(2)将新生儿抱至沐浴准备台上,核对新生儿胸牌、腕带(手腕带、脚腕带)上的信息:母亲姓名、床号、住院号及新生儿性别。

(3)松解衣服,检查脐部及全身情况;松解尿布,核对外生殖器,查看大小便及臀部情况。

(4)将一次性浴垫铺于磅秤上,将新生儿放于磅秤上称重,记录。

2. 沐浴操作(图3-7)

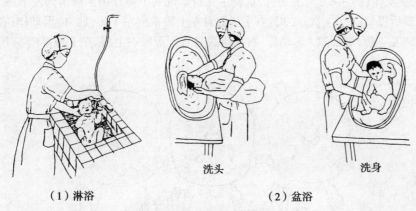

洗头　　　　　　　　洗身

(1)淋浴　　　　　　　　　　　(2)盆浴

图3-7　新生儿沐浴

(1)洗头面部:护士用左前臂托住新生儿背部,左手掌托住新生儿头颈部,将新生儿下肢夹在左腋下移至沐浴池,右手用浸湿小方巾为新生儿擦洗双眼(由内眦洗向外眦),然后洗面、洗头(洗头时用左手拇指和示指将双侧耳廓向前压盖住耳孔,防止水进入耳道引起感染),用方巾擦干头面。

(2)洗全身:将新生儿头部枕在助产士左肘部,左手握住新生儿左侧大腿,放入沐浴垫上。先冲湿全身,再涂上沐浴液后用水冲净。顺序依次为:颈部→腋下→上肢→胸腹部→腹股沟→会阴部→下肢,调转新生儿卧在助产士右前臂,左手洗净背部及臀部。抱新生儿回沐浴准备台上,擦干全身。

3. 新生儿脐部护理

(1)充分暴露脐部,用75%酒精棉签(或安尔碘)由内向外消毒脐轮、脐带残端及脐周2次。必要时用无菌一次性护脐带包扎。

(2)使用尿布勿超过脐部,以防尿粪污染脐部。

4. 新生儿臀部护理　握住新生儿双脚轻轻上抬臀部,涂护臀霜,将干净尿布展开平铺于新生儿臀下,女婴臀背部垫厚,男婴会阴部垫厚,穿好衣服,包好小毛毯。

5. 新生儿五官护理　用消毒干棉签吸净外鼻孔及外耳道可能残存的水渍,必要时双眼滴眼药水。

6. 新生儿沐浴后观察　新生儿每日沐浴后要观察其皮肤颜色,脐带有无渗出、异味,是否有红臀以及大小便的性状。如无异常,将新生儿送回母婴同室,与母亲再次核对胸牌、腕带。如要进行新生儿抚触的宝宝,沐浴后用干燥大浴巾包好保暖,送入新生儿抚触室进行抚触操作。

流程四　新生儿抚触

1. 准备工作

(1)确认抚触室环境、用物准备齐全。

(2)铺消毒浴巾于抚触台上,将新生儿抱至抚触台上,再次核对母亲姓名、床号、住院号及新生儿性别。

2. 抚触操作

(1)头面部抚触操作:取适量新生儿润肤油,摩擦温暖双手;头面部至下肢抚触时,新生儿取仰卧位;每个部位抚触 5 次,并与宝宝亲切交流互动。依次操作如下:

1)助产士双手拇指从婴儿前额中央沿眉骨向外推压至发际(或太阳穴)。

2)双手拇指从下颌中央向两侧、向上方推压,止于耳前划出一个微笑状。

3)两手掌指腹从前额发际抚向枕后,避开囟门,中指停止于耳后乳突处,轻轻按压。

(2)胸部抚触操作:两手分别从胸部的外下侧肋缘向对侧的外上方滑动至肩部,交替进行,在新生儿胸部画出一个 X 形大交叉。注意避开新生儿乳头。

(3)腹部抚触操作(图 3-8):两手交替,从新生儿腹部的右下侧经中上腹滑向左下腹,按顺时针方向抚触腹部。最后以"ILU"(1 次)结束:右手指腹自左上腹推向左下腹,划"I"形动作;右手指腹自右上腹经左上推向左下腹,划倒"L"形动作;右手指腹自右下腹经右上腹、左上腹推向左下腹,划倒"U"形动作。

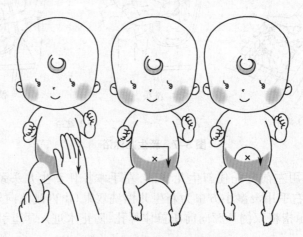

图 3-8 新生儿腹部抚触

(4)四肢抚触操作

1)两手交替,从上臂至腕部轻轻地挤捏新生儿的手臂。

2)双手挟着手臂,从上到下轻轻搓滚肌肉群至手腕。

3)同法抚触另一侧上肢。

4)双手交替握住新生儿一侧下肢,从大腿根部到踝部轻轻挤捏。

5)双手挟着下肢,上下轻轻搓滚肌肉群至脚踝。

(5)手足抚触操作:两手拇指指腹从手掌腕侧(跟侧)依次推向指侧(趾侧),提捏各手指(脚趾)关节。

(6)背、臀部抚触操作:新生儿取俯卧位,头侧向一边。以脊椎为中分线,双手分别在脊椎两侧滑动抚触,从肩部向下至骶部;用手掌从头部向下抚摸至臀部。

(7)抚触操作后护理

1)核对新生儿性别,兜好尿布,穿上衣裤,核对新生儿信息后挂上胸牌,裹好小毛毯。

2)送回新生儿母亲处,核对母亲与新生儿信息。

3)将新生儿放入婴儿床,体位安置妥当,告知产妇新生儿抚触情况。

流程五 记录及宣教整理

(1)向母亲宣教。给新生儿保暖,观察宝宝食奶、睡眠、大小便情况,如有异常及时报告。

(2)整理用物,洗手(六步洗手法);填写记录单。

3. 沟通技巧及要点

(1)解释新生儿沐浴目的:向家长简介沐浴的过程、步骤、时间及进行脐部消毒和臀部护理的措施。指导母亲在沐浴前 1 小时左右将新生儿喂饱,以防止沐浴时因饥饿而哭闹,也预防刚食奶过饱而吐奶。

若新生儿脐带有渗出、异味,及时报告医生。新生儿有尿液或粪便要及时更换尿布。

(2)解释抚触目的:介绍新生儿抚触　向家长简介抚触过程、步骤、时间。指导母亲抚触前喂奶在抚触前1小时左右将新生儿喂饱,以防止抚触时因饥饿而哭闹,也预防刚食奶过饱而吐奶。

【实训作业及思考题】

(一)实训作业

1. 填写护理记录单。
2. 根据本实训模拟案例,完成实训报告。

(二)思考题

1. 新生儿沐浴的目的有哪些?
2. 新生儿淋浴时要注意什么?
3. 新生儿抚触的意义有哪些?
4. 如何向新生儿父母做好操作前沟通与操作后宣教?

扫一扫,测一测

思路解析

【操作技能考核】(表3-1、表3-2、表3-3)

表3-1　新生儿沐浴(淋浴)操作评分标准

主考教师_____　　　　　　　　考试日期____年___月___日

项目总分	项目内容	考评内容及技术要求	分值	得分
素质要求 (3分)	报告内容	报告学号及考核项目	1	
	仪表举止	端庄大方,面带微笑	1	
	服装服饰	衣帽整洁,着装符合要求	1	
操作前 准备 (14分)	环境	安静整洁,关闭门窗,室温26~28℃,光线充足,室内保暖措施安全(口述)	2	
	用物	调节水温:38~42℃(口述)	1	
		调整沐浴装置为工作状态,摆放沐浴垫	2	
		用物准备齐全,摆放有序,检查物品消毒时间	2	
	助产士	洗手(六步洗手法),戴口罩	3	
		评估新生儿健康状况,产妇、家属的认知态度	2	
		解释新生儿沐浴的目的、适合的时间(口述)	2	
操作 步骤 (74分)	头面部洗浴	将新生儿抱至沐浴准备台上,核对新生儿信息	3	
		助产士抱起新生儿,试温后用浸湿小毛巾擦洗新生儿双眼(内眦到外眦),再到鼻、口、头面部	8	
		洗头部:用拇指及示指堵住新生儿双耳孔,淋湿头部,取适量新生儿洗发露,轻柔按摩头部,用清水洗净,擦干	8	
	新生儿	松解衣服,检查脐部及全身情况;松解尿布,核对外生殖器,查看大小便及臀部情况	4	
		称体重并记录	2	
	身体洗浴	铺一次性垫巾于沐浴床上,测试水温,温热沐浴床垫	3	
		冲湿:顺序依次为颈部→腋下→上肢→胸腹部→腹股沟→会阴部→下肢	7	
		沐浴露涂擦顺序同上(重点:颈下、腋下、腹股沟),清水冲净	7	
		调转新生儿卧在助产士右前臂,洗净背部及臀部(冲湿→涂抹沐浴露→清水冲净)	5	

笔记

续表

项目总分	项目内容	考评内容及技术要求	分值	得分
操作步骤（74分）	沐浴后护理	洗毕,将新生儿抱回沐浴准备台上,迅速用浴巾包裹并吸干全身的水渍	2	
		脐部护理:充分暴露脐部,用75%酒精棉签(或安尔碘)消毒脐带残端及脐窝2次	4	
		皮肤和臀部护理:必要时皮肤褶皱处扑粉,臀部涂抹护臀油	2	
		兜好尿布,穿上衣裤,裹好小毛毯	4	
		耳、鼻护理:用消毒干棉签吸净外鼻孔及外耳道可能残存的水渍	4	
		检查核对新生儿胸牌、腕带信息,如字迹不清晰者仔细核对后给予补上。挂上胸牌	2	
		核对产妇与新生儿信息准确无误后,将新生儿交给产妇	2	
		新生儿体位安置妥当,行健康指导(口述)	2	
	操作后整理	撤去一次性垫单,按院感要求分类处理用物	2	
		洗手(六步洗手法),脱口罩,记录新生儿全身情况	2	
		报告操作结束	1	
综合评价（9分）		程序正确、操作规范熟练,动作轻柔敏捷	3	
		新生儿安全保护措施得当,对新生儿充满爱心,有良好的交流	3	
		体贴关心产妇,沟通良好;态度和蔼可亲、语言恰当	3	
总分			100	

表 3-2 新生儿沐浴（盆浴）操作评分标准

主考教师＿＿＿＿＿＿＿＿ 考试日期＿＿＿年＿＿＿月＿＿＿日

项目总分	项目内容	考评内容及技术要求	分值	得分
素质要求（3分）	报告内容	报告学号及考核项目	1	
	仪表举止	端庄大方,面带微笑	1	
	服装服饰	衣帽整洁,着装符合要求	1	
操作前准备（14分）	环境	安静整洁,关闭门窗,室温26~28℃,光线充足,室内保暖措施安全(口述)	2	
	用物	准备新生儿沐浴专用盆,可内置一次性塑料罩,水温调至38~42℃,水量适宜(口述)	3	
		用物准备齐全,摆放有序,检查物品消毒时间	2	
	助产士	洗手(六步洗手法),戴口罩	3	
		评估新生儿健康状况,产妇、家属的认知态度	2	
		解释新生儿沐浴的目的、适合的时间(口述)	2	

笔记

续表

项目总分	项目内容	考评内容及技术要求	分值	得分
操作步骤 （74分）	头面部洗浴	将新生儿抱至沐浴准备台上,核对新生儿信息	3	
		助产士抱起新生儿,试温后用浸湿小毛巾擦洗新生儿双眼(内眦到外眦),再到鼻、口、头面部	8	
		洗头部:用拇指及示指堵住新生儿双耳孔,淋湿头部,取适量新生儿洗发露,轻柔按摩头部,用清水洗净,擦干	8	
	新生儿	松解衣服,检查脐部及全身情况;松解尿布,核对外生殖器,查看大小便及臀部情况	4	
		称体重并记录	2	
	身体洗浴	新生儿头部枕于助产士左前臂,手置于新生儿腋下,握住其肩部,另一手托住婴儿腰臀部,轻放婴儿于水中	2	
		清洗全身:顺序依次为颈部→腋下→上肢→胸腹部→腹股沟→会阴部→下肢→背部→臀部	18	
		沐浴过程中始终握住新生儿,清洗背部时,左右手交接,使新生儿头部靠在助产士的右手臂上,头偏向一侧	2	
	沐浴后护理	洗毕,将新生儿抱回沐浴准备台上,迅速用浴巾包裹并吸干全身的水渍	2	
		脐部护理:充分暴露脐部,用75%酒精棉签(或安尔碘)消毒脐带残端及脐窝2次	4	
		皮肤和臀部护理:必要时皮肤褶皱处扑粉,臀部涂抹护臀油	2	
		兜好尿布,穿上衣裤,裹好小毛毯	4	
		耳、鼻护理:用消毒干棉签吸净外鼻孔及外耳道可能残存的水渍	4	
		检查核对新生儿胸牌、腕带信息,如字迹不清晰者仔细核对后给予补上。挂上胸牌	2	
		核对产妇与新生儿信息准确无误后,将新生儿交给产妇	2	
		新生儿体位安置妥当,行健康指导(口述)	2	
	操作后整理	撤去一次性垫单,按院感要求分类处理用物	2	
		洗手(六步洗手法),脱口罩,记录新生儿全身情况	2	
		报告操作结束	1	
综合评价 （9分）		程序正确、操作规范熟练,动作轻柔敏捷	3	
		新生儿安全保护措施得当,对新生儿充满爱心,有良好的交流	3	
		体贴关心产妇,沟通良好;态度和蔼可亲、语言恰当	3	
总分			100	

表 3-3　新生儿抚触操作评分标准

主考教师＿＿＿＿＿＿＿＿　　　　　　　　　考试日期＿＿＿年＿＿月＿＿日

项目总分	项目内容	考核内容及技术要求	分值	得分
素质要求 （3分）	报告内容	报告学员考核号码及项目	1	
	仪表举止	端庄大方，面带微笑	1	
	服装服饰	服装鞋帽整洁、头发、着装符合要求	1	
操作前 准备 （15分）	环境	环境安静、舒适，关好门窗，调节室温至 26~28℃	2	
		播放轻柔音乐（口述）	1	
	用物	备齐用物	1	
	助产士	修剪指甲，洗手（六步洗手法）	2	
		评估新生儿情况	1	
		选择合适抚触时间（口述）	2	
		铺消毒浴巾于抚触台上	1	
		核对新生儿信息	2	
		脱去衣裤和尿布，并检查身体	3	
操作 步骤 （74分）	体位	每个部位抚触 5 次	2	
		头面部至下肢抚触时，新生儿取仰卧位	1	
	头面部	取适量新生儿润肤油，摩擦温暖双手	1	
		双手拇指从前额中央沿眉骨向外推压至发际	3	
		双手拇指从下颌中央向外，向上方推压，止于耳前划出一个微笑状	3	
		两手掌指腹从前额发际抚向枕后，中指停止于耳后乳突处，轻轻按压	5	
		避开囟门	1	
	胸部	左右手从两侧肋缘交替向上滑行至新生儿对侧肩部，在新生儿胸部画出一个 X 形大交叉	5	
		避开新生儿乳头	1	
	腹部	双手交替，从新生儿腹部的右下侧经中上腹滑向左下腹，按顺时针方向抚触腹部	5	
		"I LU"（1 次） 左上腹至左下腹，画出字母"I" 右上腹至左下腹，画出字母"L" 右下腹→上腹→左下腹抚触，画出字母"U"	2	
		注意避开未脱落的脐带残端	1	
	四肢	两手交替，从上臂至腕部轻轻地挤捏新生儿的手臂	2	
		双手挟着手臂，上下轻轻搓滚肌肉群至手腕。	2	
		同法抚触另一侧上肢	3	
		同法抚触下肢（从大腿根部至脚踝）	7	
	手足	两手拇指指腹从手掌腕侧（跟侧）依次推向指侧（趾）	7	
		提捏各手指（脚趾）关节	7	

续表

项目总分	项目内容	考核内容及技术要求	分值	得分
操作 步骤 (74分)	体位	新生儿取俯卧位,头侧向一边	2	
	背、臀部	以脊椎为中分线,双手分别在脊椎两侧滑动抚触,从肩部向下至骶部	4	
		用手掌从头部向下抚摸至臀部	3	
	抚触后 处理	为新生儿穿好衣服、尿布,裹好小毛毯,送回新生儿母亲处,核对母亲与新生儿信息	3	
		整理用物,洗手(六步洗手法),记录	3	
		报告操作结束	1	
综合 评价 (8分)		操作流程完整、规范、熟练	2	
		动作轻柔,贴近临床	2	
		新生儿安全保护措施得当,操作过程与新生儿进行情感交流	4	
总分			100	

(沈君　赖素艺　倪胜莲)

实训项目四　产褥期及母婴同室的护理

产褥期是指从胎盘娩出至产妇全身各器官(除乳腺外)恢复或接近正常未孕状态所需的一段时间。这段时间内,产妇将经历生理、心理和社会的适应过程。做好产褥期妇女的护理,有利于促进母婴健康。

【技能训练目标】

1. 能观察产褥期妇女子宫复旧及恶露的变化,实施会阴护理。
2. 能准确评估产妇乳房情况,进行有效的乳房护理和母乳喂养指导,掌握正确的挤奶方法。
3. 能准确给予产妇产后康复和计划生育健康指导。

【技能训练内容】

1. 子宫复旧、会阴和恶露的观察,会阴护理操作。
2. 乳房评估及护理、乳房按摩和挤奶,母乳喂养指导。
3. 产后康复指导。

【实训设计及安排】

1. 建设模拟母婴同室病房,在仿真模型上进行演示及实训操作。
2. 先让学生分组讨论综合实训的内容,再由主讲教师提出训练要求。
3. 教师按操作要求示教,学生 3~4 人一组进行操作练习。
4. 安排学生利用节假日去附属医院产后病房见习。

工作任务一　产褥期观察及会阴护理

【实训过程】

(一) 主要实训设备及用物的准备

1. 模型及设备　模拟病房、床单位、会阴护理模型。
2. 器械及用物　治疗车、治疗盘、无菌持物钳、无菌治疗碗、小镊子 2 把、0.5% 碘伏大棉球、5% 聚维酮碘棉签、橡胶单和治疗巾(或一次性臀垫)、便盆、医嘱卡和洗手液。

0401
视频：
会阴擦洗

（二）操作流程（图 4-1）

方法及内容	操作步骤	注意事项
1. 环境设置：调节室温至 24～26℃，室内清洁、安静 2. 用物准备：治疗车、治疗盘、无菌治疗碗、0.5%碘伏大棉球、无菌持物钳、5%聚维酮碘棉签、橡胶单和治疗巾（一次性臀垫）、便盆、医嘱卡、洗手液 3. 助产士准备：修剪指甲，洗手（六步洗手法） 4. 产妇准备：请产妇排尿，初步清洁外阴	准备工作	1. 根据评估结果准备物品 2. 护士着装规范，仪表端庄 3. 室内安静、舒适、隐蔽 4. 用物齐全，设备完好
1. 面带微笑、态度和蔼 2. 自我介绍	问候产妇	助产士表情自然、亲切
1. 核对姓名、床号、腕带及一般资料，整理病案、记录单、了解产妇分娩方式及过程 2. 一般情况评估：T、P、R、Bp、饮食、休息、排泄、活动等 3. 产科情况：了解分娩过程，有无宫颈裂伤、会阴裂伤、阴道流血等情况及产后2小时观察结果	核对及评估	1. 语速适中，语言通俗易懂 2. 动作轻柔 3. 注意观察产妇的神态、面色
与产妇及家属交谈沟通 1. 观察子宫复旧的目的、方法 2. 会阴护理过程简介 3. 产妇的配合 4. 促进产妇康复的措施	谈话沟通	1. 助产士轻声细语，语言通俗易懂 2. 面对产妇和家属交流 3. 与产妇和家属平视沟通
1. 协助产妇平躺（让产妇放松腹部肌肉），一手放在产妇耻骨联合上方，另一手放在子宫底部，环形按摩，用手指宽度测量子宫底 2. 以肚脐为指标，以一横指为测量单位，分别用脐上、平脐、脐下来表示 3. 产后子宫每日下降情况：胎盘娩出后，子宫的位置位于脐下一横指，产后 12小时宫底上升平脐或稍高的水平。产后宫底每日下降一横指或 1～2cm，10 日后应摸不到宫底	观察子宫复旧	1. 边操作边和产妇交流，减轻其紧张感 2. 用手按摩子宫时，可稍用力向前推压，在促进子宫收缩的同时，还可以促进恶露的排出
1. 一手环形按摩子宫底并轻轻下推，观察恶露的量、性质、气味、颜色 2. 如果 15 分钟便完全浸湿 1 块卫生巾，或者 1 小时内超过 1块以上的卫生巾完全湿透则属于产后出血现象 3. 如恶露有异味，提示有感染的可能	观察恶露	
1. 脱去产妇对侧裤腿，盖在近侧腿上，并盖上浴巾，对侧腿、胸腹部用盖被遮盖，双膝屈曲向外分开，暴露会阴部，臀下垫一次性垫单 2. 将无菌治疗碗置于两腿间，两手各持一把小镊子，其中一把用于夹取无菌的消毒棉球，另一把接过棉球进行擦洗。擦洗顺序：第一遍：阴阜、大腿内侧 1/3、大阴唇、小阴唇、阴道前庭、会阴、肛门，由外向内、自上而下；第二遍：阴道前庭、小阴唇、大阴唇、阴阜、大腿内侧 1/3、会阴、肛门，由内向外、自上而下；第三遍顺序同第二遍。每个棉球限用 1 次	会阴擦洗	1. 注意保暖，避免过度暴露 2. 注意与产妇交流，动作轻柔 3. 注意无菌操作
1. 请产妇平躺双腿弯曲，两膝尽量张开 2. 评估会阴伤口是否有红肿、硬结、疼痛等情况 3. 用5%聚维酮碘棉签由会阴向肛门擦拭，如果会阴部有水肿，可用50% 硫酸镁液湿热敷，产后24小时可用红外线照射外阴 4. 撤去用物，协助产妇穿好裤子，更换干净卫生巾。整理床单位及用物，进行健康宣教	会阴伤口护理	1. 先擦洗伤口再擦周围 2. 避免将肛门的细菌带到会阴伤口

1. 休息与活动：指导产妇与婴儿同步休息，保持充足的睡眠。经阴道自然分娩的产妇，产后 6～12h 即可起床做轻微活动，产后第2天可下床在室内活动，以增加食欲和促进恶露的排出
2. 产后锻炼：鼓励产妇循序渐进地锻炼身体。产后第 1 天在床上做被动运动，如进行双上肢及下肢的肌肉按摩；第 2 天起开始做产后保健操，每节操做 5～10次，并配合呼吸进行，每1～2天增加 1 节。出院后可继续做操直至产后 6 周
3. 产后检查：指导产妇于产后 42 天携婴儿一起去医院做产后健康检查，了解产妇生殖器官的恢复情况及新生儿发育情况
4. 避孕指导：产褥期内禁止性生活。产后42 天起采取避孕措施，哺乳者可采用男用避孕套，非哺乳者可选用药物避孕

→ 产后健康指导 →

1. 宣教有效，产妇能复述产后康复的内容
2. 注意同时指导产妇和家属居家时婴儿的护理技术

1. 撤去用物，放在治疗车下层
2. 填写产后每日评估单
3. 填写产后护理记录单
4. 产后宣教（微笑亲切）会阴护理好了，子宫正在如期恢复，您做得很好！请您先休息，注意阴道流血量、腹痛、会阴疼痛情况。我过会儿再来看您，有事就按铃喊我
5. 整理床单位，污物处理，病室通风

→ 整理、记录及宣教 →

1. 记录准确、及时、完整
2. 物品清点无误
3. 产妇感觉舒适
4. 注意使用后的物品进行分类处理

图 4-1　产褥期观察及会阴护理流程图

工作任务二　　母乳喂养的护理

【实训过程】

（一）主要实训设备及用物的准备

1. 模型及设备　模拟病房、床单位、乳房模型、新生儿模型。
2. 器械及用物　治疗车、洗手液、面盆、毛巾、热水、广口容器、吸奶器和哺乳枕（图 4-2）。

视频：
母乳喂养指导

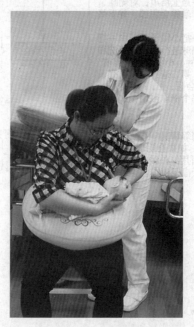

图 4-2　哺乳枕

（二）操作流程（图4-3）

方法及内容	操作步骤	注意事项

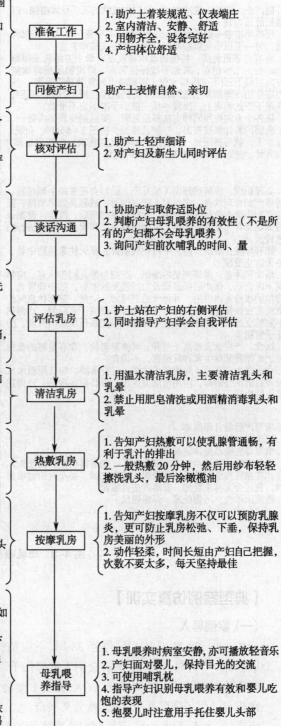

方法及内容

1. 环境设置：调节室温至24～26℃，室内清洁、安静，拉上围帘
2. 用物准备：治疗车、洗手液、面盆、毛巾、热水、吸奶器和广口容器
3. 助产士准备：修剪指甲，洗手（六步洗手法）
4. 新生儿准备：给新生儿更换尿片、臀部护理

→ **准备工作**

注意事项
1. 助产士着装规范、仪表端庄
2. 室内清洁、安静、舒适
3. 用物齐全，设备完好
4. 产妇体位舒适

---

1. 面带微笑、态度和蔼
2. 自我介绍

→ **问候产妇**

助产士表情自然、亲切

---

1. 核对姓名、床号、腕带及一般资料，整理病案、记录单、了解产妇分娩方式及过程
2. 一般情况评估：T、P、R、Bp、饮食、休息、排泄等
3. 产科情况：了解分娩过程及新生儿早接触、早哺乳情况，评估双侧乳房形状、充盈度、乳头情况

→ **核对评估**

1. 助产士轻声细语
2. 对产妇及新生儿同时评估

与产妇及家属交谈沟通
1. 产后哺乳的时间、要求
2. 产妇的休息、饮食、活动指导
3. 哺乳前母婴的准备
4. 母乳喂养成功的措施

→ **谈话沟通**

1. 协助产妇取舒适卧位
2. 判断产妇母乳喂养的有效性（不是所有的产妇都不会母乳喂养）
3. 询问产妇前次哺乳的时间、量

---

1. 将产妇的床头摇高，协助产妇解开上衣纽扣，露出乳房；先视诊双侧乳房，再触诊
2. 清洁毛巾后，反复擦洗乳头数次
3. 评估乳房有无乳胀
4. 观察乳房有无炎症：乳腺炎早期可有乳房发胀、变硬、疼痛，局部潮红，腋下淋巴结压痛等

→ **评估乳房**

1. 护士站在产妇的右侧评估
2. 同时指导产妇学会自我评估

---

1. 一手支托乳房，另一手用温水湿毛巾从乳头开始，由中央向外擦洗整个乳房
2. 清洁毛巾后，再反复擦洗乳头数次
3. 用植物油去除乳头痂皮

→ **清洁乳房**

1. 用温水清洁乳房，主要清洁乳头和乳晕
2. 禁止用肥皂清洗或用酒精消毒乳头和乳晕

---

1. 将毛巾对折，泡入热水中拧干后环绕包住乳房，露出乳头
2. 视需要换温水，以保持热度（热度以产妇的习惯而定）
3. 涂润肤油于乳房

→ **热敷乳房**

1. 告知产妇热敷可以使乳腺管通畅，有利于乳汁的排出
2. 一般热敷20分钟，然后用纱布轻轻擦洗乳头，最后涂橄榄油

---

1. 双手大拇指与四指分开，水平按摩乳房5次
2. 双手大拇指与四指分开，45°按摩乳房5次
3. 沿乳房周围，螺旋按摩乳房，左右各5次
4. 由乳房基底沿乳腺管呈螺旋状上行推压到乳晕，再直行到乳头
5. 用毛巾擦干乳头和乳房，协助产妇穿上衣服

→ **按摩乳房**

1. 告知产妇按摩乳房不仅可以预防乳腺炎，更可防止乳房松弛、下垂，保持乳房美丽的外形
2. 动作轻柔，时间长短由产妇自己把握，次数不要太多，每天坚持最佳

---

1. 助产士向产妇解释，观察乳汁分泌情况
2. 洗净双手，用湿毛巾擦净乳头。协助母亲选择舒适的体位(如坐位或卧位)
3. 协助母亲抱着婴儿贴近自己（胸贴胸、腹贴腹）；婴儿的头与身体呈一直线；婴儿的脸对着乳房，鼻头对着乳头
4. 手托乳房：将拇指和四指分别放在乳房上、下方，"C"字形托起整个乳房用拇指轻压乳房上部，易于婴儿含接
5. 母亲用乳头碰婴儿的嘴唇，诱发觅食反射，婴儿嘴张大后，含住乳头及大部分乳晕，有节奏地吸吮和吞咽
6. 哺乳完毕，用食指轻压婴儿下颌取出乳头，挤出一滴奶涂抹在乳头上，以防皲裂。每次哺乳时让婴儿吸空一侧，再吸吮另一侧乳房
7. 哺乳结束后，将婴儿抱起轻拍背部1～2分钟，排出胃内空气以防吐奶

→ **母乳喂养指导**

1. 母乳喂养时病室安静，亦可播放轻音乐
2. 产妇面对婴儿，保持目光的交流
3. 可使用哺乳枕
4. 指导产妇识别母乳喂养有效和婴儿吃饱的表现
5. 抱婴儿时注意用手托住婴儿头部

1. 助产士（产妇）洗净双手。产妇坐或站均可，身体前倾，以感到舒适为宜
2. 用热毛巾敷一侧乳房 3 ~ 5 分钟后，一手置于乳房下托起乳房，另一手以小鱼肌按顺时针方向螺旋式按摩乳房
3. 将容器靠近乳房。将拇指及示指放在乳房上方距乳头根部 2cm 处，二指相对，其他手指托住乳房。拇指和示指向胸壁方向轻轻下压（不可压得太深，否则将引起乳腺导管阻塞），压力应作用在拇指和示指间乳晕下方的乳房组织上，即必须压在乳晕下方的乳窦上。反复一压一放，手指固定不滑动
4. 依各个方向按照同样方法挤压乳晕，要做到使乳房内每一个乳窦的乳汁都被挤出。一侧乳房至少挤压 3 ~ 5 分钟，待乳汁少了，就可挤压另一侧乳房，如此反复数次。为挤出足够的乳汁，持续时间应以 20 ~ 30 分钟为宜

挤奶

1. 配合乳房热敷和按摩实施挤奶
2. 母乳挤出后需马上存放在母乳袋内，不可以将不同时间收集的母乳放于同一个母乳袋内
3. 母乳袋放冰箱时，需与家中食物分开储存，可使用保鲜盒隔开存放
4. 母乳可存放的时间
（1）室温25℃以下：刚挤出的奶水6 ~ 8h；在冷藏室内解冻的奶水2 ~ 4h；在冰箱之外温水解冻的奶水不可再使用
（2）冷藏室（0 ~ 4℃）：刚挤出的奶水 5 ~ 6d；在冷藏室内解冻的奶水24h；在冰箱之外温水解冻的奶水 4h
（3）独立的冷藏室：刚挤出的奶水3个月；在冷藏室内解冻的奶水不可再冷冻；在冰箱之外温水解冻的奶水不可再冷冻
（4）–20℃以下冷冻库：刚挤出的奶水 6 ~ 12 个月；在冷藏室内解冻的奶水不可再冷冻；在冰箱之外温水解冻的奶水不可再冷冻

1. 心理护理：讲解产褥期（坐月子）是妇女正常的生理过程。指导产妇合理饮食，多与家人朋友沟通，减轻其焦虑情绪；鼓励产妇积极有效地锻炼身体，保持充足的睡眠，阅读产褥期保健知识及育儿方面的书籍；学会照顾自己和婴儿，顺利进行角色转换
2. 修养环境：清洁安静，室内空气新鲜。夏天注意预防中暑，冬天防止受凉
3. 活动和休息：保证充足的睡眠，产妇与婴儿同步休息。应早期下床走动，做产后保健操及力所能及的家务，如护理婴儿、简单的收拾室内卫生，并每天适当增加活动量。卧床休息时注意经常变换体位，避免因习惯性仰卧而造成之子宫后倾。产褥期不宜站立过久，少作蹲位及手提重物等使腹压增加的劳动，防止子宫脱垂
4. 饮食：产后饮食要富于营养、清淡易消化，含有足够的蛋白质、矿物质及维生素和纤维素，不偏食
5. 个人卫生：产后 4 周内禁止盆浴，应行淋浴。每日用温水从前向后清洗外阴部，应用清洁卫生巾，每日更换内裤。产褥期禁止性生活

产后康复指导

1. 宣教有效，产妇能复述产后康复的内容
2. 同时指导产妇和家属新生儿的护理技术

1. 填写产后每日评估单
2. 记录喂养情况
3. 填写母乳喂养指导记录单
4. 产后宣教（微笑亲切）宝宝吃饱了，您做得很好！请您先休息，注意乳房涨奶情况，若涨奶了或宝宝饿了要及时给他喂奶哦。我过会儿再来看您，有事就按铃喊我
5. 整理床单位，污物处理，开窗通风

整理、记录及宣教

1. 产妇病历整齐
2. 物品清点无误
3. 产妇舒适，婴儿吃饱无哭闹

图 4-3 母乳喂养的护理流程图

【典型案例仿真实训】

（一）案例导入

产妇小梅，28 岁，G_1P_0，因"停经 38 周，下腹坠胀半天"，于 2017 年 7 月 25 日 10 :00 入院。于 26 日 00:13 顺产一男婴，体重 3600g，会阴Ⅰ度裂伤予以常规缝合。

产后诊断：G_1P_1 孕 38 周已产，LOA，会阴Ⅰ度裂伤。

小梅自己生了个胖儿子，既感疲劳又兴奋。

小李，作为责任助产士，应如何对小梅实施产后观察和护理？如何协助小梅调整产后心理状态并指导产妇及家属进行母乳喂养和产后康复呢？

（二）仿真实训

流程一 准备（见前述）。

流程二 问候、核对、评估及解说

1. 问候产妇（表情微笑亲切）"您好！我是产后病房责任助产士小李，今天由我为您服务，祝贺您顺利地生了个胖儿子，您真棒！"

2. 核对 请问您叫什么名字?住第几床?请让我核对一下您的腕带。

3. 评估

(1)整理病历记录单、了解产妇妊娠过程。

(2)了解分娩过程:小梅于2017年7月26日00:13平产一男婴,体重3600g,Apgar评分9分,胎盘胎膜自娩完整,产后宫缩好,阴道出血约200ml,查宫颈无裂伤,会阴Ⅰ度裂伤予以常规缝合。

(3)一般情况:小梅产后第一天,T 37.6℃,P 68次/分,R 16次/分,BP 100/70mmHg,褥汗较多,双侧乳房稍胀。一般情况良好,虽疲劳但很兴奋,与家人及来访客人叙述分娩的过程,对自己能顺利分娩感到自豪。

(4)乳房情况:评估双侧乳房形状、充盈度、乳头情况。

(5)了解新生儿早接触、早吸吮情况。

4. 沟通谈话(对产妇及家属)

(1)产后护理内容介绍:包括产后子宫复旧的观察、会阴护理、乳房护理以及母乳喂养指导和产后康复指导等。

(2)心理护理:讲解产褥期(坐月子)是妇女正常的生理过程,应多与家人朋友沟通,减轻焦虑情绪,阅读产褥期保健知识及育儿方面的书籍,顺利进行角色转换。

(3)健康指导:指导产妇合理饮食,鼓励产妇积极有效地锻炼身体,保持充足的睡眠,学会照顾自己和婴儿。

流程三 产后观察

1. 观察子宫复旧 每日于同一时间手测宫底高度,了解子宫复旧情况,测量前应嘱产妇排尿。

助产士小李协助小梅排尿后平躺(让产妇放松腹部肌肉),一手放在产妇耻骨联合上方,另一手放在子宫底部,环形按摩,用手指宽度测量子宫底高度,以脐上、平脐、脐下(几横指)来记录(图4-4)。小梅产后第一天子宫收缩好,宫底在脐下一横指。

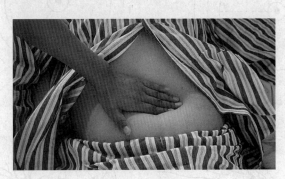

图4-4 按压子宫

2. 观察恶露 按压子宫底部,观察恶露的量、性质、气味、颜色。小梅家属说1小时前更换过卫生巾,量同月经,色红,血腥味,按压宫底时见恶露排出。

流程四 会阴护理

1. 会阴擦洗 产妇小梅已自解小便,并用温开水初步清洗过外阴。助产士小李将护理车推至床旁,协助小梅在床上平卧,分开双腿,为小梅做会阴擦洗。

(1)先脱去小梅对侧裤腿,盖在近侧腿部,并盖上浴巾,对侧腿、胸腹部用盖被遮盖,双膝屈曲向外分开,暴露会阴部,臀下垫一次性臀垫。

(2)再将无菌治疗碗置于小梅两腿间,两手各持一把小镊子,其中一把用于夹取无菌的消毒棉球,另一把接过棉球进行擦洗。擦洗顺序:第一遍:阴阜、大腿内侧1/3、大阴唇、小阴唇、阴道前庭、会阴、肛门,由外向内、自上而下;第二遍:阴道前庭、小阴唇、大阴唇、阴阜、腹股沟、大腿内侧1/3、会阴、肛门,由内向外、自上而下;第三遍,顺序同第二遍。小李在操作过程中动作轻柔,注意观察会阴伤口及恶露的颜色、形状和气味。

2. 会阴伤口护理

(1)小李请小梅继续平躺,双腿弯曲,两膝尽量张开。

(2)观察小梅的会阴伤口，无红肿、硬结及疼痛等情况。

(3)用5%聚维酮碘棉签由会阴向肛门擦拭(避免将肛门的细菌带到会阴伤口)，如果会阴部有水肿，可用50%硫酸镁液湿热敷，产后24小时后可用红外线照射外阴。

流程五　乳房护理

1. 观察乳房　助产士小李将小梅的床头摇高，协助小梅解开上衣纽扣，露出乳房。先视诊双侧乳房，再触诊，观察小梅乳头并无凹陷，已行母乳喂养；触诊小梅双侧乳房无变硬、疼痛等早期炎症表现，稍有奶胀，且缺乏挤奶的技巧。小李判断需为小梅做乳房护理和母乳喂养指导。

2. 清洁乳房　护士小李一手支托乳房，另一手用温水湿毛巾由乳头开始，由内向外擦洗整个乳房，清洁毛巾后，再反复擦洗乳头数次，最后用植物油去除乳头上的痂皮。整个过程中，小李边做边指导小梅。

3. 热敷乳房　小李告诉小梅，哺乳前热敷乳房，可促使乳腺管畅通，并示范给小梅及其家属看：先涂少许润肤油于乳房，再将毛巾对折，泡入热水中拧干后环绕包住乳房，露出乳头，视需要换温水，以保持热度(热度以产妇本身能接受为宜)。

4. 按摩乳房及乳腺管(图4-5)　助产士小李告诉小梅，按摩乳房可促进乳汁分泌，同时示范给小梅及其家属：先将双手大拇指与四指分开，水平按摩乳房5次、成45°按摩乳房5次；然后沿乳房周围，螺旋按摩乳房，左右各5次；再由乳房基底沿乳腺管呈螺旋状上行推压到乳晕，最后直行到乳头5次。按摩后，小李用毛巾擦干乳头和乳房，协助小梅穿上衣服。

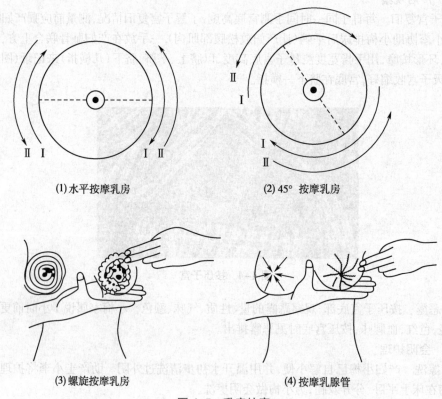

(1)水平按摩乳房　　　　(2) 45°按摩乳房

(3)螺旋按摩乳房　　　　(4)按摩乳腺管

图 4-5　乳房按摩

5. 挤奶　助产士小李告诉小梅，挤奶有利于保持泌乳和减轻乳胀，并示范给小梅及其家属看。

(1)护士小李洗净双手，协助小梅身体前倾，将热毛巾敷一侧乳房3~5分钟后，一手置于乳房下托起乳房，另一手以小鱼际按顺时针方向螺旋式按摩乳房。

(2)将容器靠近乳房，小李把拇指及示指放在小梅乳晕上方距乳头根部2cm处，两指相对，其他手指拖住乳房，拇指和示指向胸壁方向轻轻下压、挤、松，反复一压一放，手指固定不滑动，注意不要压得太深，否则将引起乳腺导管阻塞，压力应作用在拇指和示指间乳晕下方的乳房组织上，即要压在乳晕下方的乳窦上。

（3）各个方向按照同样方法挤压乳晕，使乳房内每一个乳窦的乳汁都被挤出。护士小李告诉小梅，一侧乳房至少挤压 3~5 分钟，待乳汁少了，就可挤压另一侧乳房，如此反复数次，持续时间以 20~30 分钟为宜（图 4-6）。

流程六　母乳喂养指导

助产士小李观察产妇小梅乳汁分泌情况，并指导其实施有效的母乳喂养。

1. 洗净双手，用湿毛巾擦净乳头。协助小梅采取舒适的体位（如坐位或卧位）。全身肌肉放松，有益于乳汁排出。

2. 小梅抱着婴儿贴近自己（胸贴胸、腹贴腹）。使婴儿的头与身体呈一直线（图 4-7），婴儿的脸对着妈妈乳房，鼻头对着妈妈乳头，同时保持婴儿的头部和颈部略微伸展，以免婴儿鼻部压入弹性乳房而影响呼吸，但也要防止头颈部过度伸展造成吞咽困难。

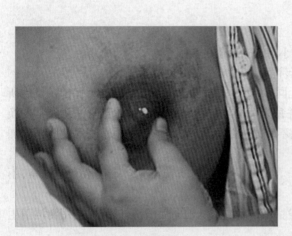

图 4-6　挤奶手法

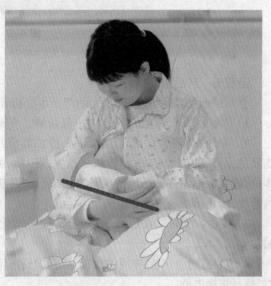

图 4-7　婴儿的抱姿

3. 指导小梅将拇指和其余四指分别放在乳房上、下方，"C"字形托起整个乳房喂哺。避免"剪刀式"夹托乳房（除非在射乳反射过强，乳汁流出过急，婴儿出现呛奶现象时），那样会反向推乳腺组织，阻碍婴儿将大部分乳晕含入口内，不利于充分挤压乳晕下方的乳腺导管中的乳汁。

4. 小梅用乳头轻轻触碰婴儿的嘴唇，诱发觅食反射，当婴儿口张大，舌向下的一瞬间，将婴儿靠向母亲，含住乳头及大部分乳晕，充分挤压乳窦，使乳汁排出，有效刺激乳头感觉神经末梢，促进泌乳和排乳反射。婴儿嘴张大，下唇外翻，舌成勺状环绕乳房，面颊鼓起成圆形，可见到上方的乳晕比下方多，婴儿慢而深地吸吮，有吞咽动作和声音（图 4-8）。

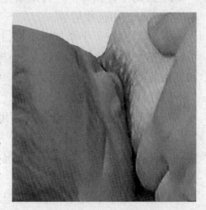

图 4-8　正确的吸吮姿势

5. 助产士小李帮助稳定婴儿头部和小梅乳房的位置　用手掌根部托住婴儿颈背部，四指支撑婴儿头部，另一手的四指和拇指分别放在产妇乳房上下方，柔和地握住乳房（图 4-9）。

6. 哺乳完毕，指导小梅用示指轻压婴儿下颌取出乳头，挤出一滴奶涂抹在乳头上，以防皲裂。小李告诉小梅，每次哺乳时让婴儿吸空一侧乳房后，再吸吮另一侧乳房。

7. 哺乳结束后，助产士小李将婴儿抱起轻拍背部 1~2 分钟，排出胃内空气以防吐奶。

8. 小李将婴儿右侧卧位放在小梅床边的婴儿床上。

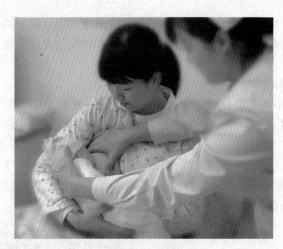

图 4-9　指导哺乳

流程七　产后康复指导

会阴护理及乳房护理结束后,助产士小李指导小梅产后康复的要点。

1. 休养环境　清洁安静,室内空气新鲜。夏天注意预防中暑,冬天预防感冒。

2. 活动和休息　保证充足的睡眠,产妇与婴儿同步休息。应早期下床走动,做产后保健操及力所能及的家务,如护理婴儿、简单地收拾室内卫生,并每天适当增加活动量。卧床休息时注意经常变换体位,避免因习惯性仰卧而造成子宫后倾。产褥期不宜站立过久,少做蹲位及手提重物等使腹压增加的劳动,防止子宫脱垂。

3. 饮食　产后饮食要富于营养、清淡易消化,含有丰富的蛋白质、矿物质、维生素和纤维素,不偏食。

4. 个人卫生　产后 4 周内禁止盆浴,应行淋浴。每日用温水从前向后清洗外阴部,应用清洁卫生巾,每日更换内裤。

5. 计划生育指导　产褥期禁止性生活,指导产妇选择适当的避孕措施,哺乳者以工具避孕为宜,不哺乳者可选用药物避孕。

6. 产后检查　小李告诉小梅,社区医疗保健人员在出院后 3 天、产后 14 天和 28 天会进行访视,了解产妇及新生儿的健康状况,小梅应在产后 42 天带孩子到医院进行全面检查,了解身体恢复情况和新生儿的发育情况。

流程八　整理、宣教及记录

1. 护理结束后,助产士小李帮助小梅穿好衣服,整理好用物,将撤去的护理用物放在治疗车下层。

2. 产后护理宣教(微笑亲切)"会阴护理好了,宝宝也吃饱了,您做得很好! 请您先休息,注意观察阴道流血量、腹痛、会阴疼痛情况;宝宝饿了要及时给他喂奶哦,我过会儿再来看您,您有事就请按铃,我会及时过来帮助您。"

3. 助产士小李填写产后护理记录单,签全名。

4. 进行用物整理及污物处理,做好治疗室卫生,通风消毒。

(三) 沟通技巧及要点

1. 向产妇及家属简单介绍产后护理的内容及配合的方法,如会阴擦洗前先排空膀胱,初步清洁外阴等。

2. 指导产妇健侧卧位,及时更换卫生巾(会阴垫),避免恶露浸染会阴伤口。正常情况下会阴伤口 3~5 天拆线。

3. 产后 3 天内可能有产后宫缩痛,这是正常现象,3 天后会慢慢消失,如有肛门坠胀痛,可能发生阴道后壁血肿,要及时报告医生护士。

4. 产后产妇出汗较多,应及时擦干、更换衣物、被单等,保持皮肤清洁、干燥。

5. 产后容易发生排尿困难和便秘,特别是 4 小时内应鼓励产妇排尿,指导产妇早期下床活动及做

60

产后操,多食富含纤维素的食物,保持大便通畅。

6. 产褥期心理调适　产妇从妊娠期和分娩期的不适、疼痛及焦虑中恢复,需要家人的关心帮助和助产士的悉心指导,帮助产妇消除不良情绪,保持心情舒畅,鼓励产妇母乳喂养宝宝,与婴儿同步休息。

7. 指导产妇母乳喂养,向产妇讲解母乳喂养的目的和意义,帮助其树立信心。做到早接触、早吸吮、早开奶、按需哺乳。乳量较少时吸完一侧乳房再吸另一侧乳房,如乳量较多,每次可吸吮一侧乳房,下一次哺乳时先吸吮另一侧,做到有效吸吮。哺乳后挤出少许乳汁涂在乳头及乳晕处,预防乳头皲裂,若有乳房肿胀时,应用吸奶器吸出乳汁。勿用肥皂水、乙醇等刺激性物品清洗乳头。不可随便给新生儿添加水及其他饮料。睡觉时注意不要使乳房受压,坚持夜间哺乳。

8. 产后最初几天内哺乳时可能有腹痛现象,这是产后由于子宫收缩而致,为正常现象,指导产妇不必担心,一般 3 天后会慢慢消失。

9. 向产妇介绍产后乳房护理的内容及方法,如哺乳前先清洁乳头和乳晕、母乳喂养时的技巧和乳房按摩等。

10. 第一次挤奶可能没有挤出,经过几次后就会有奶滴出或流出,在分娩后头几天,泌乳量少,挤奶时间可长一些。

【实训作业及思考题】

(一) 实训作业

1. 填写产后护理记录单。

2. 根据本实训模拟案例,完成实训报告。

(二) 思考题

1. 如何做好母乳喂养的宣教和指导?

2. 产后产妇观察的内容有哪些? 如何观察?

【操作技能考核】(表 4-1、表 4-2)

扫一扫,测一测

思路解析

表 4-1　产后子宫复旧观察及会阴护理操作评分标准

主考教师＿＿＿＿＿＿＿＿　　　　　　　考试日期＿＿＿年＿＿月＿＿日

项目总分	项目内容	考核内容及技术要求	分值	得分
素质要求 (3 分)	报告内容	报告考核者学号及考核项目	1	
	仪表举止	仪表端庄大方,态度亲切、和蔼	1	
	服装服饰	服装鞋帽整洁,着装符合要求	1	
操作前准备 (17 分)	环境	调节室温至 24~26℃,室内清洁、安静,拉上围帘	1	
		必要时设置屏风或隔帘遮挡产妇(口述)	1	
	用物	治疗车、治疗盘、无菌持物钳、小镊子 2 把、无菌治疗碗、0.5% 碘伏大棉球、5% 聚维酮碘棉签、橡胶单和治疗巾(或一次性臀垫)、便盆、医嘱卡、洗手液	2	
	助产士	修剪指甲,洗手(六步洗手法)、戴口罩	2	
	产妇	核对姓名、床号、腕带及一般资料,整理病案、记录单、了解产妇分娩方式及过程	2	
		评估 T、P、R、BP、饮食、休息、排泄、活动等	3	
		了解分娩过程,有无宫颈裂伤、会阴裂伤、阴道出血等情况及产后 2 小时观察结果	4	
		解释操作的目的,以取得积极配合	2	

笔记

续表

项目总分	项目内容	考核内容及技术要求	分值	得分
操作步骤（70分）	观察子宫复旧	操作者站于产妇右侧	1	
		协助产妇平躺，一手放在产妇耻骨联合上方，另一手放在子宫底部，环形按摩	4	
		用手指宽度测量子宫底。以肚脐为指标，以一横指为测量单位，分别用脐上、平脐、脐下来表示	2	
		产后子宫每日下降情况：胎盘娩出后，子宫的位置位于脐孔和耻骨联合连线的中点（子宫强力收缩），产后 12 小时宫底上升平脐或稍升高的水平。产后宫底每日下降一指或 1~2cm，10 日后应摸不到宫底（口述）	2	
	观察恶露	一手环形按摩子宫底并轻轻下推，观察恶露的量、性质、气味、颜色	2	
		如果 15 分钟便完全浸湿 1 块卫生巾，或者 1 小时内超过 1 块以上的卫生巾完全湿透则属于产后出血现象（口述）	2	
		产后 3~4 天内恶露量多、红色、血腥味，如恶露有异味，提示有感染的可能（口述）	2	
	会阴擦洗	轻轻脱去产妇左侧裤腿，盖在右侧腿部，并盖上浴巾，左侧腿、胸腹部用盖被遮盖，双膝屈曲向外分开，暴露会阴部，臀下垫一次性垫单	2	
		将无菌治疗碗置于两腿间，两手各持一把小镊子，其中一把用于夹取无菌的消毒棉球，另一把接过棉球进行擦洗	2	
		擦洗顺序：第一遍：阴阜、大腿内侧 1/3、大阴唇、小阴唇、阴道前庭、会阴、肛门，由外向内、自上而下	4	
		第二遍：阴道前庭、小阴唇、大阴唇、阴阜、大腿内侧 1/3、会阴、肛门，由内向外、自上而下	4	
		第三遍的顺序同第二遍。每个棉球限用 1 次	4	
	会阴伤口护理	请产妇平躺双腿弯曲，两膝尽量张开	1	
		评估会阴伤口是否有红肿、硬结、疼痛等情况	2	
		用 5% 聚维酮碘棉签由会阴向肛门擦拭（避免将肛门的细菌带到会阴伤口）	4	
		如果会阴部有水肿，可用 50% 硫酸镁液湿热敷，产后 24 小时后可用红外线照射外阴（口述）	2	
	产后健康指导	休息与活动：指导产妇与婴儿同步休息，保持充足的睡眠。经阴道自然分娩的产妇，产后 6~12 小时即可起床做轻微活动，产后第 2 天可下床在室内活动，以增加食欲和促进恶露的排出	4	
		产后锻炼：鼓励产妇循序渐进地锻炼身体。产后第 1 天在床上做被动运动，如进行双上肢及下肢的肌肉按摩；第 2 天起开始做产后保健操，每节操做 5~10 次，并配合呼吸进行，每 1~2 天增加 1 节。出院后可继续做操直至产后 6 周	4	
		产后检查：指导产妇于产后 42 天携婴儿一起去医院做产后健康检查，了解产妇生殖器官的恢复情况及新生儿发育情况	4	

续表

项目总分	项目内容	考核内容及技术要求	分值	得分
操作步骤（70分）	产后健康指导	避孕指导：产褥期禁止性生活。产后42天起采取避孕措施，哺乳者可采用男用避孕套，非哺乳者可选用药物避孕	4	
	整理、记录、宣教	撤去用物，协助产妇穿好裤子，更换干净卫生巾	1	
		整理床单位，分类处理用物，洗手记录	1	
		进行健康教育	1	
		报告操作结束	1	
综合评价（10分）		程序正确，动作规范，操作熟练	6	
		态度和蔼可亲，语言恰当，沟通有效，操作过程体现人文关怀	4	
总分			100	

表4-2　乳房护理及母乳喂养指导操作评分标准

主考教师_____　　　　考试日期____年____月____日

项目总分	项目内容	考核内容及技术要求	分值	得分
素质要求（3分）	报告内容	报告考核者学号及考核项目	1	
	仪表举止	仪表端庄大方，态度亲切、和蔼	1	
	服装服饰	服装鞋帽整洁，着装符合要求	1	
操作前准备（17分）	环境	调节室温至24~26℃，室内清洁、安静	1	
		必要时设置屏风或隔帘遮挡产妇（口述）	1	
		相关人员在场（口述）	1	
	用物	治疗车、洗手液、面盆、毛巾、热水、吸奶器和广口容器	1	
	助产士	修剪指甲，洗手（六步洗手法）	2	
	新生儿	更换尿片、臀部护理	4	
	产妇	核对产妇姓名、床号、腕带及一般资料，整理病案、记录单、了解产妇分娩方式及过程	1	
		一般情况评估：T、P、R、BP、饮食、休息、排泄等	2	
		了解分娩过程及新生儿早接触、早吸吮情况，评估双侧乳房形状、充盈度、乳头等情况	3	
		解释操作的目的，以取得积极配合	1	
操作步骤（70分）	评估乳房	将产妇的床头摇高，协助产妇解开上衣纽扣，露出乳房；先视诊两乳房，再触诊	2	
		评估乳房有无乳胀	1	
		观察乳房有无炎症：乳腺炎早期可有乳房发胀、变硬、疼痛，局部潮红，腋下淋巴结压痛等	2	

续表

项目总分	项目内容	考核内容及技术要求	分值	得分
操作步骤（70分）	清洁乳房	一手支托乳房,另一手用温水湿毛巾由乳头开始,由内向外擦洗整个乳房	2	
		清洁毛巾后,再反复擦洗乳头数次	1	
		用植物油去除乳头痂皮	1	
	热敷乳房	解释热敷乳房的意义:哺乳前热敷乳房,可促使乳腺管畅通,促进乳汁分泌(口述)	1	
		涂润肤油于乳房	1	
		将毛巾对折,泡入热水中,拧干后环绕包住乳房,露出乳头	2	
		视需要换温水,以保持热度(热度以产妇本身能接受为宜)	1	
	按摩乳房	双手大拇指与四指分开,水平按摩乳房5次	3	
		双手大拇指与四指分开,45°按摩乳房5次	3	
		沿乳房周围,螺旋按摩乳房,左右各5次	3	
		由乳房基底沿乳腺管呈螺旋状上行推压到乳晕,再直行到乳头5次	3	
		用毛巾擦干乳头和乳房,协助产妇穿好衣服	1	
	母乳喂养指导	向产妇解释,观察乳汁分泌情况	1	
		洗净双手,用湿毛巾擦净乳头。协助母亲选择舒适的体位(如坐位或卧位)	1	
		协助母亲抱着婴儿贴近自己(胸贴胸、腹贴腹);婴儿的头与身体呈一直线;婴儿的脸对着乳房,鼻头对着乳头	2	
		将拇指和四指分别放在乳房上、下方,"C"字形托起整个乳房用拇指轻压乳房上部,易于婴儿含接	2	
		母亲用乳头碰婴儿的嘴唇,使婴儿张嘴。婴儿嘴张大后,含住乳头及大部分乳晕,有节奏地吸吮和吞咽	3	
		哺乳完毕,用示指轻压婴儿下颌取出乳头,挤出一滴奶涂抹在乳头上,以防干裂	2	
		判断婴儿吸吮有效及吃饱的标准(口述)	2	
		指导产妇每次哺乳时让婴儿吸空一侧乳房,再吸吮另一侧(口述)	1	
		哺乳结束后,将婴儿抱起轻拍背部1~2分钟,排出胃内空气以防吐奶	2	

笔记

续表

项目总分	项目内容	考核内容及技术要求	分值	得分
操作步骤(70分)	挤奶	解释挤奶的目的:挤奶有利于保持泌乳和减轻乳胀	1	
		助产士(产妇)洗净双手,产妇坐或站均可,身体前倾,以感到舒适为宜	1	
		用热毛巾敷一侧乳房3~5分钟	1	
		一手置于乳房下托起乳房,另一手以小鱼际按顺时针方向螺旋式按摩乳房	2	
		将容器靠近乳房。将拇指及示指放在乳晕上方距乳头根部2cm处,两指相对,其他手指托住乳房	2	
		拇指和示指向胸壁方向轻轻下压、挤、松,反复一压一放,手指固定不滑动	5	
		口述:向胸壁方向下压时不可压得太深,否则将引起乳腺导管阻塞,压力应作用在拇指和示指间乳晕下方的乳房组织上,即必须压在乳晕下方的乳窦上	1	
		依各个方向按照同样方法挤压乳晕,做到使乳房内每一个乳窦的乳汁都被挤出	2	
		一侧乳房至少挤压3~5分钟,待乳汁少了,就可挤压另一侧乳房,如此反复数次	2	
		口述:为挤出足够的乳汁,持续时间应以20~30分钟为宜	1	
	产后康复	心理护理:讲解产褥期(坐月子)是妇女正常的生理过程。指导产妇合理饮食,多与家人朋友沟通,减轻其焦虑情绪;鼓励产妇积极有效地锻炼身体,保证充足的睡眠,阅读产褥期保健知识及育儿方面的书籍;学会照顾自己和婴儿,顺利进行角色转换	1	
		休养环境:清洁安静,室内空气新鲜。夏天注意预防中暑,冬天防止受凉	1	
		活动和休息:保证充足的睡眠,产妇与婴儿同步休息。应早期下床走动,做产后保健操及力所能及的家务,如护理婴儿、简单地收拾室内卫生,并每天适当增加活动量。卧床休息时注意经常变换体位,避免因习惯性仰卧而造成子宫后倾。产褥期不宜站立过久,少作蹲位及手提重物等使腹压增加的劳动,防止子宫脱垂	1	
		饮食:产后饮食要富于营养、清淡易消化,含有足够的蛋白质、矿物质及维生素和纤维素,不偏食	1	
		个人卫生:产后4周内禁止盆浴,应行淋浴。每日用温水从前向后清洗外阴部,应用清洁卫生巾,每日更换内裤。产褥期禁止性生活	1	

续表

项目总分	项目内容	考核内容及技术要求	分值	得分
操作步骤（70分）	整理、记录、宣教	协助产妇穿好衣服	1	
		整理床单位，分类处理用物，洗手记录	1	
		进行健康教育	1	
		报告操作结束	1	
综合评价（10分）		程序正确，动作规范，操作熟练	6	
		态度和蔼可亲、语言恰当、沟通有效，操作过程体现人文关怀	4	
总分			100	

（马永辉　陈春宁）

项目五_PPT

阴道助产术是帮助能经阴道分娩,但有一定困难的产妇完成阴道分娩的临床常用手术。其目的是减少产妇和胎儿的损伤,促进母婴安全。阴道助产术包括会阴切开缝合术、胎头吸引术、产钳术、臀位助产术、人工剥离胎盘术等。助产专业的学生必须理解并掌握各项手术操作规程,便于与医生协作,完成手术配合,提高助产质量。

【技能训练目标】

1. 能掌握阴道助产术的适应证,做好术前准备。
2. 能进行外阴消毒与阴部神经阻滞麻醉操作。
3. 能协助进行阴道助产术的各项操作护理。
4. 能判断有无阴道血肿形成、观察胎头产瘤、头皮血肿、颅内出血等情况。
5. 能进行心理安慰,缓解产妇紧张情绪,进行术后产妇指导及新生儿护理。
6. 独立完成手术包的整理及手术记录。

【技能训练内容】

1. 阴道助产术前准备及护理配合。
2. 外阴消毒及麻醉。
3. 阴道助产术的各项操作护理。
4. 阴道助产术术后并发症的观察和护理。
5. 手术记录单填写、手术包整理与打包。

【实训过程】

1. 建设仿真模拟产房,在模型上进行演示及操作练习。
2. 先让学生观看阴道助产术的录像,再由主讲教师在模型上示教,讲解主要关键性操作,并提出训练要求。
3. 每 4~6 位学生为一组,轮流进行操作练习。
4. 有条件者可在课间让学生去医院产房见习。

工作任务一　会阴切开缝合术

会阴切开缝合术是产科临床常用技术。其目的是:扩大产道,缩短第二产程,避免严重的会阴阴

笔记

道裂伤。会阴切开方式有侧斜切开和正中切开两种,临床上以会阴侧斜切开为多用。

【实训过程】

视频:会阴
阻滞麻醉与
局部麻醉术

(一) 主要实训设备及用物的准备

1. 设备与模型 分娩实训室、产床、产妇模型人、会阴切开缝合局部模型。

2. 器械及用物

(1)器械:会阴切开缝合包:外包布 1 块、内包布 1 块、弯盘 1 只、孔巾 1 块、会阴侧切剪 1 把、持针器 1 把、线剪 1 把、组织镊有齿、无齿镊各 1 把、9 号细长腰穿刺针头 1 个、纱布若干、阴道拉钩。

(2)用物:12~14 号圆针和三角针各 1 枚、00 号和 000 号可吸收肠线各 1 支、I 号丝线棒 1 支、20ml注射器 1 支、无菌纱布罐、消毒棉球罐,消毒带尾线纱布卷,无菌手套。

(3)药品:0.5% 利多卡因 20ml、生理盐水 500ml。

视频:会阴
侧切缝合术

(二) 操作流程(图 5-1)

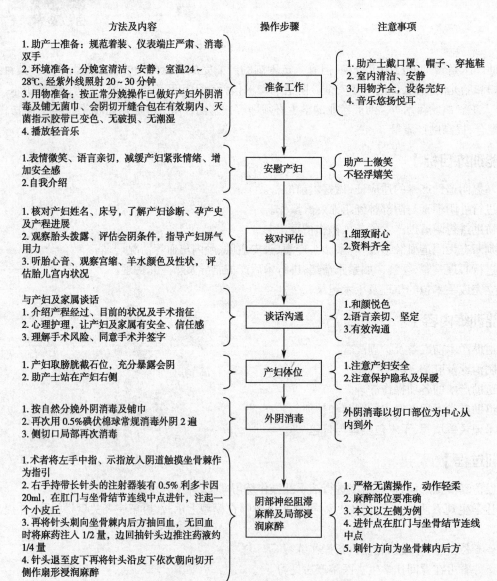

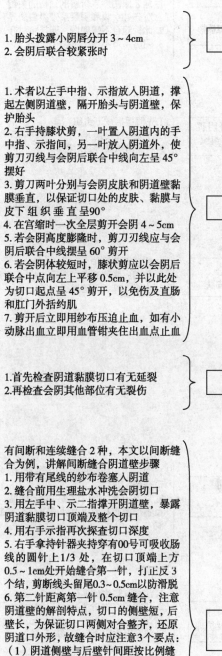

1. 胎头拨露小阴唇分开 3～4cm
2. 会阴后联合较紧张时

切开时机

1. 要掌握好切开时机
2. 不宜过早或过晚

1. 术者以左手中指、示指放入阴道，撑起左侧阴道壁，隔开胎头与阴道壁，保护胎头
2. 右手持膝状剪，一叶置入阴道内的手中指、示指间，另一叶放入阴道外，使剪刀刃线与会阴后联合中线向左呈 45°摆好
3. 剪刀两叶分别与会阴皮肤和阴道壁黏膜垂直，以保证切口处的皮肤、黏膜与皮下组织垂直呈90°
4. 在宫缩时一次全层剪开会阴 4～5cm
5. 若会阴高度膨隆时，剪刀刃线应与会阴后联合中线摆呈 60°剪开
6. 若会阴体较短时，膝状剪应以会阴后联合中点向左上平移 0.5cm，并以此处为切口起点呈 45°剪开，以免伤及直肠和肛门外括约肌
7. 剪开后立即用纱布压迫止血，如有小动脉出血立即用血管钳夹住出血点止血

切开方法

1. 切开角度要随会阴膨隆程度调大
2. 剪刀刃要与会阴皮肤和阴道黏膜垂直
3. 阴道黏膜切口与会阴皮肤切口长度一致
4. 切开后注意止血，立即协助胎儿娩出

1. 首先检查阴道黏膜切口有无延裂
2. 再检查会阴其他部位有无裂伤

检查切口

特别注意阴道内切口顶端有无向内延长、裂深

有间断和连续缝合 2 种，本文以间断缝合为例，讲解间断缝合阴道壁步骤
1. 用带有尾线的纱布卷塞入阴道
2. 缝合前用生理盐水冲洗会阴切口
3. 用左手中、示二指撑开阴道壁，暴露阴道黏膜切口顶端及整个切口
4. 用右手示指再次探查切口深度
5. 右手拿持针器夹持穿有00号可吸收肠线的圆针上1/3 处，在切口顶端上方 0.5～1cm处开始缝合第一针，打正反 3 个结，剪断线头留尾0.3～0.5cm以防滑脱
6. 第二针距离第一针 0.5cm 缝合，注意阴道壁的解剖特点，切口的侧壁短，后壁长，为保证切口两侧对合整齐，还原阴道口外形，故缝合时应注意3个要点：
（1）阴道侧壁与后壁针距按比例缝合，针距 0.4～0.7cm，侧壁密，后壁稀疏
（2）进针与出针时针尖方向都应垂直于切口阴道黏膜
（3）园针进针与出针时行走方向应与阴道口平行，兜底不留死腔，但不要过深以免穿透肠黏膜。（这 3 点是还原阴道壁结构的关键）
7. 依上述方法依次向阴道口方向缝合第三针、第四针。不可过密或过疏，直至对齐处女膜缘，打正反 2 个结

缝合阴道黏膜

1. 缝合应在胎盘和胎膜完全娩出后
2. 用带有尾线的纱布卷塞入阴道，阻挡宫腔血液流出，以免影响视野
3. 缝合过程要与产妇交流沟通
4. 如切口无延裂开者，可一次间断或连续全层缝合阴道黏膜及黏膜下组织
5. 如切口有向下裂深者，应先间断缝合裂开的黏膜下组织和肌层，然后再全层缝合阴道壁
6. 缝合第一针，定在切口顶端上方 0.5～1cm 处开始，并打正反3个结，剪断线头留尾 0.3～0.5cm以防滑脱，其目的是缝扎回缩的血管，防止血管渗血而导致阴道壁血肿形成
7. 注意阴道壁解剖特点，切口的侧壁短，后壁长，为保证切口两侧对合整齐，还原阴道口外形，故缝合时应注意 3 要点

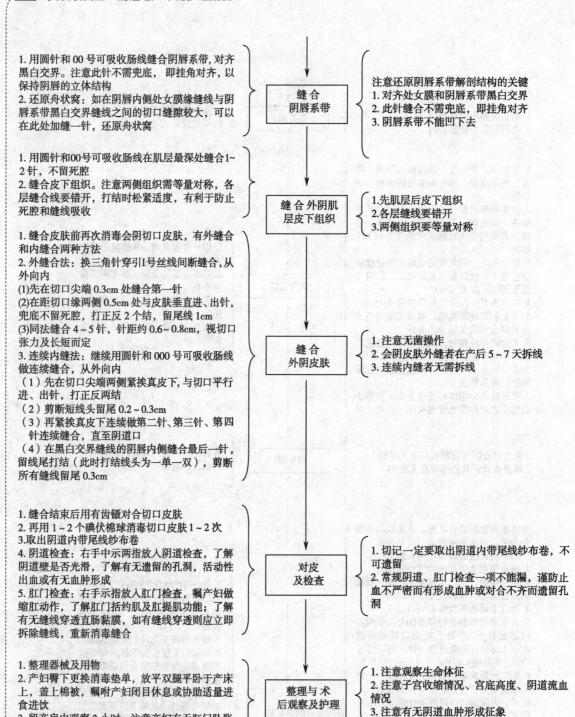

1. 用圆针和 00 号可吸收肠线缝合阴唇系带，对齐黑白交界。注意此针不需兜底，即挂角对齐，以保持阴唇的立体结构
2. 还原舟状窝：如在阴唇内侧处女膜缘缝线与阴唇系带黑白交界缝线之间的切口缝隙较大，可以在此处加缝一针，还原舟状窝

【缝合阴唇系带】
注意还原阴唇系带解剖结构的关键
1. 对齐处女膜和阴唇系带黑白交界
2. 此针缝合不需兜底，即挂角对齐
3. 阴唇系带不能凹下去

1. 用圆针和 00 号可吸收肠线在肌层最深处缝合 1~2 针，不留死腔
2. 缝合皮下组织。注意两侧组织需等量对称，各层缝合线要错开，打结时松紧适度，有利于防止死腔和缝线吸收

【缝合外阴肌层皮下组织】
1. 先肌层后皮下组织
2. 各层缝线要错开
3. 两侧组织要等量对称

1. 缝合皮肤前再次消毒会阴切口皮肤，有外缝合和内缝合两种方法
2. 外缝合法：换三角针穿引I号丝线间断缝合，从外向内
(1) 先在切口尖端 0.3cm 处缝合第一针
(2) 在距切口缘两侧 0.5cm 处与皮肤垂直进、出针，兜底不留死腔，打正反 2 个结，留尾线 1cm
(3) 同法缝合 4~5 针，针距约 0.6~0.8cm，视切口张力及长短而定
3. 连续内缝法：继续用圆针和 000 号可吸收肠线做连续缝合，从外向内
（1）先在切口尖端两侧紧挨真皮下，与切口平行进、出针，打正反两结
（2）剪断短线头留尾 0.2~0.3cm
（3）再紧挨真皮下连续做第二针、第三针、第四针连续缝合，直至阴道口
（4）在黑白交界缝线的阴唇内侧缝合最后一针，留线尾打结（此时打结线头为一单一双），剪断所有缝线留尾 0.3cm

【缝合外阴皮肤】
1. 注意无菌操作
2. 会阴皮肤外缝者在产后 5~7 天拆线
3. 连续内缝者无需拆线

1. 缝合结束后用有齿镊对合切口皮肤
2. 再用 1~2 个碘伏棉球消毒切口皮肤 1~2 次
3. 取出阴道内带尾线纱布卷
4. 阴道检查：右手中示两指放入阴道检查，了解阴道壁是否光滑，了解有无遗留的孔洞，活动性出血或有无血肿形成
5. 肛门检查：右手示指放入肛门检查，嘱产妇做缩肛动作，了解肛门括约肌及肛提肌功能；了解有无缝线穿透直肠黏膜，如有缝线穿透则应立即拆除缝线，重新消毒缝合

【对皮及检查】
1. 切记一定要取出阴道内带尾线纱布卷，不可遗留
2. 常规阴道、肛门检查一项不能漏，谨防止血不严密而有形成血肿或对合不齐而遗留孔洞

1. 整理器械及用物
2. 产妇臀下更换消毒垫单，放平双腿平卧于产床上，盖上棉被，嘱咐产妇闭目休息或协助适量进食进饮
3. 留产房内观察 2 小时，注意产妇有无肛门坠胀感等血肿征象

【整理与术后观察及护理】
1. 注意观察生命体征
2. 注意子宫收缩情况、宫底高度、阴道流血情况
3. 注意有无阴道血肿形成征象

1. 清洗器械，整理用物并打包，送消毒
2. 详细填写手术经过，并标明缝线及针数，术者签名
3. 观察 2 小时后产妇无异常，将产妇送入母婴同室休养室
4. 嘱产妇健侧卧位，保持外阴清洁干燥，勤换会阴垫

【清理记录及宣教】
1. 产包、会阴缝合包器械清点无误
2. 产妇回病房后让其向切口对侧卧位休息

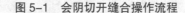
图 5-1 会阴切开缝合操作流程

【典型案例仿真实训】

（一）案例导入

产妇李芸,28 岁,G_1P_0,孕 37 周,阵发性腹痛 2 小时,于 2018 年 6 月 8 日晚 8 时临产收入待产室。平时月经规律,末次月经为 2017 年 9 月 22 日,预产期 2018 年 6 月 29 日。停经 40 余天出现早孕反应,停经 4 月余自觉胎动一直至今,定期产前检查,无明显异常发现,停经 34 周出现双下肢踝部水肿,休息后可消退。3 小时前无诱因出现阴道血性分泌物,2 小时前出现阵发性腹痛,持续 40 秒,间歇 5~6 分钟,未见阴道流液。25 岁结婚,既往体健,否认手术外伤史,否认输血史,否认药物食物过敏史,否认特殊家族史。

查体:体温 36.8℃、脉搏 80 次 / 分、呼吸 20 次 / 分、血压 120/80mmHg,心肺听诊未闻异常,腹软,肝脾触诊不满意。产科检查:宫高 36cm,腹围 96cm,胎心 140 次 / 分,LOA,已入盆,宫缩持续 30 秒 / 间歇 5~6 分钟。肛查:宫颈管消失,宫口扩张 2cm,胎头平棘 0cm,胎膜未破。骨盆外测量各径线均正常,分别为 26cm—28cm—20cm—9.5cm。

经过 10 个小时的观察及护理,产妇李芸宫缩不断增强,持续 50~60 秒 / 间歇 1~2 分钟,宫口开全(扩张 10cm),胎头棘下 3cm,胎膜已破,胎心 140 次 / 分,LOA,转入分娩室。

经历了一夜的宫缩痛,很快就要当妈妈的产妇李芸既高兴又紧张。责任助产士密切注意宫缩、胎心、胎头拨露、会阴变化及产妇生命体征情况,此时发现在胎头拨露的过程中,会阴较紧,伸展不良,阴道有少量鲜血流出,胎心 120 次 / 分,作为当班责任助产士应该如何处理?

（二）仿真实训

流程一　准备

1. 助产士　着装规范、举止端庄,戴口罩。

2. 环境　调节室温至 24~26℃,播放轻音乐。

3. 用物准备　铺产床、外阴消毒、铺无菌巾及消毒用物准备;会阴切开缝合包在有效期内、指示胶带已变色、无破损、无潮湿。

流程二　问候、核对、评估及解说

1. 问候病人(表情微笑亲切)　您好! 我是产房当班责任助产士小李,今天由我为您服务。

2. 核对　(面带微笑)请问您叫什么名字? 让我核对一下您的手腕带好吗?

3. 评估

(1)整理病历、产程护理记录单,了解产妇一般情况及产程。

(2)全身检查同时进行心理状态评估。

(3)产科检查:准确评估经阴道分娩的可行性,明确侧切的适应证和禁忌证。

(4)确定会阴切开的方式:助产经验少者,尽量不行会阴正中切开术。

(5)观察产程,把握会阴侧切的时机(这取决于宫缩强度、产道及盆底软组织的弹性和产程进展情况)。切开时间应预计在胎儿娩出前 5~10 分钟,不宜过早。切开过早,创面出血多,暴露时间长,增加感染机会。而切开太迟,往往会造成会阴裂伤、第二产程延长、新生儿窒息加重。切开时间以胎头拨露 3~4cm、会阴明显膨隆时为佳,且在宫缩时进行。若行胎头吸引或产钳助产、臀牵引时需要会阴切开,应在实行上述手术前进行。

(6)确定切口的长度和深度:依产妇会阴条件、胎儿大小及是否行器械助产等因素而定。会阴侧斜切口一般长约 4~5cm。

责任助产士评估:产妇李芸一般情况好,稍有紧张,但对分娩还是有信心。第一产程进展顺利,无明显头盆不称,现处于第二产程之中,胎头已拨露,胎心好,可以经阴道分娩。但会阴较紧,伸展不良,阴道有少量鲜红色血液流出,说明软产道开始有轻微裂伤,为防止在分娩过程中发生严重的会阴裂伤,决定行会阴侧斜切开缝合术。

4. 沟通谈话(对产妇及家属)

(1)分娩进展情况介绍:第一产程进展顺利,现在是第二产程,宫缩时阴道口可以看见胎儿的头发,但会阴弹性较差,扩张不理想,产道已出现了小裂伤,为避免在分娩过程中出现严重的裂伤,现在建议您做会阴侧切。

(2)心理护理:告诉产妇会阴侧切可以防止更严重的裂伤,减少胎头受压的时间。手术时,医生将会打麻药,不会太痛的。以此消除产妇紧张心理,增强产妇分娩信心。

(3)产妇及家属同意手术,并签字。

流程三　实施麻醉及会阴切开

1. 外阴消毒

(1)按自然分娩外阴消毒及铺巾。

(2)再次用 0.5% 碘伏棉球常规消毒外阴 2 遍:外阴消毒以切口部位为中心从内到外,从上至下,最后肛门。

(3)侧切口局部再次消毒。

2. 麻醉方式及步骤　产妇取仰卧屈膝位,采用阴部神经阻滞麻醉和局部浸润麻醉。术者将左手中指、示指放入阴道触摸坐骨棘作为指引,右手持带长针头的注射器装有 0.5% 利多卡因 20ml,在肛门与坐骨结节连线中点进针(图 5-2),注起一个小皮丘,然后在阴道内手指的指引下,再将针头刺向坐骨棘内侧约 1cm 处。当针穿过骶棘韧带时有一突破感,是穿刺成功的标志。回抽无回血可注入麻药 1/2 量。然后边回抽针头边推注药液约 1/4 量,针头退至皮下时再将针头沿皮下依次朝向切开侧的大小阴唇、阴道口、会阴体等方向刺入,边退边推注药液,作扇形浸润麻醉,往返 3~4 次,将剩余的 1/4 量药液依次注完,使会阴局部各层组织松弛、麻醉。

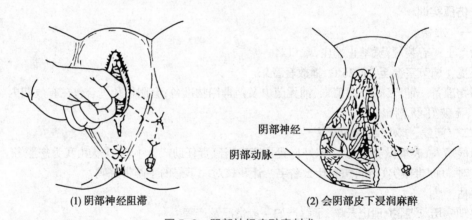

(1) 阴部神经阻滞　　　　　(2) 会阴部皮下浸润麻醉

图 5-2　阴部神经麻醉穿刺术

3. 切开时机与方法　决定行左侧会阴切开,胎头拨露小阴唇分开 3~4cm 会阴后联合较紧张时,术者以左手中指、示指放入阴道,撑起左侧阴道壁,隔开胎头与阴道壁,保护胎头。右手持膝状剪,一叶置入阴道内手的中指、示指间,另一叶放入阴道外,使剪刀刀刃线与会阴后联合中线向左呈 45°摆好。注意剪刀两叶分别与会阴皮肤和阴道壁黏膜垂直(见文末彩图 5-3),以保证切口处的皮肤、黏膜与皮下组织垂直呈 90°,在宫缩时一次全层剪开会阴 4~5cm,要注意阴道黏膜切口与会阴皮肤切口长度一致。若会阴高度膨隆时,剪刀刀刃线应与会阴后联合中线摆呈 60°剪开,以防会阴回缩后切开角度小于 45°。若会阴体较短时,侧切剪应以会阴后联合中点向左上平移 0.5cm,并以此处为切口起点呈 45°或 60°剪开,以免伤及直肠和肛门外括约肌。剪开后立即用纱布压迫止血,如有小动脉出血应用血管钳夹住出血点压迫止血,立即协助胎儿娩出。产妇李芸,2018 年 6 月 9 日早上 7 时 30 分胎儿娩出,7 时 45 分胎盘娩出。子宫收缩良好,阴道出血少于月经量;新生儿 Apgar 评分 1′–9 分、5′–10 分、10′–10 分,体重 3200g。

流程四　缝合顺序与技巧

1. 检查阴道黏膜切口　首先检查切口有无延裂、会阴其他部位有无裂伤,然后用带有尾线的纱布卷塞入阴道,阻挡宫腔血液流出,以免影响手术视野。

2. 生理盐水冲洗切口　缝合前用生理盐水冲洗会阴切口。

3. 阴道黏膜缝合　该产妇切口无延裂，可做一次性间断或连续全层缝合阴道黏膜及黏膜下组织。本案例以间断缝合为例。用左手中、示两指撑开阴道壁，暴露阴道黏膜切口顶端及整个切口，右手示指再次探查切口深度后拿持针器夹持穿有 00 号可吸收肠线的圆针上 1/3 处，在切口顶端上方 0.5~1cm 处开始缝合第一针（见文末彩图 5-4），打正反 3 个结，剪断线头留尾 0.3~0.5cm 以防滑脱。其目的是缝扎回缩的血管，防止切口顶端血肿形成。第二针距离第一针 0.5cm 缝合，注意阴道壁的解剖特点，切口的侧壁短，后壁长，为保证术毕切口两侧对合整齐，对齐阴道口圆环形，故缝合时应注意三个要点，是还原阴道壁结构的关键。

（1）注意阴道侧壁与后壁按比例对合，针距 0.4~0.7cm，侧壁密，后壁稀疏。

（2）注意进针与出针时针尖方向都应垂直于切口阴道壁黏膜。

（3）特别注意进针与出针时行走方向应与阴道口平行，兜底不留死腔，但不要过深以免穿透肠黏膜。

参照上述方法依次向阴道口方向缝合第三针、第四针。不可过密或过疏，直至对齐处女膜，打正反 2 个结。

4. 阴唇系带黑白交界对齐缝合　用圆针和 000 号肠线对齐阴唇系带的黑白交界缝合。注意此针不需兜底，即挂角对齐（见文末彩图 5-5），保持阴唇的立体结构，否则阴唇系带可能凹下去。这是还原阴唇系带解剖结构的关键。

5. 还原舟状窝　如在阴唇内侧处女膜缘缝线与阴唇系带黑白交界缝线之间的切口缝隙较大，可以在此处加缝一针，还原舟状窝。

6. 会阴肌层、皮下组织缝合　继续用圆针和 00 号可吸收肠线先在肌层最深处缝合 1~2 针，不留死腔（见文末彩图 5-6）；再缝合皮下组织（见文末彩图 5-7）。注意两侧组织需等量对称，各层缝线要错开，打结时松紧适度，有利于防止死腔和缝线吸收。

7. 会阴皮肤缝合　缝合皮肤前再次消毒会阴切口皮肤。

（1）皮外缝合法：换三角针穿引 I 号丝线间断缝合，从外向内。先在切口尖端 0.3cm 处缝合第一针，在距切口缘 0.5cm 处与皮肤垂直进针，兜底不留死腔，至对侧切口缘 0.5cm 处垂直出针，打正反 2 个结，留尾线 1cm（见文末彩图 5-8）。同法缝合 4~5 针，针距约 0.6~0.8cm，视切口张力及长短而定。

（2）皮内缝合法：继续用圆针和 000 号可吸收肠线做连续缝合，从外向内。先在切口尖端紧挨真皮下，与切口平行进针，至切口对侧紧挨真皮下平行出针，打正反两结后，剪断短线头留尾 0.2~0.3cm，再紧挨真皮下做第二针、第三针、第四针连续缝合，直至阴道口。在黑白交界缝线的阴唇内侧缝合最后一针，留线尾打结（此时打结线头为一单一双），剪断所有缝线留尾 0.3cm。

流程五　对皮及检查

1. 对皮　缝合结束后用有齿镊对合切口皮肤，再用 1~2 个碘伏棉球消毒切口皮肤 1~2 次，取出阴道内带尾线纱布卷。

2. 阴道检查　右手中示两指放入阴道检查，了解阴道壁是否光滑，了解有无遗留的孔洞，活动性出血或有无血肿形成。

3. 肛门检查　右手示指放入肛门检查，了解有无血肿征象；了解肛门括约肌及肛提肌功能（嘱产妇做缩肛动作）；了解有无缝线穿透直肠黏膜（见文末彩图 5-9），如有缝线穿透则应立即拆除缝线，重新消毒缝合。

流程六　整理与术后观察及护理

1. 整理　缝合结束，肛门检查后，再次用碘伏棉球消毒外阴皮肤。清理器械及用物，产妇臀下更换消毒垫单，放平双腿平卧于产床上，盖上棉被，嘱咐产妇闭目休息或协助适量进食进饮。

2. 观察及护理　留产房内观察 2 小时，注意产妇血压、脉搏、子宫收缩情况、宫底高度、阴道出血量、膀胱充盈与否、阴道壁是否有血肿等情况。当产妇诉说有肛门坠胀或排便感时，应立即做肛门检查，以便尽早发现阴道壁血肿形成征象。协助产妇完成早接触、早吸吮。

流程七　清理、记录及宣教

1. 清洗器械，清理用物并打包，将会阴缝合包送消毒。

2. 详细填写手术经过，并标明缝线及针数，术者签名。

3. 观察 2 小时后产妇无异常,帮助产妇穿衣裤,用平车送产妇及新生儿一同到休养室,嘱产妇健侧卧位(即切口对侧卧位),保持外阴清洁干燥,勤换会阴垫。

（三）沟通技巧及要点

1. 心理护理　鼓励、安慰产妇,增加产妇对分娩及会阴切开缝合术的信心。

2. 卫生宣教　向产妇及家属介绍产妇目前的产程状况、会阴切开的目的、手术指征。

3. 指导产妇配合　态度和蔼、表情镇定、语言亲切,让产妇及家属有安全感、信任感,理解手术风险,同意手术并签字。会阴切开时和缝合时,指导产妇分开双腿,固定臀部于床上,勿随意扭动。叮嘱产妇如有肛门坠胀感时,应及时告知,以便及早发现阴道壁血肿。

【实训作业及思考题】

（一）实训作业

1. 填写会阴切开缝合术手术记录(包括外缝针数)。

2. 根据本实训模拟案例,完成实训报告。

（二）思考题

1. 会阴切开缝合术的注意事项有哪些?

2. 会阴切开缝合术与产妇及家属沟通要点有哪些?

工作任务二　胎头吸引术

胎头吸引术是利用负压的原理,使胎头吸引器吸附在胎头上,通过牵引吸引器,协助胎头娩出的方法。对胎头进行负压吸引,有发生胎儿头皮撕裂及颅脑损伤的风险,因此,必须严格掌握适应证和禁忌证。

【实训过程】

（一）主要实训设备及用物的准备

1. 模型及设备　分娩操作模型及产床、胎头吸引器(图 5-10)。

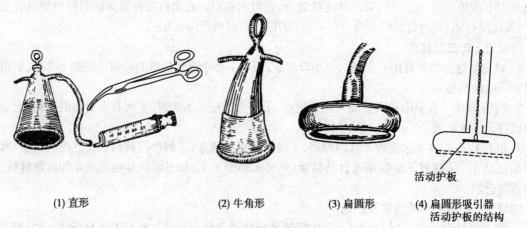

(1) 直形　　　　(2) 牛角形　　　　(3) 扁圆形　　　　(4) 扁圆形吸引器
　　　　　　　　　　　　　　　　　　　　　　　　　　活动护板的结构

图 5-10　胎头吸引器

2. 器械及用物

(1)产包及婴儿包(见项目二自然分娩助产术)。

(2)器械:无菌手套,润滑剂,50ml 注射器 1 支,止血钳 1 把;会阴浸润及阴部神经阻滞麻醉用物、会阴切开缝合用物、新生儿复苏抢救用物。

(3)其他:导尿包。

（二）操作流程（图 5-11）

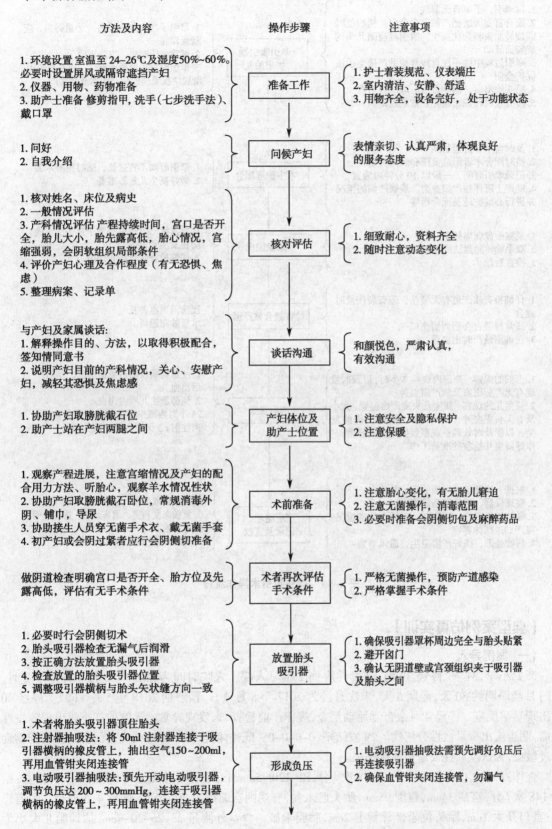

方法及内容　　　　　　　操作步骤　　　　　　注意事项

1. 环境设置 室温至 24~26℃及湿度50%~60%。
必要时设置屏风或隔帘遮挡产妇
2. 仪器、用物、药物准备
3. 助产士准备 修剪指甲，洗手（七步洗手法）、
戴口罩

【准备工作】

1. 护士着装规范、仪表端庄
2. 室内清洁、安静、舒适
3. 用物齐全，设备完好，处于功能状态

1. 问好
2. 自我介绍

【问候产妇】

表情亲切、认真严肃，体现良好
的服务态度

1. 核对姓名、床位及病史
2. 一般情况评估
3. 产科情况评估 产程持续时间，宫口是否开
全，胎儿大小，胎先露高低，胎心情况，宫
缩强弱，会阴软组织局部条件
4. 评价产妇心理及合作程度（有无恐惧、焦
虑）
5. 整理病案、记录单

【核对评估】

1. 细致耐心，资料齐全
2. 随时注意动态变化

与产妇及家属谈话：
1. 解释操作目的、方法，以取得积极配合，
签知情同意书
2. 说明产妇目前的产科情况，关心、安慰产
妇，减轻其恐惧及焦虑感

【谈话沟通】

和颜悦色，严肃认真，
有效沟通

1. 协助产妇取膀胱截石位
2. 助产士站在产妇两腿之间

【产妇体位及
助产士位置】

1. 注意安全及隐私保护
2. 注意保暖

1. 观察产程进展，注意宫缩情况及产妇的配
合用力方法、听胎心，观察羊水情况性状
2. 协助产妇取膀胱截石卧位，常规消毒外
阴、铺巾，导尿
3. 协助接生人员穿无菌手术衣、戴无菌手套
4. 初产妇或会阴过紧者应行会阴侧切准备

【术前准备】

1. 注意胎心变化，有无胎儿窘迫
2. 注意无菌操作，消毒范围
3. 必要时准备会阴侧切包及麻醉药品

做阴道检查明确宫口是否开全、胎方位及先
露高低，评估有无手术条件

【术者再次评估
手术条件】

1. 严格无菌操作，预防产道感染
2. 严格掌握手术条件

1. 必要时行会阴侧切术
2. 胎头吸引器检查无漏气后润滑
3. 按正确方法放置胎头吸引器
4. 检查放置的胎头吸引器位置
5. 调整吸引器横柄与胎头矢状缝方向一致

【放置胎头
吸引器】

1. 确保吸引器罩杯周边完全与胎头贴紧
2. 避开囟门
3. 确认无阴道壁或宫颈组织夹于吸引器
及胎头之间

1. 术者将胎头吸引器顶住胎头
2. 注射器抽吸法：将 50ml 注射器连接于吸
引器横柄上的橡皮管上，抽出空气150~200ml，
再用血管钳夹闭连接管
3. 电动吸引器抽吸法：预先开动电动吸引器，
调节负压达 200~300mmHg，连接于吸引器
横柄的橡皮管上，再用血管钳夹闭连接管

【形成负压】

1. 电动吸引器抽吸法需预先调好负压后
再连接吸引器
2. 确保血管钳夹闭连接管，勿漏气

笔记

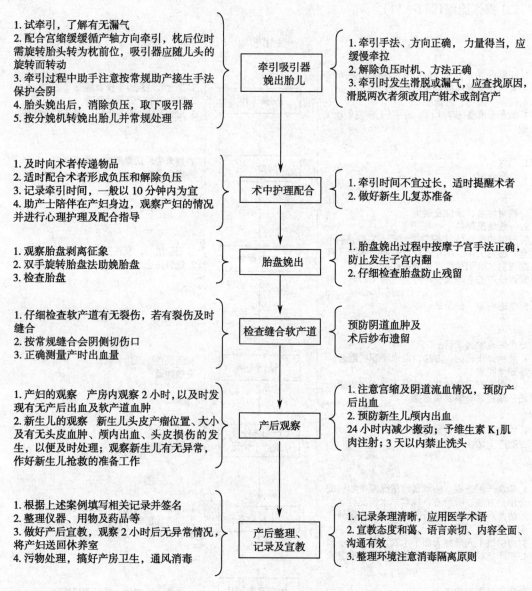

1. 试牵引,了解有无漏气
2. 配合宫缩缓缓循产轴方向牵引,枕后位时需旋转胎头转为枕前位,吸引器应随儿头的旋转而转动
3. 牵引过程中助手注意按常规助产接生手法保护会阴
4. 胎头娩出后,消除负压,取下吸引器
5. 按分娩机转娩出胎儿并常规处理

牵引吸引器娩出胎儿

1. 牵引手法、方向正确,力量得当,应缓慢牵拉
2. 解除负压时机、方法正确
3. 牵引时发生滑脱或漏气,应查找原因,滑脱两次者须改用产钳术或剖宫产

1. 及时向术者传递物品
2. 适时配合术者形成负压和解除负压
3. 记录牵引时间,一般以10分钟内为宜
4. 助产士陪伴在产妇身边,观察产妇的情况并进行心理护理及配合指导

术中护理配合

1. 牵引时间不宜过长,适时提醒术者
2. 做好新生儿复苏准备

1. 观察胎盘剥离征象
2. 双手旋转胎盘法助娩胎盘
3. 检查胎盘

胎盘娩出

1. 胎盘娩出过程中按摩子宫手法正确,防止发生子宫内翻
2. 仔细检查胎盘防止残留

1. 仔细检查软产道有无裂伤,若有裂伤及时缝合
2. 按常规缝合会阴侧切伤口
3. 正确测量产时出血量

检查缝合软产道

预防阴道血肿及术后纱布遗留

1. 产妇的观察 产房内观察2小时,以及时发现有无产后出血及软产道血肿
2. 新生儿的观察 新生儿头皮产瘤位置、大小及有无头皮血肿、颅内出血、头皮损伤的发生,以便及时处理;观察新生儿有无异常,作好新生儿抢救的准备工作

产后观察

1. 注意宫缩及阴道流血情况,预防产后出血
2. 预防新生儿颅内出血 24小时内减少搬动;予维生素 K_1 肌肉注射;3天以内禁止洗头

1. 根据上述案例填写相关记录并签名
2. 整理仪器、用物及药品等
3. 做好产后宣教,观察2小时后无异常情况,将产妇送回休养室
4. 污物处理,搞好产房卫生,通风消毒

产后整理、记录及宣教

1. 记录条理清晰,应用医学术语
2. 宣教态度和蔼、语言亲切、内容全面、沟通有效
3. 整理环境注意消毒隔离原则

图 5-11 胎头吸引术操作流程

【典型案例仿真实训】

(一)案例导入

产妇小李,31岁,停经39周,阵发性腹痛2小时入院。入院时间为2018年5月4日上午2时。平时月经周期约30天,经期5天,末次月经为2017年8月4日,预产期2018年5月11日。停经40天出现早孕反应。停经4月余自觉胎动至今,规律产前检查,未发现异常。入院前2小时出现阵发性腹痛,阴道流出少量血性分泌物。29岁结婚,0-0-0-0。既往体健,无手术外伤史,无输血史,无药物食物过敏史,否认家族性及遗传性疾病史。

查体:T 36.8℃,P 78次/分,R 18次/分,BP 120/75mmHg,心肺听诊无异常,腹软。产科检查:胎心 148次/分,宫高34cm,腹围95cm,胎头已入盆,有规则宫缩持续30~40秒、间歇4~5分钟。阴道检查:宫口开大1cm,胎头位于坐骨棘上2cm,胎膜未破。骨盆外测量23-26-20-9cm,估计胎儿大小为3300g。

入院诊断:1. 第一胎宫内孕39周临产;2. 头位。

入院后按常规观察护理,第一产程进展顺利,下午4点阴道检查宫口开全,S+2,胎位 LOT,胎膜已破,宫缩规律持续50秒、间歇2~3分钟,胎心好。指导产妇体位纠正胎方位,正确用力2小时胎头拨露不明显,宫缩间隔时间延长,强度减弱。再次阴道检查,宫口开全,S+3,胎位 LOA,胎心 100 次 / 分。

就要当妈妈了,小李既高兴又紧张,得知宫缩乏力,产程延长,胎心减慢,可能需要手术助产时,她又多了几分担心。

小王,作为责任助产士,应该如何对小李进行心理护理?如何观察产程并配合医生进行手术护理操作呢?

(二)仿真实训

流程一 准备

1. 助产士 着装规范、举止端庄,七步法洗手、戴口罩。

2. 环境 调节室温 24~26℃,调节照明。

3. 用物准备 见前述。

流程二 问候、核对、评估及解说

1. 问候产妇(表情微笑亲切) 您好!我是助产士小王,是您的责任助产士,今天由我照顾您,很高兴为您服务。

2. 核对(面带微笑) 请问您叫什么名字?

3. 评估

(1)查看病历资料了解产妇一般情况及产程进展情况。

一般情况 T 36.8℃,P 78 次 / 分,R 18 次 / 分,BP 120/75mmHg,心肺听诊无异常,腹软,一般情况良好。第一产程进展顺利,第二产程已 2 小时。

(2)产科检查同时评估产妇精神心理状态。

再次阴道检查,宫口开全,S+3,胎膜已破,胎位 LOA,胎心 100 次 / 分。宫缩间隔时间延长,强度减弱。产妇心情紧张,担心阴道助产对胎儿有损伤。

根据以上情况,初步判断产妇小李:1. 第一胎宫内孕 39 周临产,2. LOA,目前已进入第二产程 2 小时,宫缩乏力,第二产程延长,胎心减慢。预计行胎头吸引术,应做好术前准备。

4. 沟通技巧及要点(对产妇及家属)

(1)心理护理:说明目前产科情况。并给予安慰,鼓励适当进食进水,保存体力,争取产妇的配合,增强产妇分娩信心。

(2)简介胎头吸引术的目的、适应证、方法,缓解产妇紧张焦虑情绪。

(3)产妇及家属同意手术,并签字。

流程三 术前准备

1. 观察产程 观察宫缩及产程进展情况;监测胎心;指导产妇正确用力。

2. 接生人员穿清洁无菌手术衣、戴口罩,按无菌原则外科刷手。

3. 协助穿无菌手术衣、戴无菌手套。

4. 产妇取膀胱截石位,按分娩常规行外阴消毒、铺巾、导尿。

5. 协助接生人员上台后再次评估,检查胎位,手术条件如下:宫口开全;枕先露,头盆相称;胎头先露骨质部达 S+3 以下;活胎;胎膜已破。

6. 必要时行会阴侧切。

流程四 手术及术中的配合操作

1. 放置胎头吸引器 检查胎头吸引器有无损坏、漏气,随后将吸引器罩杯边缘涂以无菌润滑油。术者左手食、中指伸入产妇阴道内,掌侧面向下撑开阴道后壁,右手持涂好润滑油的吸引器,将罩杯下缘向下压,沿阴道后壁送入到胎头顶骨后部,后囟前方3cm 左右,与前囟距离估计为 6cm 的俯屈点上(图 5-12);随后左手示指、中指掌面依次撑开阴道右侧壁,前壁,左侧壁,将整个吸引器罩杯依次完全滑入阴道内,之后用一手扶持吸引器,并稍向内推压,使吸引器罩杯周边完全与胎头贴紧。再用右手示指沿吸引器罩杯周边检查一周以了解吸引器是否紧贴头皮、有无阴道壁或宫颈组织夹于吸引器及胎头之间、是否避开囟门(图 5-13)。确认无误后调整吸引器横柄,使之与胎头矢状缝方向一致,作为旋转胎头的标记。

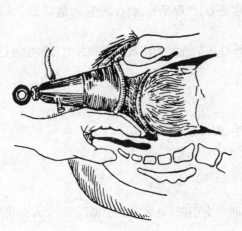

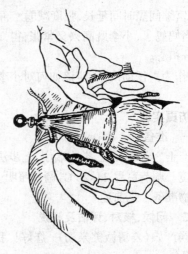

图 5-12 胎头吸引器模型　　　　　　图 5-13 检查吸引器附着位置

护士小王负责观察宫缩、听胎心并安慰指导产妇配合,准备胎头吸引器、注射器等用品。

2. 形成负压　可连接注射器或电动负压吸引器。选择注射器抽吸法:将 50ml 注射器连接于吸引器横柄的橡皮管上,术者将胎头吸引器顶住胎头,小王用 50ml 注射器,分数次从橡皮管抽出空气,金属吸引器一般抽气 150~200ml,硅胶喇叭形吸引器抽气 60~80ml。等吸引器内形成所需负压后,用血管钳夹住连接管(图 5-14)。选择电动吸引器抽吸法:预先开动电动吸引器,调节负压达 200~300mmHg,连接于吸引器横柄的橡皮管上,用血管钳夹住连接管。

3. 牵引　先用右手中、示两指轻轻握持吸引器的牵引柄,左手中、示两指顶住胎头枕部,轻轻缓慢用力试牵引,了解吸引器与胎头是否衔接正确及是否漏气。等待 2~3 分钟,使胎头产瘤形成,吸引器已牢固地吸附于胎头上,听胎心,在宫缩时缓缓循产轴方向牵引。先向下、向外协助胎头俯屈下降,当胎头枕部抵达耻骨联合下方时向上、向外牵引,使胎头逐渐仰伸直至双顶径娩出(图 5-15)。在宫缩间歇应停止牵引,但应保持吸引器不随胎头回缩。在枕左 / 右前或枕横位时,牵引同时应顺势旋转胎头。若为枕后位,最好用手旋转胎位至枕前位后再行胎吸助产,旋转时助手应在腹部行外推转,每次宫缩旋转 45° 为宜。

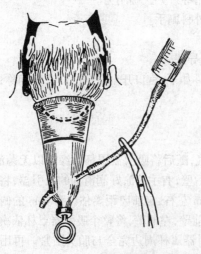

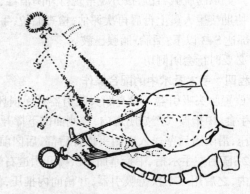

图 5-14 抽吸空气形成负压　　　　　　图 5-15 胎头牵引

牵引手法有拉式和握式两种(图 5-16),应缓慢牵拉,用力不可太大,方向不得突然变化。助手注意按常规助产接生手法保护会阴。

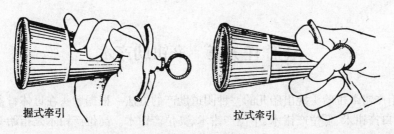

握式牵引　　　　　　　　拉式牵引

图 5-16　牵引吸引器手法

护士小王认真观察宫缩、听胎心,记录牵引时间,协助术者将牵引分娩时间控制在 10 分钟内。

4. 取下胎头吸引器　胎头娩出后,可松开止血钳,消除负压,取下吸引器,按分娩机转协助胎肩及胎体娩出。

小王仔细观察,胎头娩出后,迅速松开止血钳,消除负压。

流程五　术后护理

1. 仔细检查软产道有无裂伤,有会阴切开或裂伤时,缝合会阴伤口。

2. 新生儿的护理　护士小王仔细观察新生儿头皮产瘤位置、大小及有无头皮血肿、头皮损伤的发生,如有报告医生,以便及时处理;观察新生儿有无异常,作好新生儿抢救的准备工作;新生儿 24 小时内减少搬动,并遵医嘱给予维生素 K_1 2mg 肌内注射,预防颅内出血;3 天以内禁止洗头。

3. 产房观察 2 小时,注意生命体征、子宫收缩、出血量、膀胱充盈、会阴伤口情况。

4. 小王告知产妇小李保持外阴部清洁、干燥,及时更换会阴垫,便后及时清洗。

5. 指导产妇加强营养、注意休息(如有左侧切最好为右侧卧位),以恢复体力。

流程六　记录、宣教及整理

1. 根据上述案例填写手术护理经过记录,术者签名。

2. 产后宣教(微笑亲切)　小李,手术很顺利,母子平安,祝贺您! 回病房好好休息,最好伤口的对侧卧位,要注意阴道流血量、腹痛、会阴伤口情况,如有异常及时报告。婴儿头上的产瘤是负压所致,2~3 天后会自然消失,不必担心。24 小时内减少搬动新生儿。

3. 产妇应在产房内观察 2 小时,如无异常情况,将产妇送回休养室。

4. 整理产包、会阴切开包、胎头吸引器及其他用物等。

5. 污物处理,搞好产房卫生,通风消毒。

(三) 沟通技巧及要点

1. 心理护理　陪伴在产妇身边,安慰产妇,进行心理护理。

2. 卫生宣教　向产妇及家属讲解胎头吸引术的目的、方法。

3. 指导产妇配合　告诉产妇新生儿 24 小时内护理动作轻柔,减少搬动,3 天内禁止洗头。告诉产妇会阴健侧卧位,以保持会阴伤口干燥。及时更换会阴垫,大便后及时清洗,以免污染伤口,影响愈合。指导产妇加强营养、注意休息。

【实训作业及思考题】

(一) 实训作业

1. 填写产时记录、产程图、产后记录。

2. 根据本实训模拟案例,完成实训报告。

(二) 思考题

1. 说出胎头吸引术适应证及必备条件?

2. 如何做好胎头吸引术中的医护配合操作?

扫一扫,测一测

思路解析

工作任务三　产钳助产术

产钳术是用产钳牵拉胎头娩出胎儿的一种阴道助产的方法。根据胎头在母体骨盆腔位置的高低不同,可分为出口产钳术、低位产钳术、中位产钳术、高位产钳术。高位产钳术是指胎头双顶径未达到骨盆入口、胎头颅骨骨质部未达坐骨棘平面使用产钳助产,高位产钳术危险性大,现已被剖宫产手术所取代;中位产钳是指胎头双顶径已超过骨盆入口平面,胎头颅骨骨质部已达坐骨棘平面但未完全达盆底时使用产钳助产,现使用较少;低位产钳是指胎头双顶径已超过坐骨棘平面、胎头颅骨骨质部分已达盆底时使用产钳助产;出口产钳术是指胎头双顶径已达盆底,胎先露拨露于阴道口时使用产钳助产。低位产钳和出口产钳较安全,临床使用较多。

常用产钳有短弯型和臀位后出头型两种。产钳分左右两叶,各叶又可分为四个部分,分别称为钳匙(钳叶)、钳胫、钳锁、钳柄。钳匙有头弯和盆弯两个弯曲,钳锁为两叶产钳交合部,钳叶与钳锁之间为钳胫,钳柄是术者握持的部位,与钳锁连接(图5-17)。

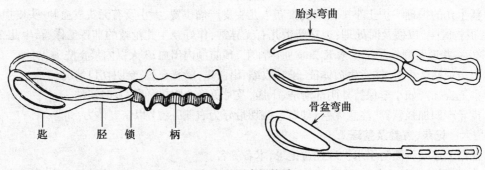

图5-17　产钳构造

【手术条件】

胎膜已破,宫口开全;无头盆不称,活胎;头先露时胎头骨质最低点达 S+3 以下。

【实训过程】

(一) 主要实训设备及用物的准备

1. 模型及设备　分娩模型、产床

2. 器械及用物　产包、婴儿包及复苏用物(见项目二自然分娩助产术);会阴麻醉、会阴切开缝合用物(见会阴切开缝合);灭菌产钳一把;无菌手套,润滑剂,导尿包。

(二) 操作流程(图5-18)

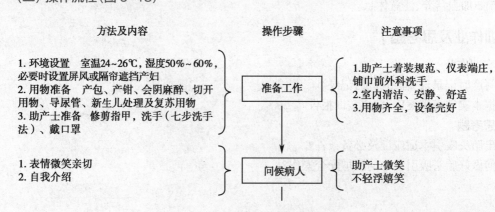

视频:产钳助产技术

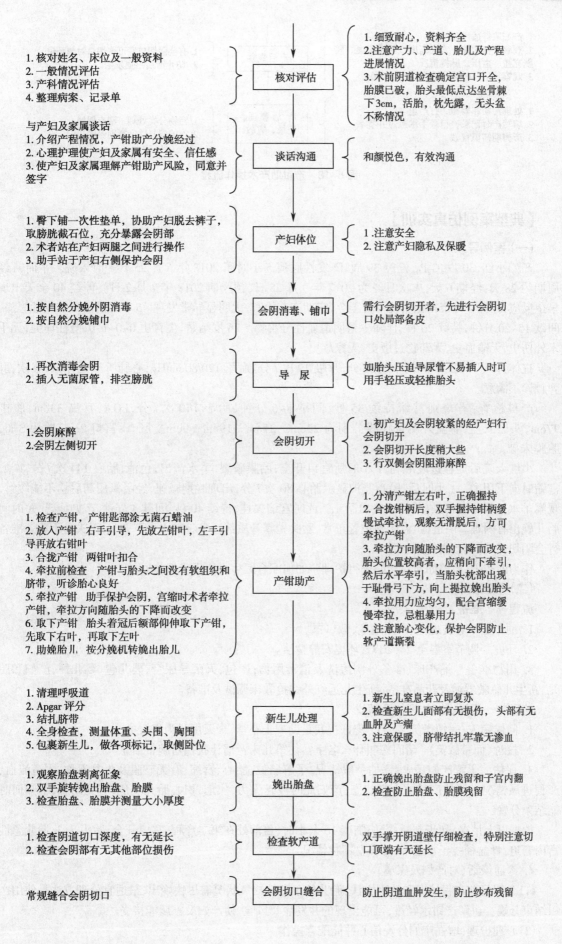

1. 核对姓名、床位及一般资料
2. 一般情况评估
3. 产科情况评估
4. 整理病案、记录单

核对评估

1. 细致耐心，资料齐全
2. 注意产力、产道、胎儿及产程进展情况
3. 术前阴道检查确定宫口开全，胎膜已破，胎头最低点达坐骨棘下3cm，活胎，枕先露，无头盆不称情况

与产妇及家属谈话
1. 介绍产程情况，产钳助产分娩经过
2. 心理护理使产妇及家属有安全、信任感
3. 使产妇及家属理解产钳助产风险，同意并签字

谈话沟通

和颜悦色，有效沟通

1. 臀下铺一次性垫单，协助产妇脱去裤子，取膀胱截石位，充分暴露会阴部
2. 术者站在产妇两腿之间进行操作
3. 助手站于产妇右侧保护会阴

产妇体位

1. 注意安全
2. 注意产妇隐私及保暖

1. 按自然分娩外阴消毒
2. 按自然分娩铺巾

会阴消毒、铺巾

需行会阴切开者，先进行会阴切口处局部备皮

1. 再次消毒会阴
2. 插入无菌尿管，排空膀胱

导　尿

如胎头压迫导尿管不易插入时可用手轻压或轻推胎头

1. 会阴麻醉
2. 会阴左侧切开

会阴切开

1. 初产妇及会阴较紧的经产妇行会阴切开
2. 会阴切开长度稍大些
3. 行双侧会阴阻滞麻醉

1. 检查产钳，产钳匙部涂无菌石蜡油
2. 放入产钳　右手引导，先放左钳叶，左手引导再放右钳叶
3. 合拢产钳　两钳叶扣合
4. 牵拉前检查　产钳与胎头之间没有软组织和脐带，听诊胎心良好
5. 牵拉产钳　助手保护会阴，宫缩时术者牵拉产钳，牵拉方向随胎头的下降而改变
6. 取下产钳　胎头着冠后额部仰伸取下产钳，先取下右叶，再取下左叶
7. 助娩胎儿　按分娩机转娩出胎儿

产钳助产

1. 分清产钳左右叶，正确握持
2. 合拢钳柄后，双手握持钳柄缓慢试牵拉，观察无滑脱后，方可牵拉产钳
3. 牵拉方向随胎头的下降而改变，胎头位置较高者，应稍向下牵引，然后水平牵引，当胎头枕部出现于耻骨弓下方，向上提拉娩出胎头
4. 牵拉用力应均匀，配合宫缩缓慢牵拉，忌粗暴用力
5. 注意胎心变化，保护会阴防止软产道撕裂

1. 清理呼吸道
2. Apgar评分
3. 结扎脐带
4. 全身检查，测量体重、头围、胸围
5. 包裹新生儿，做各项标记，取侧卧位

新生儿处理

1. 新生儿窒息者立即复苏
2. 检查新生儿面部有无损伤，头部有无血肿及产瘤
3. 注意保暖，脐带结扎牢靠无渗血

1. 观察胎盘剥离征象
2. 双手旋转娩出胎盘、胎膜
3. 检查胎盘、胎膜并测量大小厚度

娩出胎盘

1. 正确娩出胎盘防止残留和子宫内翻
2. 检查防止胎盘、胎膜残留

1. 检查阴道切口深度，有无延长
2. 检查会阴部有无其他部位损伤

检查软产道

双手撑开阴道壁仔细检查，特别注意切口顶端有无延长

常规缝合会阴切口

会阴切口缝合

防止阴道血肿发生，防止纱布残留

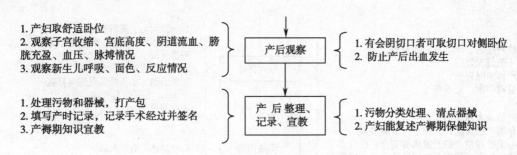

图 5-18 产钳助产术操作流程

【典型案例仿真实训】

(一) 案例导入

产妇小红,30 岁,G₂P₀,停经 39 周,阵发性腹痛 5 小时于 2018 年 6 月 25 日 5 时入院。平时月经周期约 28 天,经期 6 天,末次月经为 2017 年 9 月 25 日,预产期 2018 年 7 月 2 日。停经 40 余天出现早孕反应,停经 4 月余自觉胎动一直至今,定期产前检查,无明显异常发现。5 小时前出现阵发性腹痛,间歇 15~20 分钟,持续 20 秒,伴随少量阴道血性分泌物。26 岁结婚,生育史 0-0-1-0,既往体健,无手术外伤史,无输血史,无药物过敏史,无家族史。

查体:体温 36.5℃、脉搏 78 次 / 分、呼吸 19 次 / 分、血压 120/80mmHg,心肺听诊无异常,腹软,肝脾触诊不满意。

产科检查:有规则宫缩持续 35 秒、间歇 5~6 分钟,胎心 140 次 / 分,LOA,宫高 33cm,腹围 97cm,头已入盆,骨盆外测量径线分别为 23cm—27cm—19cm—9cm。肛查:宫口 2cm,胎头 S=0,胎膜未破。

小红入院后产程进展顺利,7 小时后宫口开全,胎膜破裂,羊水流出,色清,胎心 144 次 / 分,产妇宫缩时向下用力。1 小时后,胎心监护显示胎心 80 次 / 分,出现晚期减速,经吸氧用药后均不能缓解,观察羊水呈黄绿色污染,需尽快娩出胎儿。此时宫缩欠佳,持续 40 秒、间歇 4 分钟,产妇疲乏,短时间胎儿娩出有困难。阴道检查:胎头位置正常,胎头先露骨质部达坐骨棘水平下 3cm,无头盆不称。准备行会阴切开,再用产钳娩出胎儿。

作为助产士,应该如何对产妇进行护理?如何配合医生进行手术操作?

(二) 仿真实训

流程一 准备

1. 助产士 着装规范、举止端庄,戴口罩。

2. 环境 调节室温至 24~26℃,环境安静整洁。

3. 用物准备 铺产床、准备外阴擦洗及消毒用物;产包、灭菌导尿管、婴儿包、婴儿秤、产妇和胎儿、新生儿急救器械及药品准备;新生儿远红外线抢救床调试及准备。

流程二 问候、核对、评估及解说

1. 问候病人(表情微笑亲切) 您好! 我是助产士小李,今天由我为您服务。

2. 核对(面带微笑) 请问您叫什么名字? 住第几床? 请让我核对腕带信息。

3. 评估 了解产妇病史,评估一般情况,了解胎位、胎心、宫缩、有无破膜及头盆不称、阴道流血、产程进展情况。评估产妇的心理状态:产妇此时疲乏无力,焦虑,担心胎儿安危,有无助感,不知何时能结束分娩?

根据以上情况,初步判断:产妇临产 10 余小时,目前处在第二产程,宫口开全,胎头 S+3,胎儿急性宫内窘迫,骨盆径线正常范围,无头盆不称情况。

4. 沟通谈话(对产妇及家属)

(1)介绍目前产程情况和处理方法:胎儿处于急性缺氧状况需尽快娩出,最适宜处理方法是使用产钳结束分娩。讲解产钳术经过,可能出现的并发症及风险,使产妇及家属能接受。

(2)心理护理:增强产妇分娩信心并能配合操作。

(3)产妇及家属同意手术,签字。

流程三　外阴消毒及铺巾

1. 外阴皮肤清洁消毒　因小红是初产妇,会阴较紧,上产钳操作困难,牵拉时可能导致会阴肌肉撕裂,所以决定先行左侧会阴切开。先用一次性备皮刀片在会阴切开部位剃除局部阴毛,接着行产前常规外阴冲洗消毒。

2. 常规铺巾　按自然分娩常规铺巾。

3. 助产的准备　按外科手术要求穿清洁手术内衣、戴口罩,洗手、穿手术衣、戴手套。

流程四　导尿

按护理操作常规进行导尿,排空膀胱。如果胎头过低压迫尿道不易插入尿管,可于宫缩间隙用手轻压或轻推胎头,即可插入尿管。助产士小李准备一次性导尿管,从尿道口插入,导尿约300ml,尿色淡黄,尿液排完后拔出尿管。

流程五　会阴阻滞麻醉和会阴左侧切开

方法见会阴切开缝合术。会阴切开其切口长度可稍长,防止软组织撕裂,行双侧会阴阻滞麻醉,其盆底肌肉松弛效果更佳。

流程六　产钳助产

1. 置入产钳(图5-19)

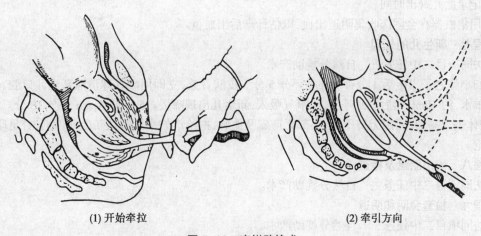

(1) 开始牵拉　　　　　　　(2) 牵引方向

图5-19　产钳助娩术

(1)放置左叶产钳:术者右手四指并拢伸入胎头与阴道之间,左手握持左叶钳柄,钳叶垂直向下,凹面朝向会阴部,将左叶产钳沿右手掌滑入阴道与胎头之间,钳叶置于胎儿左侧面耳前(左颞部),使钳叶与钳柄处于同一水平,交由助手持钳柄握住。

(2)放置右叶产钳:左手四指伸入胎头与阴道之间,右手握右叶钳柄,同法引导右钳叶沿左手掌滑入阴道与胎头右侧方,达左钳叶对应的位置。

(3)扣合两叶:右钳叶在上,左钳叶在下,两钳叶柄自然对合。如不能扣合应寻找原因,进行调整(固定左叶,调整右叶),直至扣合为止。

(4)台下助手听胎心。

助产士小李配合王医师上产钳。术前先检查产钳完好,能良好扣合,用灭菌石蜡油擦拭钳叶部分。手术开始,王医师上好左叶产钳后交由小李扶持钳柄,防止左叶产钳位置移动。左右两叶产钳上好后扣合顺利。台下助手听胎心没有改变。

2. 牵拉产钳

(1)牵拉前检查产钳是否夹住软组织及脐带,听胎心有无变化。

(2)正确牵位:术者坐位或站立在产妇两腿之间,双臂屈曲,合拢钳柄,双手握持钳柄缓慢试牵拉,观察有无滑脱。宫缩时缓慢沿产轴向下向外牵拉,牵拉方向随胎头下降而改变:胎头位置较高者,应稍向下牵引,然后水平牵引,当胎头枕部出现于耻骨弓下方,会阴部明显膨隆时,可缓缓向上提拉,帮助胎头仰伸娩出。牵拉用力应均匀,禁止左右摇摆产钳。嘱产妇宫缩时向下用力,宫缩间歇时,稍放松锁扣,观察胎心,待下次宫缩时再行牵拉。

(3)助手保护会阴:助手站于产妇右侧,开始牵引时就要认真保护会阴(保护会阴方法同项目二中任务三　自然分娩助产术)。

王医师检查产钳没有夹住脐带和软产道组织,开始试牵拉产钳,产钳没有滑脱。随宫缩来临,助产士小李嘱产妇向下屏气用力,同时右手保护会阴,王医师向下牵拉产钳。宫缩40秒结束,胎头在阴道口显露,王医师稍放松牵拉产钳的手,防止对胎儿压迫时间过长。助手听胎心85次/分,产妇仍在吸氧。小李让产妇全身放松休息,再次告知向下用力的方法,鼓励产妇配合医生操作。

3. 取下产钳　3分钟后宫缩再次来临,产妇向下屏气用力,小李保护会阴,王医师牵拉产钳。当胎头仰伸,额部娩出时,松开锁扣,先取下右叶产钳,后取下左叶产钳。

4. 娩出胎儿

(1)取下产钳后,术者按分娩机转娩出胎头。清理口鼻内的黏液和羊水,然后仍用左手协助胎头外旋转,并稍向外下方牵引协助前肩娩出,继之再托胎颈向上,使后肩娩出。双肩娩出后,助手即可松开保护会阴之手,术者继续扶持胎身及下肢娩出。

(2)记录胎儿娩出时间。

(3)用集血器在会阴部收集阴道出血,以估计产后出血量。

流程七　新生儿的处理

方法同项目二中任务三　自然分娩助产术。

产妇小红之子出生后1分钟Apgar评分5分。皮肤青紫,立即用吸耳球清除新生儿口腔、鼻腔的黏液和羊水,约10ml,然后刺激呼吸,给氧气吸入,新生儿出现啼哭。5分钟Apgar评分10分。结扎脐带,检查体表无畸形、面部无挤压伤,头部无产瘤及血肿,抱给产妇小红辨认新生儿性别,打足印,系好各种标记。

流程八　娩出胎盘及检查

方法同项目二中任务三　自然分娩助产术。

流程九　检查会阴和阴道

方法同项目二中任务三　自然分娩助产术。

胎盘娩出后,助产士仔细检查会阴、小阴唇内侧、尿道口周围等有无裂伤,阴道切口有无延伸。

流程十　会阴切口缝合

方法同项目五中工作任务一　会阴切开缝合术。

流程十一　产后观察

分娩后产妇应在产房内观察2小时,以及时发现有无产后出血。重点观察产妇血压、脉搏、子宫收缩情况、宫底高度、阴道流血量、膀胱是否充盈,会阴、阴道壁有无血肿。

小红产后两小时观察阴道出血约50ml,P 78次/分,BP 120/74mmHg,子宫收缩好,宫底平脐部,无不适主诉。

流程十二　整理、记录及宣教

1. 根据上述案例填写产时记录　产程时间计算,产钳助产分娩经过记录,接生者签名。

2. 物品整理及打产包。

3. 产妇应在产房内观察2小时　根据情况进行母乳喂养指导。2小时后无异常情况,将产妇送回休养室。

4. 产后宣教(微笑亲切)　小红,分娩结束了,母子平安,祝贺您!回病房休息后要注意阴道流血量情况,有肛门坠胀的情况及其他不适及时通知医生。4小时内排尿一次(请家属帮助,不要独自一人活动),新生儿24小时内避免搬动,助产士会来指导您给孩子喂奶的。

5. 污物处理　搞好产房卫生,通风消毒。

（三）沟通技巧及要点

1. 心理护理　产程中多鼓励产妇,增强信心。客观地介绍产钳助产可能出现的并发症,避免加重产妇及家属紧张情绪。做好心理护理,取得产妇及家属的信任及配合。

2. 卫生宣教　向产妇及家属讲解产钳术的目的、方法。

3. 指导产妇配合　告知产妇及家属,新生儿24小时内避免搬动,3天内禁止洗头,有产瘤或头皮血肿者禁按摩、热敷头部。保持外阴部清洁、干燥,大便后及时清洗会阴。勤换会阴垫。可取会阴切口对侧卧位,以免恶露污染伤口。告知产妇如有肛门坠胀感,及时通知医务人员。

扫一扫,测一测

【实训作业及思考题】

（一）实训作业

1. 填写产时记录、手术经过、产后记录。
2. 根据本实训模拟案例,完成实训报告。

（二）思考题

1. 产钳术的必备手术条件有哪些?
2. 牵拉产钳时助产士如何配合操作?

思路解析

工作任务四　臀位助产术

臀位是常见的异常胎位,根据胎儿两下肢所取的姿势,可分为以下三种类型:单臀先露,又称腿直臀先露,临床上最为常见,胎儿双髋关节屈曲,双膝关节伸直,以臀部为先露部。完全臀先露,又称混合臀先露,临床上较为常见,胎儿双髋关节及膝关节均屈曲,以臀部和双足为先露部。不完全臀先露,临床上较为少见,胎儿以一足或双足、一膝或双膝、或一足一膝为先露部位。

臀位分娩危险大于头位分娩,因胎儿身体中最大的部分胎头最后娩出,母体软产道没有充分扩张,往往会造成后出胎头困难,故新生儿窒息、产伤、死亡、产妇软产道撕裂等情况多于头位分娩。臀位分娩方式的选择一般根据产妇的胎产次、胎儿大小、臀位类型、骨盆大小综合来考虑。现在临床上放宽了初产妇臀位剖宫产的指征。

【实训过程】

（一）主要实训设备及用物的准备

1. 模型　分娩模型、新生儿模型。
2. 设备　产床、治疗车、婴儿电子秤、负压吸引器、新生儿远红外线抢救床、早产儿保温箱。
3. 器械及用物

（1）产包:外包布1块,内包布1块,手术衣2件,中单1块,腿套1副,消毒巾3块,大洞巾1块。

（2）会阴麻醉、会阴切开缝合用物:会阴侧切剪刀1把,持针器1把,血管钳2把,有齿镊2把,圆针三角针各1枚,可吸收线、丝线各1包,20ml注射器1个,长穿刺针头1个,5ml利多卡因2支,生理盐水500ml,消毒手套2副。

（3）新生儿处理及复苏用物:组织剪刀1把,直血管钳1把,弯盘1只,纱布若干,棉签2支,脐带卷1只,脐带结扎线或气门芯1只,婴儿吸痰管、吸耳球1只,复苏气囊、气管插管用物1套,氧源。

视频:臀位助产技术

（4）无菌导尿管1根。

（5）婴儿包:外包被(睡袋)1件,内衣裤1套,尿布1块、手圈1只、胸牌1块。

（二）操作流程（图 5-20）

方法及内容　　　　　　操作步骤　　　　　　注意事项

准备工作

1. 环境设置　室温 24～26℃，湿度 50%～60%，必要时设置屏风或隔帘遮挡产妇
2. 用物准备　产包、治疗车、会阴麻醉、切开用物、导尿管、新生儿处理及复苏用物
3. 助产士准备　修剪指甲，戴口罩洗手（七步洗手法）

注意事项：
1. 助产士着装规范、仪表端庄，铺巾前外科洗手、戴手套
2. 室内清洁、安静、舒适
3. 用物齐全，设备完好

问候病人

1. 表情微笑亲切，减缓产妇紧张情绪
2. 自我介绍

注意事项：
助产士微笑
不轻浮嬉笑

核对评估

1. 核对姓名、床位及一般资料
2. 一般情况评估
3. 产科情况评估
4. 整理病案、记录单

注意事项：
1. 细致耐心，资料齐全
2. 注意产妇生命体征
3. 注意产力、产道、胎儿及产程进展情况

谈话沟通

与产妇及家属谈话
1. 介绍产程情况，臀位助产分娩经过
2. 心理护理，使产妇及家属有安全、信任感
3. 使产妇及家属理解臀位助产风险，同意并签字

注意事项：
1. 和颜悦色
2. 有效沟通

产妇体位

1. 臀下铺一次性垫单，协助产妇脱去裤子，取膀胱截石位，充分暴露会阴部
2. 术者站在产妇两腿之间进行操作
3. 助手站于产妇右侧保护会阴

注意事项：
1. 注意安全
2. 注意产妇隐私及保暖

会阴消毒、铺巾

1. 按自然分娩外阴消毒
2. 按自然分娩铺巾

注意事项：
需行会阴切开，应先进行会阴切口处局部备皮

"堵"臀

1. 助产士坐于高度合适的椅上，面对产妇会阴"堵"臀
2. 宫缩时手握无菌治疗巾堵住产妇外阴部，防止胎足从阴道娩出，使胎臀下降，充分扩张软产道
3. "堵"臀过程中助手勤听胎心
4. 宫缩时产妇强烈屏气，术者手掌感到冲击力较强时作阴道检查，检查宫口是否开全

注意事项：
1. 宫缩来时用手掌紧贴产妇会阴部用力"堵"臀，宫缩间歇期手松开
2. 防止脐带脱垂，注意胎心、羊水情况
3. 宫口开全后停止"堵"臀

导尿

1. 再次消毒会阴
2. 插入无菌尿管，排空膀胱

注意事项：
如胎先露压迫致导尿管不易插入时可用手轻压或轻推胎先露

阴道检查

手术医生外科洗手、穿无菌手术衣、戴无菌手套，手伸入产妇阴道进行检查

注意事项：
确定宫口已开全，核实胎先露、胎方位、骨盆情况

会阴切开

1. 会阴麻醉
2. 会阴左侧切开

注意事项：
1. 初产妇及会阴较紧的经产妇行会阴切开
2. 会阴切开长度稍大些
3. 行双侧会阴阻滞麻醉

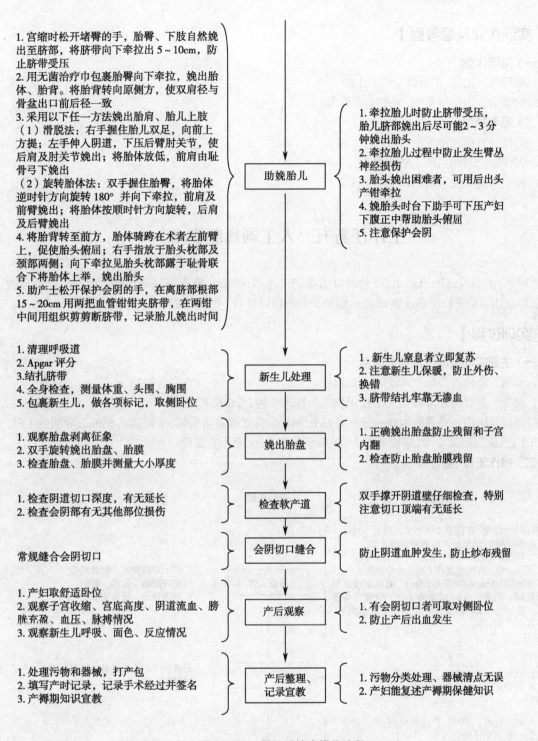

1. 宫缩时松开堵臀的手，胎臀、下肢自然娩出至脐部，将脐带向下牵拉出 5~10cm，防止脐带受压
2. 用无菌治疗巾包裹胎臀向下牵拉，娩出胎体、胎背。将胎背转向原侧方，使双肩径与骨盆出口前后径一致
3. 采用以下任一方法娩出胎肩、胎儿上肢
（1）滑脱法：右手握住胎儿双足，向前上方提；左手伸入阴道，下压后臂肘关节，使后肩及肘关节娩出；将胎体放低，前肩由耻骨弓下娩出
（2）旋转胎体法：双手握住胎臀，将胎体逆时针方向旋转 180° 并向下牵拉，前肩及前臂娩出；将胎体按顺时针方向旋转，后肩及后臂娩出
4. 将胎背转至前方，胎体骑跨在术者左前臂上，促使胎头俯屈；右手指放于胎头枕部及颈部两侧；向下牵拉见胎头枕部露于耻骨联合下将胎体上举，娩出胎头
5. 助产士松开保护会阴的手，在离脐部根部 15~20cm 用两把血管钳钳夹脐带，在两钳中间用组织剪剪断脐带，记录胎儿娩出时间

助娩胎儿

1. 牵拉胎儿时防止脐带受压，胎儿脐部娩出后尽可能 2~3 分钟娩出胎头
2. 牵拉胎儿过程中防止发生臂丛神经损伤
3. 胎头娩出困难者，可用后出头产钳牵拉
4. 娩胎头时台下助手可下压产妇下腹正中帮助胎头俯屈
5. 注意保护会阴

1. 清理呼吸道
2. Apgar 评分
3. 结扎脐带
4. 全身检查，测量体重、头围、胸围
5. 包裹新生儿，做各项标记，取侧卧位

新生儿处理

1. 新生儿窒息者立即复苏
2. 注意新生儿保暖，防止外伤、换错
3. 脐带结扎牢靠无渗血

1. 观察胎盘剥离征象
2. 双手旋转娩出胎盘、胎膜
3. 检查胎盘、胎膜并测量大小厚度

娩出胎盘

1. 正确娩出胎盘防止残留和子宫内翻
2. 检查防止胎盘胎膜残留

1. 检查阴道切口深度，有无延长
2. 检查会阴部有无其他部位损伤

检查软产道

双手撑开阴道壁仔细检查，特别注意切口顶端有无延长

常规缝合会阴切口

会阴切口缝合

防止阴道血肿发生，防止纱布残留

1. 产妇取舒适卧位
2. 观察子宫收缩、宫底高度、阴道流血、膀胱充盈、血压、脉搏情况
3. 观察新生儿呼吸、面色、反应情况

产后观察

1. 有会阴切口者可取对侧卧位
2. 防止产后出血发生

1. 处理污物和器械，打产包
2. 填写产时记录，记录手术经过并签名
3. 产褥期知识宣教

产后整理、记录宣教

1. 污物分类处理、器械清点无误
2. 产妇能复述产褥期保健知识

图 5-20　臀位助娩术操作流程

（三）沟通技巧及要点

1. 心理护理　关心安慰产妇，鼓励产妇，增强自信心。

2. 卫生宣教　向产妇及家属讲解臀位助产术的目的及方法。

3. 指导产妇配合　指导产妇配合用力的技巧，助产士在"堵"时，宫缩来临，产妇张口哈气，尽量避免屏气用力。助产士协助胎体、胎头娩出时，可以配合助产士口令适度用力。

扫一扫，测
一测

思路解析

【实训作业及思考题】

（一）实训作业

1. 填写产时记录、产程图、产后记录。
2. 根据本实训模拟案例，完成实训报告。

（二）思考题

1. 臀位分为哪几种类型？
2. 臀位助产时如何防止脐带受压？
3. 臀位阴道分娩可能出现哪些并发症？

工作任务五　人工剥离胎盘术

适应证：①胎儿经阴道娩出 30 分钟后胎盘仍未娩出；②胎儿娩出不到 30 分钟，但因胎盘部分剥离引起血量达 200ml 以上的子宫出血。如果子宫颈口较紧时，可肌注哌替啶 100mg 及阿托品 0.5mg。

【实训过程】

（一）主要实训设备及用物的准备

1. 模型　分娩操作模型和子宫胎盘模型。
2. 设备　带有医疗垃圾桶及治疗用物的治疗车 1 辆、心电监护仪。
3. 器械及用物　哌替啶 100mg 或阿托品 0.5mg，缩宫素或麦角新碱，生理盐水 500ml，导尿管 1 根，卵圆钳 1 把，大号刮匙 1 个，输血器 1 个，吸氧设备 1 套，无菌手套 2 副。

（二）操作流程（图 5-21）

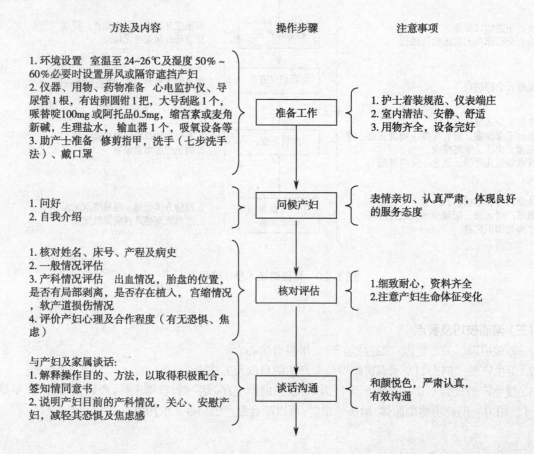

方法及内容	操作步骤	注意事项
1. 环境设置　室温至 24~26℃及湿度 50%~60% 必要时设置屏风或隔帘遮挡产妇 2. 仪器、用物、药物准备　心电监护仪、导尿管 1 根，有齿卵圆钳 1 把，大号刮匙 1 个，哌替啶 100mg 或阿托品 0.5mg，缩宫素或麦角新碱，生理盐水，输血器 1 个，吸氧设备等 3. 助产士准备　修剪指甲，洗手（七步洗手法）、戴口罩	准备工作	1. 护士着装规范、仪表端庄 2. 室内清洁、安静、舒适 3. 用物齐全，设备完好
1. 问好 2. 自我介绍	问候产妇	表情亲切、认真严肃，体现良好的服务态度
1. 核对姓名、床号、产程及病史 2. 一般情况评估 3. 产科情况评估　出血情况，胎盘的位置，是否有局部剥离，是否存在植入，宫缩情况，软产道损伤情况 4. 评价产妇心理及合作程度（有无恐惧、焦虑）	核对评估	1. 细致耐心，资料齐全 2. 注意产妇生命体征变化
与产妇及家属谈话： 1. 解释操作目的、方法，以取得积极配合，签知情同意书 2. 说明产妇目前的产科情况，关心、安慰产妇，减轻其恐惧及焦虑感	谈话沟通	和颜悦色，严肃认真，有效沟通

笔记

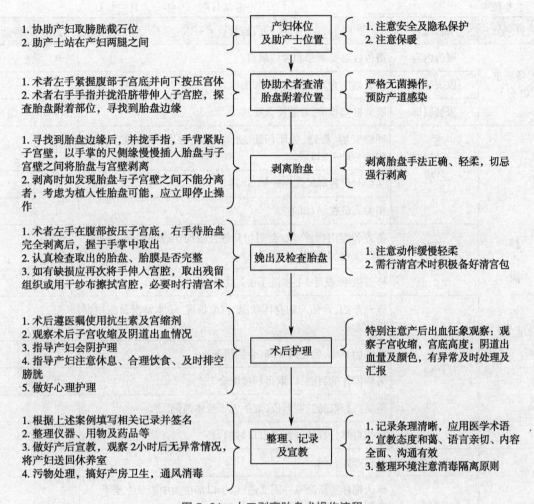

1. 协助产妇取膀胱截石位 2. 助产士站在产妇两腿之间	产妇体位 及助产士位置	1. 注意安全及隐私保护 2. 注意保暖
1. 术者左手紧握腹部子宫底并向下按压宫体 2. 术者右手手指并拢沿脐带向伸入子宫腔，探查胎盘附着部位，寻找到胎盘边缘	协助术者查清 胎盘附着位置	严格无菌操作， 预防产道感染
1. 寻找到胎盘边缘后，并拢手指，手背紧贴子宫壁，以手掌的尺侧缘慢慢插入胎盘与子宫壁之间将胎盘与宫壁剥离 2. 剥离时如发现胎盘与子宫壁之间不能分离者，考虑为植入性胎盘可能，应立即停止操作	剥离胎盘	剥离胎盘手法正确、轻柔，切忌强行剥离
1. 术者左手在腹部按压子宫底，右手待胎盘完全剥离后，握于手掌中取出 2. 认真检查取出的胎盘、胎膜是否完整 3. 如有缺损应再次将手伸入宫腔，取出残留组织或用干纱布擦拭宫腔，必要时行清宫术	娩出及检查胎盘	1. 注意动作缓慢轻柔 2. 需行清宫术时积极备好清宫包
1. 术后遵医嘱使用抗生素及宫缩剂 2. 观察术后子宫收缩及阴道出血情况 3. 指导产妇会阴护理 4. 指导产妇注意休息、合理饮食、及时排空膀胱 5. 做好心理护理	术后护理	特别注意产后出血征象观察：观察子宫收缩，宫底高度；阴道出血量及颜色，有异常及时处理及汇报
1. 根据上述案例填写相关记录并签名 2. 整理仪器、用物及药品等 3. 做好产后宣教，观察2小时后无异常情况，将产妇送回休养室 4. 污物处理，搞好产房卫生，通风消毒	整理、记录 及宣教	1. 记录条理清晰，应用医学术语 2. 宣教态度和蔼、语言亲切、内容全面、沟通有效 3. 整理环境注意消毒隔离原则

图 5-21 人工剥离胎盘术操作流程

（三）沟通技巧及要点

1. 心理护理 关心安慰产妇，适度告知病情，增加其对病情的了解，增强安全感。

2. 卫生宣教 向产妇及家属讲解人工剥离胎盘术的必要性及方法。

3. 指导产妇配合 指导产妇术后注意阴道流血及腹痛情况。告知产妇保持外阴清洁、干燥，及时更换会阴垫，以预防感染。补充营养，注意休息，以促进身体恢复。

【实训作业及思考题】

（一）实训作业

1. 填写手术记录、产后护理记录。

2. 根据本实训模拟案例，完成实训报告。

（二）思考题

人工剥离胎盘术的术前准备有哪些？

扫一扫，测一测

思路解析

【操作技能考核】(表 5-1、表 5-2、表 5-3、表 5-4、表 5-5)

表 5-1　会阴切开缝合术操作评分标准

主考教师＿＿＿＿＿＿＿＿＿＿＿　　　　　　考试日期＿＿年＿＿月＿＿日

项目总分	项目内容	考核内容及技术要求	分值	得分
素质要求 (3分)	报告内容	报告姓名及学号和考核项目	1	
	仪表举止	仪表端庄大方,态度认真和蔼	1	
	服装服饰	服装鞋帽整洁,着装符合要求	1	
操作前准备 (17分)	环境	环境安静、舒适、关闭门窗、光线适宜、温度 24~26℃ 及湿度 50% ~60%（口述）	1	
		必要时设置屏风遮挡产妇(口述)	1	
		相关人员在场(口述)	1	
	用物	备齐各类用物,产包、会阴切开缝合包均在有效期内、指示胶带已变色、无破损、无潮湿	2	
	助产士	修剪指甲,洗手(七步洗手法)、戴口罩	2	
	产妇	核对产妇,评估产妇身体状况、宫缩情况、羊水情况及应用腹压的方法	2	
		评估胎心率、胎先露下降、会阴情况	2	
		解释操作的目的,以取得积极配合	2	
		帮助产妇取膀胱截石位,双手置于身体两侧	2	
		已按自然分娩铺好无菌巾(口述)	2	
操作步骤 (70分)	助产士位置	站在产妇右侧	1	
	消毒与麻醉	碘伏棉球重新消毒外阴 2 遍,以切口部位为中心从上至下,从内到外	6	
		阴部神经阻滞麻醉 + 局部浸润麻醉,操作正确	10	
	会阴切开	切开指征及时机与方法正确(口述要领 + 操作)	10	
	会阴缝合	阴道黏膜缝合	10	
		阴唇系带黑白交界对齐缝合	6	
		还原舟状窝	2	
		会阴肌层、皮下组织缝合	6	
		会阴皮肤缝合	4	
	缝合后处理填写记录与整理用物	对合切口皮肤	2	
		阴道检查	2	
		肛门检查	2	
		再次消毒外阴,清理器械及用物	2	

笔记

续表

项目总分	项目内容	考核内容及技术要求	分值	得分
操作步骤（70分）	缝合后处理填写记录与整理用物	产妇臀下更换消毒垫单,放平双腿平卧于产床上,盖上棉被,嘱咐产妇闭目休息或协助适量进食进饮（口述）	2	
		留产房内观察 2 小时（口述）	1	
		详细填写手术经过,并标明缝线及针数	1	
		报告操作结束	1	
		提问:由主考教师随机提一个问题	2	
综合评价（10分）		程序正确,动作规范,操作熟练	6	
		态度和蔼可亲、语言恰当、沟通有效,操作过程体现人文关怀	4	
总分			100	

【操作技能考核】

表 5-2 胎头吸引术操作评分标准

主考教师_____ 考试日期____年____月____日

项目总分	项目内容	考核内容及技术要求	分值	得分
素质要求（3分）	报告内容	报告考核者姓名、学号及考核项目	1	
	仪表举止	仪表端庄大方,态度认真和蔼	1	
	服装服饰	服装鞋帽整洁,着装符合要求	1	
操作前准备（17分）	环境	环境安静、舒适、关闭门窗、光线适宜、温度 24~26℃ 及湿度 50% ~60%（口述）	1	
		必要时设置屏风或隔帘遮挡产妇（口述）	1	
		相关人员在场（口述）	1	
	用物	备齐用物:胎头吸引器 1 个、橡皮连接管 1 根、血管钳 2 把、50~100ml 注射器 1 个（或电动吸引器 1 台）、产包、会阴麻醉、会阴切开缝合用物、新生儿复苏用物	3	
	助产士	修剪指甲,洗手（七步洗手法）、戴口罩	1	
	产妇	核对产妇姓名、床位	2	
		评估产妇身体状况、宫缩情况、羊水情况及应用腹压的方法,评估胎心率、宫口扩张及胎先露下降情况	2	
		解释操作的目的,减缓恐惧顾虑,签知情同意书,以取得积极配合	3	
		协助产妇取膀胱截石位,充分暴露会阴部,注意保暖	3	

91

续表

项目总分	项目内容	考核内容及技术要求	分值	得分
操作步骤（70分）	核对产妇	再次核对,解释	2	
	放置胎头吸引器前准备	会阴消毒后常规铺巾、导尿	2	
		阴道检查判断是否达到手术条件(口述)	3	
		必要时行会阴侧切	3	
	放置胎头吸引器并检查	检查胎头吸引器并将吸引罩杯口缘涂以无菌石蜡油	4	
		撑开阴道后壁,放置吸引器罩杯下缘	4	
		将吸引罩杯完全滑入阴道内并紧贴于胎头先露部,避开囟门	4	
		检查吸引器罩杯一周有无夹有宫颈或阴道组织	4	
		调整吸引器之横柄与胎头矢状缝相一致	4	
	形成负压	连接注射器,缓慢抽气,抽出150~200ml空气或预先开动电动吸引器,调节负压达200~300mmHg,再连接	8	
		血管钳夹紧橡胶管,等待2~3分钟	2	
	牵引吸引器娩出胎儿	试牵引,了解有无漏气	2	
		配合宫缩牵引,牵引手法、方向正确,力量得当	8	
		观察胎心变化	2	
		牵引过程中保护会阴	2	
		解除负压时机、方法正确	3	
		按分娩机转娩出胎儿并常规处理	3	
	胎盘娩出	准确判断胎盘剥离征象,助娩胎盘手法正确,检查胎盘方法正确	2	
	缝合会阴	能按顺序仔细检查软产道,并按要求及时缝合会阴裂伤及侧切伤口	3	
	产后护理	协助产妇取舒适体位休息,观察产后阴道流血等情况。	1	
		用物处理恰当	1	
		洗手,记录	1	
		健康指导内容有针对性	2	
综合评价（10分）		程序正确,动作规范,操作熟练	6	
		态度和蔼可亲、语言恰当、沟通有效,操作过程体现人文关怀	4	
总分			100	

表 5-3　低位产钳术操作评分标准

主考教师＿＿＿＿＿＿＿＿＿＿＿　　　　　　　　　考试日期＿＿＿年＿＿月＿＿日

项目总分	项目内容	考核内容及技术要求	分值	得分
素质要求 (3分)	报告内容	报告考核者姓名、学号及考核项目	1	
	仪表举止	仪表端庄大方,态度认真和蔼	1	
	服装服饰	服装(洗手衣)、鞋帽整洁,着装符合要求	1	
操作前准备 (17分)	环境	安静、清洁,温度24~26℃,湿度50%~60%	2	
	用物	备齐用物,新生儿辐射台处于功能状态(口述)	2	
	助产士	助产士换洗手衣、戴口罩	2	
		修剪指甲,洗手(七步洗手法)	2	
	产妇	核对产妇,评估产妇身体状况、宫缩情况、胎心、羊水情况及应用腹压的方法	2	
		评估具有实施产钳术的手术条件	3	
		解释操作的目的、配合分娩的方法及要点,以取得积极配合	2	
		协助产妇脱去裤子,臀下铺一次性垫单,取膀胱截石位,充分暴露会阴部,注意保暖	2	
操作步骤 (70分)	会阴皮肤清洁、消毒	肥皂水擦洗方法正确	2	
		会阴消毒方法正确	2	
	铺巾	术者外科洗手消毒(口述),打开产包内包布,穿无菌手术衣、戴无菌手套	2	
		铺好消毒巾,协助套腿套	2	
	导尿	导尿操作正确(口述)	2	
	会阴麻醉、切开	会阴麻醉方法正确	2	
		会阴切开角度、长度正确	2	
	产钳牵拉胎儿	检查产钳,润滑钳匙部	2	
		正确放置产钳:先放左叶,后放右叶,顺利扣合	6	
		检查产钳与胎头之间无软组织及脐带被夹住	3	
		牵拉产钳前听胎心一次	2	
		宫缩时牵拉产钳,牵拉方向、力度正确	10	
		保护会阴手法正确,勤听胎心	3	
		胎头娩出先取下右叶产钳,再取下左叶产钳	5	
		按正常分娩机转娩出胎儿	3	
	处理新生儿	清理呼吸道,新生儿评分,脐带结扎,身体检查	5	
	助娩胎盘	协助胎盘胎膜娩出,并检查是否完整	2	
	检查软产道	依次检查宫颈、阴道、会阴有无裂伤	3	
	缝合会阴切口	正确缝合会阴切口	2	
	产后整理	清理用物、打包;洗手、记录手术过程	2	
	产后观察	观察生命体征、子宫收缩、阴道出血量、阴道血肿、膀胱充盈及新生儿状况	2	

项目总分	项目内容	考核内容及技术要求	分值	得分
操作步骤（70分）	操作后处理	整理产床、产妇取舒适卧位休息	1	
		进行产褥期卫生保健及母乳喂养宣教	2	
		告知新生儿护理注意事项	2	
		报告操作结束	1	
综合评价（10分）		程序正确,动作规范,操作熟练	4	
		态度和蔼可亲、语言恰当、沟通有效,操作过程体现人文关怀	6	
总分			100	

表 5-4　臀位助产术操作评分标准

主考教师_____　　　　　　　　考试日期____年____月___日

项目总分	项目内容	考核内容及技术要求	分值	得分
素质要求（3分）	报告内容	报告考核者姓名、学号及考核项目	1	
	仪表举止	仪表端庄大方,态度认真和蔼	1	
	服装服饰	服装(洗手衣)、鞋帽整洁,着装符合要求	1	
操作前准备（17分）	环境	安静、清洁,温度 24~26℃及湿度 50%~60%	2	
	用物	备齐用物,新生儿辐射台处于功能状态(口述)	2	
	助产士	助产士换洗手衣、戴口罩	2	
		修剪指甲,洗手(七步洗手法)	2	
	产妇	核对产妇,评估产妇身体状况、宫缩情况、羊水情况及应用腹压的方法	2	
		评估胎心率、宫口扩张及胎先露下降情况	2	
		解释操作的目的及配合分娩的方法和要点,以取得积极配合	3	
		协助产妇脱去裤子,臀下铺一次性垫单,取膀胱截石位,充分暴露会阴部,注意保暖	2	
操作步骤（70分）	会阴皮肤清洁、消毒	肥皂水擦洗方法正确	2	
		会阴消毒方法正确	2	
	铺巾	术者外科洗手消毒(口述),打开产包内包巾,穿无菌手术衣、戴无菌手套	2	
		依次铺好消毒巾及腿套	2	
	"堵臀"	助产士面对产妇会阴部,坐于高度适宜的椅上	1	
		宫缩时用消毒治疗巾堵住产妇外阴部,方法正确	5	
		宫缩间歇期勤听胎心	2	
	导尿、阴道检查	重新消毒会阴,导尿方法正确(口述)	2	
		判断宫口是否开全,核实胎方位	3	
	会阴麻醉、切开	会阴麻醉方法正确	2	
		会阴切开角度、长度正确	2	

续表

项目总分	项目内容	考核内容及技术要求	分值	得分
操作步骤（70分）	臀位助娩胎儿	牵出胎臀、下肢,脐部娩出后将脐带向下牵拉5~10cm	3	
		向下牵拉胎体,使胎背转向原侧方	3	
		采用滑脱法或旋转胎体法娩出胎肩、胎儿上肢,方法正确	5	
		将胎背转至前方,将胎体骑跨于术者手臂上,术者双手放于正确位置	5	
		向下牵拉,胎头枕部达耻骨联合下缘时将胎体上举娩出胎头	5	
		保护会阴方法正确	2	
	处理新生儿	清理呼吸道,新生儿评分,脐带结扎,身体检查	5	
	助娩胎盘	协助胎盘胎膜娩出,并检查是否完整	2	
	检查软产道	依次检查宫颈、阴道、会阴有无裂伤	3	
	缝合会阴切口	正确缝合会阴切口	2	
	产后整理	清理用物;洗手、记录手术过程	2	
	产后观察	观察生命体征、子宫收缩、出血量、外阴血肿、膀胱充盈及新生儿状况	2	
	操作后处理	整理产床、产妇取舒适卧位休息	1	
		进行产褥期卫生保健及母乳喂养宣教	2	
		告知新生儿护理注意事项	2	
		报告操作结束	1	
综合评价（10分）		程序正确,动作规范,操作熟练	4	
		态度和蔼可亲、语言恰当、沟通有效,操作过程体现人文关怀	6	
总分			100	

表5-5 人工剥离胎盘术护理考核评分标准

主考教师＿＿＿＿＿＿＿＿＿＿＿＿＿＿　　　考试日期＿＿＿年＿＿＿月＿＿＿日

项目总分	项目内容	考核内容及技术要求	分值	得分
素质要求（3分）	报告内容	报告考核者姓名、学号及考核项目	1	
	仪表举止	仪表端庄大方,态度认真严肃	1	
	服装服饰	服装鞋帽整洁,着装符合要求	1	
操作前准备（20分）	环境	环境安静、舒适、关闭门窗、光线适宜、温度24~26℃及湿度50%~60%（口述）	1	
		必要时设置屏风或隔帘遮挡产妇(口述)	1	
		相关人员在场(口述)	1	
	用物	备齐用物	2	
	助产士	修剪指甲,洗手(七步洗手法)、戴口罩	2	
	产妇	核对产妇,评估产妇身体状况、生命体征	2	
		评估宫缩情况、阴道出血情况	2	
		解释操作的目的,以取得积极配合	3	
		取膀胱截石位,重新消毒外阴及外露的脐带、术前导尿	6	

续表

项目总分	项目内容	考核内容及技术要求	分值	得分
操作步骤（67分）	术者准备	帮助术者穿无菌手术衣、戴无菌手套	2	
	术中护理	告知产妇该手术的目的、方法、关心、安慰产妇	5	
		术前应备血,建立静脉通道,做好输血准备	5	
		宫颈内口较紧时,遵医嘱肌内注射哌替啶100mg或阿托品0.5mg	5	
		严密观察产妇生命体征、宫缩及阴道出血情况	5	
		及时按摩子宫并遵医嘱应用宫缩剂	5	
		协助检查取出的胎盘、胎膜是否完整	5	
		耐心听取产妇主诉;对产妇给予安慰和同情	5	
	术后护理	产房观察2小时(测血压、数脉搏;观察面色、宫缩、宫底高度、阴道流血量、膀胱充盈情况)	10	
		心理护理(缓解产妇的不安全感及焦虑感)	5	
		产后宣教(指导休息、营养、排尿,嘱产妇注意阴道流血量,保持外阴清洁、干燥,指导避孕)	5	
		协助产妇更换清洁衣物、整理用物、洗手	3	
	术后处理	估计出血量、清洗器械、整理产床,清理用物	3	
		填写手术、产后护理记录	2	
		整理产包、报告操作结束	2	
综合评价（10分）		程序正确,动作规范,操作熟练	6	
		操作过程中体现人文关怀、态度和蔼可亲、语言恰当、有效沟通	4	
总分			100	

（陈春宁　马永辉）

笔记

实训项目六　妇科常用诊疗技术的护理配合

妇科常用诊疗技术包括妇科检查、宫颈脱落细胞学检查、宫颈活组织检查、诊断性刮宫术、后穹隆穿刺术、输卵管畅通检查等，是妇科临床针对女性常见病、多发病以及疑难病常采用的诊疗手段。助产专业的学生必须掌握与理解各项技术操作规程，便于临床与医生协作，完成护理配合。

【技能训练目标】

1. 能掌握妇科常用诊疗技术各项检查的禁忌证与适应证。
2. 能完成妇科常用诊疗技术中各项检查的一切准备工作。
3. 能完成常用诊疗技术操作的护理配合。
4. 能完成各项常用诊疗技术检查后的规范记录及各类标本的送检。

【技能训练内容】

1. 妇科常用诊疗技术各项检查的术前准备及护理配合。
2. 各类器械的使用，如宫颈刮板、宫颈刷、阴道窥器等。
3. 妇科检查、白带标本提取方法。
4. 宫颈细胞学检查、宫颈活检的操作。
5. 各项检查收集的标本处置及各项诊疗技术检查后规范护理记录、用物整理。

【实训设计及安排】

1. 建设仿真妇科检查室，在妇科检查模型上进行演示及操作练习。
2. 先让学生观看妇科检查录像，再由主讲教师在模型上示教，并提出训练要求。
3. 每 4~8 位学生为一组，轮流进行操作练习，建议 2 学时。
4. 有条件者可在课间让学生去医院妇科检查室见习。

工作任务一　妇　科　检　查

妇科检查是妇科临床针对已婚的妇女专门实施的一项最常用的盆腔检查方法。其目的是及时了解女性内外生殖器官的发育、有无疾病及病变部位、是否妊娠等。

【实训过程】

(一) 主要实训设备及用物的准备

1. 设备与模型　妇科检查床、妇科检查模型、治疗车、污物桶、立灯、屏风等。

2. 器械及用物

(1)器械:无菌持物钳及罐一套,带盖方盘内放置消毒阴道窥器、长镊子、无菌长棉签、试管架及小试管等,带盖无菌纱布罐 3~4 个。

(2)用物:无菌纱布罐内放置消毒棉球或纱布,消毒会阴垫,无菌手套。

(3)药品:带盖无菌罐内放置生理盐水、消毒液状石蜡油或软皂液等。

(二) 操作流程(图 6-1)

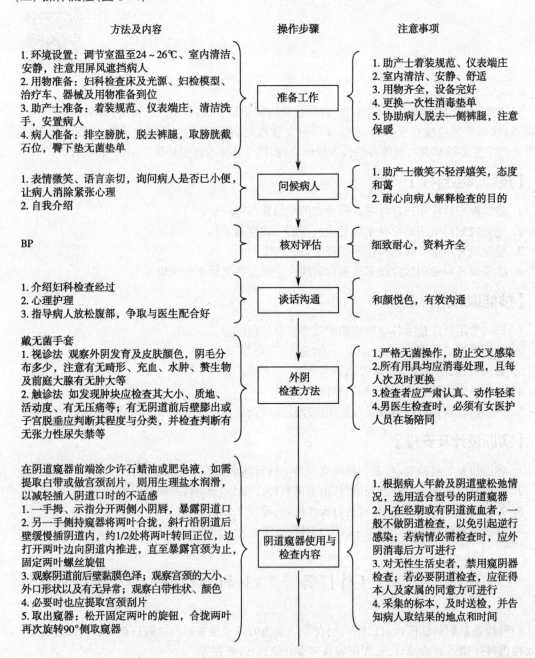

方法及内容	操作步骤	注意事项
1. 环境设置:调节室温至24～26℃、室内清洁、安静,注意用屏风遮挡病人 2. 用物准备:妇科检查床及光源、妇检模型、治疗车、器械及用物准备到位 3. 助产士准备:着装规范、仪表端庄,清洁洗手,安置病人 4. 病人准备:排空膀胱,脱去裤腿,取膀胱截石位,臀下垫无菌垫单	准备工作	1. 助产士着装规范、仪表端庄 2. 室内清洁、安静、舒适 3. 用物齐全,设备完好 4. 更换一次性消毒垫单 5. 协助病人脱去一侧裤腿,注意保暖
1. 表情微笑、语言亲切,询问病人是否已小便,让病人消除紧张心理 2. 自我介绍	问候病人	1. 助产士微笑不轻浮嬉笑,态度和蔼 2. 耐心向病人解释检查的目的
BP	核对评估	细致耐心,资料齐全
1. 介绍妇科检查经过 2. 心理护理 3. 指导病人放松腹部,争取与医生配合好	谈话沟通	和颜悦色,有效沟通
戴无菌手套 1. 视诊法　观察外阴发育及皮肤颜色,阴毛分布多少,注意有无畸形、充血、水肿、赘生物及前庭大腺有无肿大等 2. 触诊法　如发现肿块应检查其大小、质地、活动度、有无压痛等;有无阴道前后壁膨出或子宫脱垂应判断其程度与分类,并检查判断有无张力性尿失禁等	外阴检查方法	1.严格无菌操作,防止交叉感染 2.所有用具均应消毒处理,且每人次及时更换 3.检查者应严肃认真、动作轻柔 4.男医生检查时,必须有女医护人员在场陪同
在阴道窥器前端涂少许石蜡油或肥皂液,如需提取白带或做宫颈刮片,则用生理盐水润滑,以减轻插入阴道口时的不适感 1. 一手拇、示指分开两侧小阴唇,暴露阴道口 2. 另一手侧持窥器将两叶合拢,斜行沿阴道后壁缓慢插阴道内,约1/2处将两叶转回正位,边打开两叶边向阴道内推进,直至暴露宫颈为止,固定两叶螺丝旋钮 3. 观察阴道前后壁黏膜色泽;观察宫颈的大小、外口形状以及有无异常;观察白带性状、颜色 4. 必要时也应提取宫颈刮片 5. 取出窥器:松开固定两叶的旋钮,合拢两叶再次旋转90°侧取窥器	阴道窥器使用与检查内容	1. 根据病人年龄及阴道壁松弛情况,选用适合型号的阴道窥器 2. 凡在经期或有阴道流血者,一般不做阴道检查,以免引起逆行感染;若病情必需检查时,应外阴消毒后方可进行 3. 对无性生活史者,禁用窥阴器检查;若必要阴道检查,应征得本人及家属的同意方可进行 4. 采集的标本,及时送检,并告知病人取结果的地点和时间

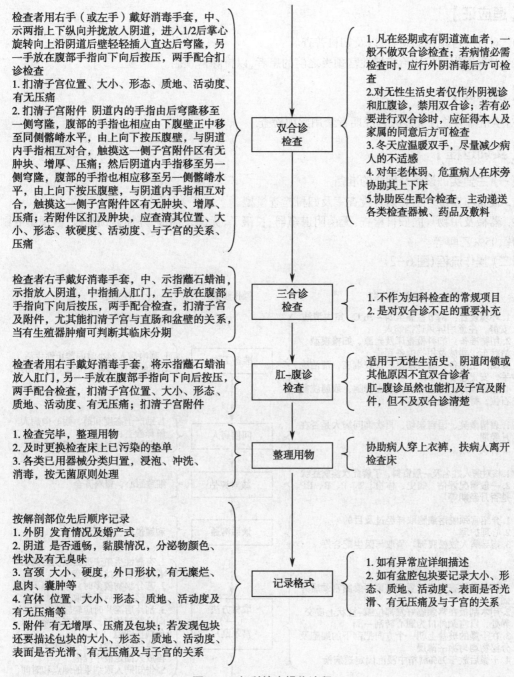

图6-1　妇科检查操作流程

（三）沟通技巧及要点

1. 向患者解释妇科检查的目的和方法,消除患者顾虑,取得患者的积极配合。

2. 做好健康宣教,妇科检查时,嘱患者哈气,以减轻不适。

工作任务二　宫颈脱落细胞学检查

临床上通过宫颈脱落细胞学检查,可以了解宫颈的病理变化,进行肿瘤的筛查、宫颈炎症的诊断,是一种临床防癌普查中最简单、经济的常用辅助诊断方法之一。尤其对宫颈癌的早发现、早诊断、早治疗起到至关重要的作用。

【适应证】

1. 对疑有宫颈癌的患者；以及妇科普查。
2. 对采用物理疗法治疗慢性宫颈炎之前的患者，以排除宫颈癌。

【禁忌证】

对生殖器有急性炎症或月经期者禁用此项检查。

【实训过程】

(一) 主要实训设备及用物的准备

1. 设备与模型　仿真妇科检查室及妇科检查模型。
2. 器械及用物　同妇科检查，无菌阴道窥器、长镊子、无菌长棉签，外加宫颈刮板、宫颈小毛刷、干燥玻片、95% 乙醇等。

(二) 操作流程(图 6-2)

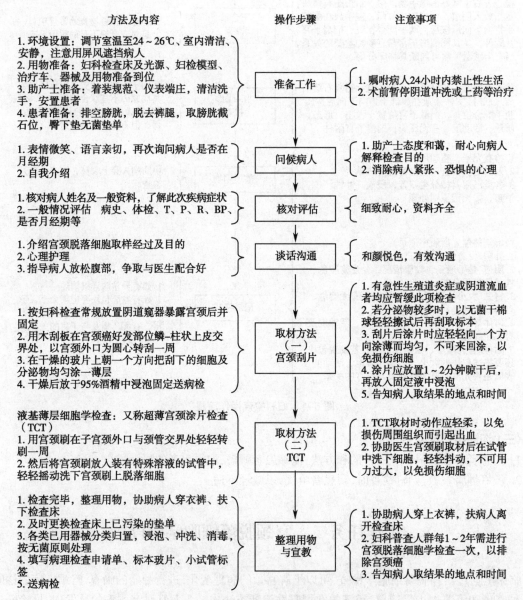

方法及内容	操作步骤	注意事项
1. 环境设置：调节室温至24～26℃、室内清洁、安静，注意用屏风遮挡病人 2. 用物准备：妇科检查床及光源、妇检模型、治疗车、器械及用物准备到位 3. 助产士准备：着装规范、仪表端庄，清洁洗手，安置患者 4. 患者准备：排空膀胱，脱去裤腿，取膀胱截石位，臀下垫无菌垫单	准备工作	1. 嘱咐病人24小时内禁止性生活 2. 术前暂停阴道冲洗或上药等治疗
1. 表情微笑、语言亲切，再次询问病人是否在月经期 2. 自我介绍	问候病人	1. 助产士态度和蔼，耐心向病人解释检查目的 2. 消除病人紧张、恐惧的心理
1. 核对病人姓名和一般资料，了解此次疾病症状 2. 一般情况评估　病史、体检、T、P、R、BP、是否月经期等	核对评估	细致耐心，资料齐全
1. 介绍宫颈脱落细胞取样经过及目的 2. 心理护理 3. 指导病人放松腹部，争取与医生配合好	谈话沟通	和颜悦色，有效沟通
1. 按妇科检查常规放置阴道窥器暴露宫颈后并固定 2. 用木刮板在宫颈癌好发部位鳞-柱状上皮交界处，以宫颈外口为圆心转刮一周 3. 在干燥的玻片上朝一个方向把刮下的细胞及分泌物均匀涂一薄层 4. 干燥后放于95%酒精中浸泡固定送病检	取材方法 (一) 宫颈刮片	1. 有急性生殖道炎症或阴道流血者均应暂缓此项检查 2. 若分泌物较多时，以无菌干棉球轻轻擦试后再刮取标本 3. 刮片后涂片时应轻轻向一个方向涂薄而均匀，不可来回涂，以免损伤细胞 4. 涂片应放置1～2分钟晾干后，再放入固定液中浸泡 5. 告知病人取结果的地点和时间
液基薄层细胞学检查：又称超薄宫颈涂片检查 (TCT) 1. 用宫颈刷在子宫颈外口与颈管交界处轻轻转刷一周 2. 然后将宫颈刷放入装有特殊溶液的试管中，轻轻摇动洗下宫颈刷上脱落细胞	取材方法 (二) TCT	1. TCT取材时动作应轻柔，以免损伤周围组织而引起出血 2. 协助医生宫颈刷取材后在试管中洗下细胞，轻轻抖动，不可用力过大，以免损伤细胞
1. 检查完毕，整理用物，协助病人穿衣裤、扶下检查床 2. 及时更换检查床上已污染的垫单 3. 各类已用器械分类归置，浸泡、冲洗、消毒，按无菌原则处理 4. 填写病理检查申请单、标本玻片、小试管标签 5. 送病检	整理用物 与宣教	1. 协助病人穿上衣裤，扶病人离开检查床 2. 妇科普查人群每1～2年需进行宫颈脱落细胞学检查一次，以排除宫颈癌 3. 告知病人取结果的地点和时间

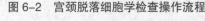

图 6-2　宫颈脱落细胞学检查操作流程

（三）沟通技巧及要点

1. 向患者解释宫颈脱落细胞学检查的目的和方法，消除患者顾虑，取得患者的积极配合。

2. 做好健康宣教，妇科普查人群每 1~2 年需进行宫颈脱落细胞学检查一次，以排除宫颈癌。

工作任务三　宫颈活组织检查

宫颈活组织检查（简称活检）是指取宫颈病灶的小块组织进行病理学检查，是确诊宫颈癌最可靠的方法。

【实训过程】

（一）主要实训设备及用物的准备

1. 设备与模型　模拟妇科检查室及妇科检查模型。

2. 器械及用物　同本实训项目之工作任务一"妇科检查"；无菌阴道窥器、长镊子、无菌长棉签，外加宫颈活检钳、长血管钳、小试管或小玻璃瓶 4~5 个、95% 乙醇、0.5% 碘伏等。

（二）操作流程（图 6-3）

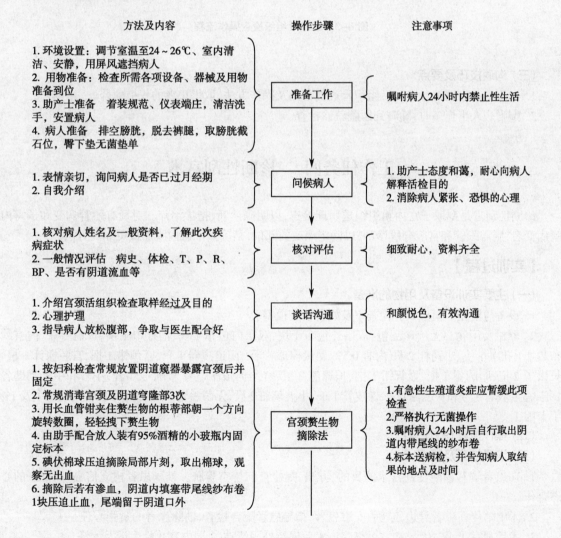

方法及内容	操作步骤	注意事项
1. 环境设置：调节室温至24～26℃、室内清洁、安静，用屏风遮挡病人 2. 用物准备：检查所需各项设备、器械及用物准备到位 3. 助产士准备　着装规范、仪表端庄，清洁洗手，安置病人 4. 病人准备　排空膀胱，脱去裤腿，取膀胱截石位，臀下垫无菌垫单	准备工作	嘱咐病人24小时内禁止性生活
1. 表情亲切，询问病人是否已过月经期 2. 自我介绍	问候病人	1. 助产士态度和蔼，耐心向病人解释活检目的 2. 消除病人紧张、恐惧的心理
1. 核对病人姓名及一般资料，了解此次疾病症状 2. 一般情况评估　病史、体检、T、P、R、BP、是否有阴道流血等	核对评估	细致耐心，资料齐全
1. 介绍宫颈活组织检查取样经过及目的 2. 心理护理 3. 指导病人放松腹部，争取与医生配合好	谈话沟通	和颜悦色，有效沟通
1. 按妇科检查常规放置阴道窥器暴露宫颈后并固定 2. 常规消毒宫颈及阴道穹隆部3次 3. 用长血管钳夹住赘生物的根蒂部朝一个方向旋转数圈，轻轻拽下赘生物 4. 由助手配合放入装有95%酒精的小玻瓶内固定标本 5. 碘伏棉球压迫摘除局部片刻，取出棉球，观察无出血 6. 摘除后若有渗血，阴道内填塞带尾线纱布卷1块压迫止血，尾端留于阴道口外	宫颈赘生物摘除法	1.有急性生殖道炎症应暂缓此项检查 2.严格执行无菌操作 3.嘱咐病人24小时后自行取出阴道内带尾线的纱布卷 4.标本送病检，并告知病人取结果的地点及时间

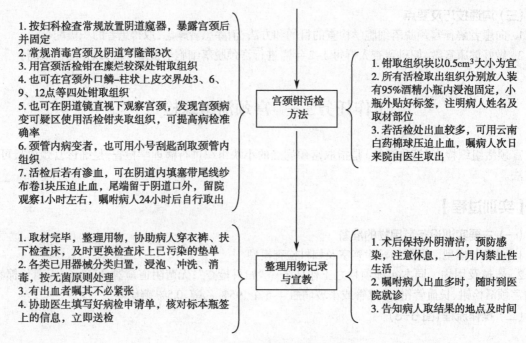

1. 按妇科检查常规放置阴道窥器，暴露宫颈后并固定
2. 常规消毒宫颈及阴道穹隆部3次
3. 用宫颈活检钳在糜烂较深处钳取组织
4. 也可在宫颈外口鳞-柱状上皮交界处3、6、9、12点等四处钳取组织
5. 也可在阴道镜直视下观察宫颈，发现宫颈病变可疑区使用活检钳夹取组织，可提高病检准确率
6. 颈管内病变者，也可用小号刮匙刮取颈管内组织
7. 活检后若有渗血，可在阴道内填塞带尾线纱布卷1块压迫止血，尾端留于阴道口外，留院观察1小时左右，嘱咐病人24小时后自行取出

宫颈钳活检方法

1. 钳取组织块以0.5cm³大小为宜
2. 所有活检取出组织分别放入装有95%酒精小瓶内浸泡固定，小瓶外贴好标签，注明病人姓名及取材部位
3. 若活检处出血较多，可用云南白药棉球压迫止血，嘱病人次日来院由医生取出

1. 取材完毕，整理用物，协助病人穿衣裤、扶下检查床，及时更换检查床上已污染的垫单
2. 各类已用器械分类归置，浸泡、冲洗、消毒，按无菌原则处理
3. 有出血者嘱其不必紧张
4. 协助医生填写好病检申请单，核对标本瓶签上的信息，立即送检

整理用物记录与宣教

1. 术后保持外阴清洁，预防感染，注意休息，一个月内禁止性生活
2. 嘱咐病人出血多时，随时到医院就诊
3. 告知病人取结果的地点及时间

图 6-3 宫颈活组织检查操作流程

(三) 沟通技巧及要点

1. 向患者及家属解释宫颈活组织检查的目的及操作方法，取得患者的积极配合。

2. 嘱咐病人出血多时，随时到医院就诊检查。

工作任务四　诊断性刮宫术

诊断性刮宫是刮取子宫内膜组织送病理检查，以明确诊断、指导治疗。对疑有颈管病变和子宫内膜病变者，则需颈管和宫腔分段诊刮，以确定癌变的部位，是确诊子宫内膜癌最可靠的方法。

【实训过程】

(一) 主要实训设备及用物的准备

1. 设备与模型　模拟妇科检查室及妇科检查模型。

2. 器械及用物　无菌诊刮包：双层外包布1块、双层内包布1块、治疗巾1块、弯盘2只（内有纱布数块）、孔巾1块、小药杯2只（内有0.5%碘伏棉球若干）、阴道窥器1只、宫颈钳1把、宫腔探针1根、长镊子2把、卵圆钳1把、血管钳1把、长棉签2根、宫颈扩张器（3~7号顺号）1套，小号和中号刮匙各1把，宫腔吸管5号和6号各1支，橡皮管1条，小玻璃瓶2只、无菌手套2副。5ml无菌注射器1个及1%丁卡因1支。

(二) 操作流程(图6-4)

(三) 沟通技巧及要点

1. 向患者解释诊断性刮宫术的目的、方法，嘱检查前排空膀胱。鼓励患者树立信心，以良好的心态合作。

2. 术中陪伴在患者身边，鼓励、安慰患者，指导患者配合检查，消除患者的紧张心理。

3. 术后观察1小时无异常方可离院。术后保持外阴清洁，2周内禁止性生活及盆浴。

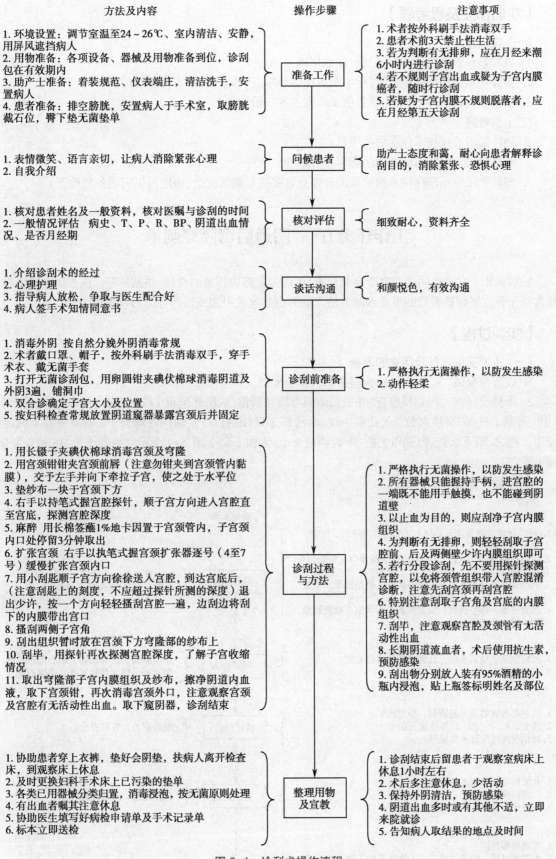

方法及内容　　　　　　　　操作步骤　　　　　　　注意事项

1. 环境设置：调节室温至24～26℃、室内清洁、安静，用屏风遮挡病人
2. 用物准备：各项设备、器械及用物准备到位，诊刮包在有效期内
3. 助产士准备：着装规范、仪表端庄，清洁洗手，安置病人
4. 患者准备：排空膀胱，安置病人于手术室，取膀胱截石位，臀下垫无菌垫单

准备工作

1. 术者按外科刷手法消毒双手
2. 患者术前3天禁止性生活
3. 若为判断有无排卵，应在月经来潮6小时内进行诊刮
4. 若不规则子宫出血或疑为子宫内膜癌者，随时行诊刮
5. 若疑为子宫内膜不规则脱落者，应在月经第五天诊刮

1. 表情微笑、语言亲切，让病人消除紧张心理
2. 自我介绍

问候患者

助产士态度和蔼，耐心向患者解释诊刮目的，消除紧张、恐惧心理

1. 核对患者姓名及一般资料，核对医嘱与诊刮的时间
2. 一般情况评估　病史、T、P、R、BP、阴道出血情况、是否月经期

核对评估

细致耐心，资料齐全

1. 介绍诊刮术的经过
2. 心理护理
3. 指导病人放松，争取与医生配合好
4. 病人签手术知情同意书

谈话沟通

和颜悦色，有效沟通

1. 消毒外阴　按自然分娩外阴消毒常规
2. 术者戴口罩、帽子，按外科刷手法消毒双手，穿手术衣、戴无菌手套
3. 打开无菌诊刮包，用卵圆钳夹碘伏棉球消毒阴道及外阴3遍，铺洞巾
4. 双合诊确定子宫大小及位置
5. 按妇科检查常规放置阴道窥器暴露宫颈后并固定

诊刮前准备

1. 严格执行无菌操作，以防发生感染
2. 动作轻柔

1. 用长镊子夹碘伏棉球消毒宫颈及穹隆
2. 用宫颈钳钳夹宫颈前唇（注意勿钳夹到宫颈管内黏膜），交予左手并向下牵拉子宫，使之处于水平位
3. 垫纱布一块于宫颈下方
4. 右手以持笔式握宫腔探针，顺子宫方向进入宫腔直至宫底，探测宫腔深度
5. 麻醉　用长棉签蘸1%地卡因置于宫颈管内，子宫颈内口处停留3分钟取出
6. 扩张宫颈　右手以执笔式握宫颈扩张器逐号（4至7号）缓慢扩张宫颈内口
7. 用小刮匙顺子宫方向徐徐送入宫腔，到达宫底后，（注意刮匙上的刻度，不应超过探针所测的深度）退出少许，按一个方向轻轻搔刮宫腔一遍，边刮边将刮下的内膜带出宫口
8. 搔刮两侧子宫角
9. 刮出组织暂时放在宫颈下方穹隆部的纱布上
10. 刮毕，用探针再次探测宫腔深度，了解子宫收缩情况
11. 取出穹隆部子宫内膜组织及纱布，擦净阴道内血液，取下宫颈钳，再次消毒宫颈外口，注意观察宫颈及宫腔有无活动性出血。取下窥阴器，诊刮结束

诊刮过程与方法

1. 严格执行无菌操作，以防发生感染
2. 所有器械只能握持手柄，进宫腔的一端既不能用手触摸，也不能碰到阴道壁
3. 以止血为目的，则应刮净子宫内膜组织
4. 为判断有无排卵，则轻轻刮取子宫腔前、后及两侧壁少许内膜组织即可
5. 若行分段诊刮，先不要用探针探测宫腔，以免将颈管组织带入宫腔混淆诊断，注意先刮宫颈再刮宫腔
6. 特别注意刮取子宫角及宫底的内膜组织
7. 刮毕，注意观察宫腔及颈管有无活动性出血
8. 长期阴道流血者，术后使用抗生素，预防感染
9. 刮出物分别放入装有95%酒精的小瓶内浸泡，贴上瓶签标明姓名及部位

1. 协助患者穿上衣裤，垫好会阴垫，扶病人离开检查床，到观察床上休息
2. 及时更换妇科手术床上已污染的垫单
3. 各类已用器械分类归置，消毒浸泡，按无菌原则处理
4. 有出血者嘱其注意休息
5. 协助医生填写好病检申请单及手术记录单
6. 标本立即送检

整理用物及宣教

1. 诊刮结束后留患者于观察室病床上休息1小时左右
2. 术后多注意休息，少活动
3. 保持外阴清洁，预防感染
4. 阴道出血多时或有其他不适，立即来院就诊
5. 告知病人取结果的地点及时间

图6-4　诊刮术操作流程

笔记

【实训作业及思考题】

(一) 实训作业

1. 填写妇科检查内容,规范记录(注意格式)。

2. 填写各类病检申请单;填写标本瓶上标签小票,包括姓名、标本取材部位、编号。

3. 根据本实训模拟案例,完成各项实训报告各一份。

(二) 思考题

1. 妇科常用诊疗技术包括哪些项目?

2. 妇科常用诊疗技术的各项注意事项有哪些?

3. 妇科常用各项诊疗技术的护理配合要点有哪些? 如何配合、协助医生完成各项检查?

工作任务五 阴道后穹隆穿刺术

妇科临床上常需经阴道后穹隆穿刺检查,以确定盆腔内积液的性质、协助诊断。该方法简单可靠,是常用于异位妊娠破裂后的重要诊断方法。同时也是盆腔引流或注药等的治疗手段。

【实训过程】

(一) 主要实训设备及用物的准备

1. 设备与模型 模拟妇科检查室及妇科检查模型。

2. 器械及用物 同妇科检查,外加无菌后穹隆穿刺包:双层外包布 1 块、双层内包布 1 块、治疗巾 1 块、弯盘 1 只(内有纱布数块)、孔巾 1 块、小药杯 2 只(内有 0.5% 碘伏棉球若干)、阴道窥器 1 只、宫颈钳 1 把、长镊子 2 把、卵圆钳 1 把、小玻璃瓶 2 个、无菌手套 2 副、5ml 无菌注射器 1 个、18 号长穿刺针 1 支。

(二) 操作流程(图 6-5)

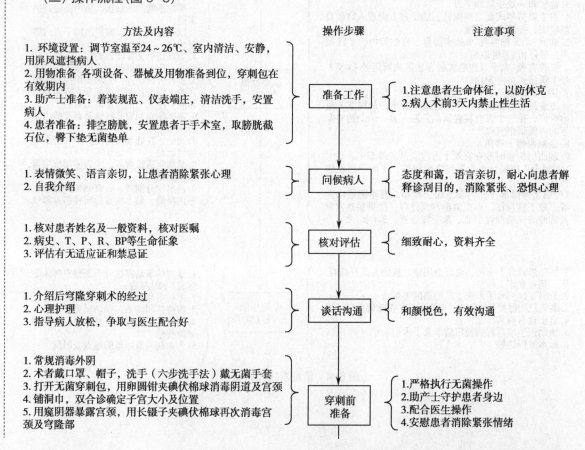

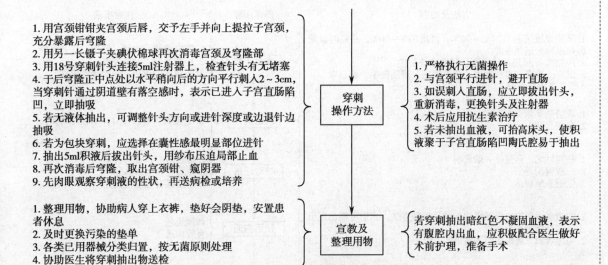

穿刺操作方法
1. 用宫颈钳钳夹宫颈后唇,交予左手并向上提拉子宫颈,充分暴露后穹隆
2. 用另一长镊子夹碘伏棉球再次消毒宫颈及穹隆部
3. 用18号穿刺针头连接5ml注射器上,检查针头有无堵塞
4. 于后穹隆正中点处以水平稍向后的方向平行刺入2~3cm,当穿刺针通过阴道壁有落空感时,表示已进入子宫直肠陷凹,立即抽吸
5. 若无液体抽出,可调整针头方向或进针深度或边退针边抽吸
6. 若为包块穿刺,应选择在囊性感最明显部位进针
7. 抽出5ml积液后拔出针头,用纱布压迫局部止血
8. 再次消毒后穹隆,取出宫颈钳、窥阴器
9. 先肉眼观察穿刺液的性状,再送病检或培养

1. 严格执行无菌操作
2. 与宫颈平行进针,避开直肠
3. 如误刺入直肠,应立即拔出针头,重新消毒,更换针头及注射器
4. 术后应用抗生素治疗
5. 若未抽出血液,可抬高床头,使积液聚于子宫直肠陷凹陶氏腔易于抽出

宣教及整理用物
1. 整理用物,协助病人穿上衣裤,垫好会阴垫,安置患者休息
2. 及时更换污染的垫单
3. 各类已用器械分类归置,按无菌原则处理
4. 协助医生将穿刺抽出物送检

若穿刺抽出暗红色不凝固血液,表示有腹腔内出血,应积极配合医生做好术前护理,准备手术

图6-5　后穹隆穿刺术操作流程

(三) 沟通技巧及要点

1. 术前向患者解释经阴道后穹隆穿刺术的目的、方法,嘱检查前排空膀胱。鼓励患者树立信心,以良好的心态合作。

2. 术中陪伴在患者身边,鼓励、安慰患者,指导患者配合检查,消除患者的紧张心理。

3. 术后卧床休息,保持外阴清洁,如有不适随时告诉医生或护士。

【实训作业及思考题】

(一) 实训作业

1. 填写后穹隆穿刺术经过记录,必要时填写病检申请单及标本瓶签小票。

2. 根据本实训模拟案例,完成实训报告。

(二) 思考题

1. 后穹隆穿刺术的注意事项有哪些?

2. 后穹隆穿刺术护理配合要点有哪些?

工作任务六　输卵管畅通检查

(一) 主要实训设备及用物的准备

1. 模型及设备　妇科检查模型,妇科检查床。

2. 器械及用物　输卵管通液包:通液器1个、阴道窥器1个、压力表1个、弯盘1个、长弯钳1把、卵圆钳1把、宫颈钳1把、宫腔探针1根、长镊子1把、宫颈扩张器1套、20ml注射器各1支、10ml注射器1支;治疗巾1块、治疗洞巾1块、纱布6块、干棉球及长棉签若干。常用药品:输卵管通液术需0.9%氯化钠液20ml或抗生素液(庆大霉素8万U、地塞米松5mg、0.9%氯化钠液20ml);氧气、抢救用品、无菌手套、一次性臀垫、污物桶等。

(二) 操作流程(图6-6)

(三) 沟通技巧及要点

1. 向患者解释输卵管通畅检查的目的、方法,嘱检查前排空膀胱。鼓励患者树立信心,以良好的心态合作。

2. 术中陪伴在患者身边,鼓励、安慰患者,指导患者配合检查,消除其紧张心理。

3. 术后观察1小时无异常方可离院。术后保持外阴清洁,2周内禁止性生活及盆浴,按医嘱酌情服用抗生素预防感染。

方法及内容	操作步骤	注意事项
1. 环境设置:室温至24℃~26℃,湿度50%~60%,必要时设置屏风或隔帘遮挡患者 2. 用物准备:所有药品浓度、剂量准备正确 3. 助产士准备:着装规范、仪表端庄,清洁洗手,戴口罩 4.嘱患者排空膀胱	准备工作	1. 室内清洁、安静、舒适,注意保暖 2. 用物齐全,设备完好 3. 注意床旁遮挡,保护患者隐私
1. 表情微笑亲切 2. 自我介绍	问候病人	护士微笑,有亲和力,不轻浮嬉笑
1. 核对姓名、床位及一般资料 2. 一般情况评估 3. 生殖系统评估	核对评估	1. 细致耐心,资料齐全 2. 注意患者生命体征 3. 生殖器有无急性炎症
1. 向患者说明输卵管畅通检查的目的和方法,术中可能出现出血、输卵管损伤等问题 2. 与患者或家属签知情同意书	谈话沟通	和颜悦色 有效沟通
1. 臀下垫橡胶单和一次性垫巾,协助患者脱去裤子,取膀胱截石位,充分暴露会阴部 2. 操作者站在患者两腿之间	检查前患者体位安置	1. 注意保暖 2. 注意床旁遮挡,保护患者隐私
1. 消毒、铺巾　常规消毒外阴、阴道,铺无菌巾,双合诊检查子宫大小及位置 2. 检查Y型管气囊是否漏气,是否通畅,向导管内推注生理盐水,排空导管内空气 3. 放置阴道窥器暴露宫颈,直视下再次消毒阴道及穹隆部	输卵管通畅检查前操作	1. 输卵管通畅试验应在月经干净后3~7天内进行,术前3天禁止性生活 2. 严格无菌操作
1. 宫颈钳钳夹宫颈前唇 2. 放置宫颈导管于宫颈内,在通气管内注入空气2ml,使气囊与宫颈外口贴紧 3. 注射器抽取0.9%氯化钠液20ml或抗生素液(庆大霉素8万U、地塞米松5mg、0.9%氯化钠液20ml),将注射器连接于宫颈导管,排空导管内气体,缓慢推注液体	输卵管通液术	1. 通液用0.9%氯化钠注射液应加热,温度接近体温,以免冷液体引起输卵管痉挛 2. 通液过程中应使宫颈导管紧贴宫颈外口,防止液体外漏 3. 推注液体时速度不可过快,压力不宜过大,防止因压力过高导致输卵管受损伤或破裂
1. 输卵管通畅:若注入20ml液体阻力,或有阻力但随后阻力消失,液体没有流回注射器,患者无胀痛感,提示输卵管通畅 2. 输卵管堵塞　若注入5ml液体患者即感下腹部胀痛,压力持续升高,停止推注后有液体回流入注射器现象,提示输卵管堵塞 3. 输卵管通而不畅　若推注开始时有阻力,继续加压推注又能推注,提示输卵管有轻度粘连已被分离	输卵管通液结果判定	
1. 取出通液器、宫颈钳,消毒阴道、宫颈,取出阴道窥器 2. 用纱布擦干外阴	输卵管通畅检查后操作	
1. 协助患者穿好衣裤,撤去一次性垫单并整理好床位 2. 术后观察1小时,注意有无腹痛、内出血、胸闷、呼吸困难等症状	输卵管通畅检查后整理	1. 清除污物,通风换气 2. 注意物归原处,清洁消毒以备用
1. 记录输卵管通畅检查时间,有无不适,操作者签名 2. 器械清洗、擦干、打包后送高压灭菌 3. 叮嘱患者术后注意外阴部清洁,酌情应用抗生素预防感染,禁止性生活及盆浴2周	记录、整理及宣教	1. 患者病历整齐 2. 消耗品补齐 3. 进行宣教,让患者能够复述检查后护理的相关知识

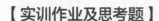

图6-6　输卵管通畅检查操作流程

【实训作业及思考题】

(一)实训作业

根据本模拟案例内容,完成实训报告。

(二)思考题

1. 通过本次实训课,你掌握的内容有哪些?

2. 在操作中出现的问题有哪些?

扫一扫,测一测

思路解析

笔记

【操作技能考核】（表6-1、表6-2、表6-3）

表6-1　妇科检查操作与护理配合评价标准

主考教师＿＿＿＿＿＿　　考试日期＿＿＿年＿＿月＿＿日

项目总分	项目内容	考核内容及技术要求	分值	得分
素质要求 （3分）	报告内容	报告姓名及学号和考核项目	1	
	仪表举止	仪表端庄大方,态度认真和蔼	1	
	服装服饰	服装鞋帽整洁,着装符合要求	1	
操作前准备 （17分）	环境	安静、舒适、门窗关闭、光线适宜、温度24~26℃及湿度50%~60%（口述）	1	
		必要时设置屏风或隔帘遮挡患者（口述）	1	
		相关人员在场（口述）	1	
	用物	备齐各类用物,如消毒阴道窥器、长镊子、无菌长棉签、试管架及小试管,带盖无菌纱布罐3~4个等（口述并操作）	2	
	助产士	修剪指甲,洗手（六步洗手法）、戴口罩	2	
	患者	核对患者信息	2	
		评估患者身体状况	2	
		解释操作的目的,以取得积极配合	3	
		嘱患者排空膀胱,协助其脱去一条裤腿,臀下铺一次性垫单,取膀胱截石位,充分暴露会阴部,注意保暖,必要时屏风遮挡	3	
操作步骤 （70分）	检查者位置	站在患者两腿之间（配合者站在患者身旁）	1	
	妇科检查 （口述＋操作）	戴无菌手套	4	
		外阴检查:视诊、触诊	10	
		阴道窥器的使用及检查内容,方法正确	10	
		提取白带标本,方法正确	10	
		双合诊检查,口述内容完整,方法正确	10	
		三合诊检查	8	
		肛门 – 腹部诊	8	
	操作后护理、填写记录与整理用物	协助患者穿衣裤、扶下检查床（口述）	1	
		器械分类归置、整理检查床（口述）	1	
		规范填写检查记录（格式正确）	4	
		报告操作结束	1	
		提问:由主考教师随机提一个问题	2	
综合评价 （10分）	动作轻巧、协调、正确;操作规范熟练、稳重		6	
	态度和蔼可亲、语言恰当、沟通有效,操作过程体现人文关怀		4	
总分			100	

表 6-2　宫颈脱落细胞学检查操作与护理配合评价标准

主考教师＿＿＿＿＿＿＿＿　　　　　　　　考试日期＿＿＿＿年＿＿月＿＿日

项目总分	项目内容	考核内容及技术要求	分值	得分
素质要求 （3分）	报告内容	报告姓名及学号和考核项目	1	
	仪表举止	仪表端庄大方，态度认真和蔼	1	
	服装服饰	服装鞋帽整洁，着装符合要求	1	
操作前准备 （17分）	环境	安静、舒适、关闭门窗、光线适宜、温度 24~26℃及湿度 50%~60%（口述）	1	
		必要时设置屏风或隔帘遮挡患者（口述）	1	
		相关人员在场（口述）	1	
	用物	备齐各类用物，如无菌小毛刷及刮板、玻片及小试管等（口述并操作）	2	
	助产士	修剪指甲，洗手（六步洗手法）、戴口罩	2	
	患者	核对患者信息	2	
		评估患者身体状况	2	
		解释操作的目的，以取得积极配合	3	
		嘱患者排空膀胱，协助其脱去一条裤腿，臀下铺一次性垫单，取膀胱截石位，充分暴露会阴部，注意保暖	3	
操作步骤 （70分）	操作者位置	站在患者两腿之间（配合者站在患者身旁）	1	
	脱落细胞检查 （口述＋操作）	戴无菌手套	4	
		阴道窥器的使用及检查方法	10	
		宫颈刮板取材，方法正确	12	
		推玻片，操作正确（口述注意事项）	12	
		宫颈刷取材操作，方法正确	12	
		小试管内涮洗小毛刷，方法正确	10	
	操作后护理、整理用物与填写记录	协助患者穿衣裤、扶下检查床（口述）	1	
		器械分类归置、整理检查床（口述）	1	
		填写病理检查申请单、标本玻片、小试管标签（格式正确）	4	
		报告操作结束	1	
		提问：由主考教师随机提一个问题	2	
综合评价 （10分）	动作轻巧、协调、正确；操作规范熟练、稳重		6	
	态度和蔼可亲，语言恰当、沟通有效，操作过程体现人文关怀		4	
总分			100	

表 6-3　阴道后穹隆穿刺术与护理配合评分标准

主考教师_____　　　　　　　　　考试日期_____年___月___日

项目总分	项目内容	考核内容及技术要求	分值	得分
素质要求 (3分)	报告内容	报告姓名及学号和考核项目	1	
	仪表举止	仪表端庄大方,态度认真和蔼	1	
	服装服饰	服装鞋帽整洁,着装符合要求	1	
操作前准备 (17分)	环境	安静、舒适、门窗关闭、光线适宜、温度 24~26℃及湿度 50%~60%(口述)	1	
		必要时设置屏风或隔帘遮挡患者(口述)	1	
		相关人员在场(口述)	1	
	用物	备齐后穹隆穿刺术各类用物,如穿刺包等(口述并操作)	2	
	助产士	修剪指甲,洗手(六步洗手法)、戴口罩	2	
	患者	核对患者信息	2	
		评估患者身体状况	2	
		解释操作的目的,以取得积极配合	2	
		协助患者脱去一条裤腿,臀下铺一次性垫单,取膀胱截石位,充分暴露会阴部,注意保暖	2	
		外阴冲洗消毒后垫无菌治疗巾(口述)	2	
操作步骤 (70分)	操作者位置	站在患者两腿之间(配合者站在患者身旁)	1	
	后穹隆穿刺术 (口述+操作)	检查物品消毒时间,摆放有序	2	
		打开无菌穿刺包外包布	2	
		打开无菌穿刺包内包布	2	
		戴无菌手套,方法正确	2	
		用卵圆钳夹碘伏棉球消毒阴道及外阴,方法正确	4	
		铺洞巾方法正确	2	
		双合诊确定子宫大小及位置	2	
		阴道窥器的使用,暴露宫颈	2	
		再次消毒宫颈及穹隆部,方法正确	7	
		宫颈钳的使用正确,夹宫颈后唇,充分暴露后穹隆	10	
		再次消毒宫颈及穹隆部,方法正确	7	
		用 18 号穿刺针头连接 5ml 注射器,穿刺方法正确	10	
		抽出 5ml 液体后拨出针头,局部压迫止血,方法正确	4	
		再次消毒后穹隆,取出宫颈钳、阴道窥器	2	
		肉眼观察穿刺抽出液的性状,姿势手法正确	2	
	操作后护理、填写记录与整理用物	穿刺完毕,如需手术立即进行术前准备,将患者送往手术室。如需留标本病检,立即送病理科(口述)	1	
		清点器械,整理用物,分类归置、整理检查床(口述)	1	
		填写穿刺术记录单,必要时留标本送检(格式正确)	4	
		报告操作结束	1	
		提问:由主考教师随机提一个问题	2	

续表

项目总分	项目内容	考核内容及技术要求	分值	得分
综合评价 （10分）	动作轻巧、协调、正确;操作规范熟练、稳重		6	
	态度和蔼可亲、语言恰当、沟通有效,操作过程体现人文关怀		4	
总分			100	

（洪丽霞　金庆跃　叶芬）

实训项目七　妇科常用护理技术

　　妇科常用护理技术是妇产科护理工作中最常用的技术,属于专科技术。通过本项目的学习使学生熟悉妇科常用护理技术的目的和适应证,熟练掌握操作方法、步骤及要领。本章学习内容包括会阴擦洗、阴道擦洗、会阴部湿热敷、阴道或宫颈上药、坐浴。

【技能训练目标】

　　1. 能准确掌握会阴擦洗、阴道擦洗、会阴部湿热敷、阴道或宫颈上药、坐浴等妇产科护理操作方法。

　　2. 能说出各项妇科常用护理技术的护理措施和注意事项。

　　3. 要求学生端正态度,操作准确轻柔,流程清晰、动作规范。对患者关心、体贴、态度亲切。

【技能训练内容】

　　1. 会阴擦洗的物品准备、操作及护理配合。

　　2. 阴道擦洗的物品准备、操作及护理配合。

　　3. 会阴部湿热敷的物品准备、操作及护理配合。

　　4. 阴道或宫颈上药的物品准备、操作及护理配合。

　　5. 坐浴的物品准备、操作及护理配合。

【实施设计及安排】

　　1. 建设妇科模拟仿真病房和治疗室,在妇科检查模型上进行演示及操作训练。

　　2. 先组织学生观看会阴擦洗操作视频,再由教师提出实训要求。

　　3. 教师按操作标准示教,学生 3~4 位一组在模型上练习,教师巡回指导。

　　4. 安排学生课间去实习医院妇科病房见习。

工作任务一　会　阴　擦　洗

　　会阴擦洗,适用分娩后会阴有伤口者,急性外阴炎患者,妇产科术后留置尿管者,会阴、阴道手术前后患者,长期阴道流血患者,长期卧床生活不能自理者,达到保持外阴清洁舒适,预防会阴伤口感染及促进伤口愈合,防止会阴部各邻近器官的病原体交叉传播的目的。

　　(一) 主要实训设备及用物的准备

　　1. 模型及设备　妇科检查床、妇科检查模型。

111

2. 器械及用物　会阴擦洗盘1个,消毒弯盘2个、无菌长镊或无菌卵圆钳2把、无菌干纱布2块、医嘱卡,浸有0.02%碘伏溶液或1∶5 000高锰酸钾溶液无菌棉球若干,橡胶中单1块,一次性臀垫1块,一次性手套1副,便盆1个(图7-1)。

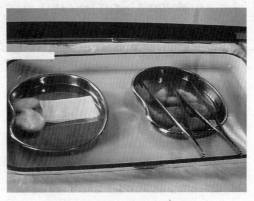

图 7-1　会阴擦洗用物

（二）操作流程(图7-2)

方法及内容	操作步骤	注意事项
1. 环境设置:室温24～26℃,湿度50%～60%,设置屏风或隔帘遮挡患者 2.用物准备:0.02%碘伏溶液或1:5000高锰酸钾溶液 3.助产士准备:修剪指甲,洗手(六步洗手法),戴口罩	准备工作	1. 助产士着装规范、仪表端庄 2. 室内清洁、安静、舒适 3. 用物齐全,设备完好
1. 表情亲切 2. 自我介绍	问候患者	助产士微笑有亲和力,不轻浮嬉笑
1. 核对姓名、床位及一般资料 2. 一般情况评估 3. 会阴切口及产后恶露情况	核对评估	1. 细致耐心,资料齐全 2. 注意患者生命体征 3. 会阴切口有无红肿、分泌物及愈合情况。产后者需观察恶露情况
与患者及家属谈话,解释会阴擦洗的目的及方法,可能出现的不适,以取得积极配合	谈话沟通	和颜悦色,有效沟通
1. 臀下垫橡胶中单和一次性臀垫,协助患者脱去裤子,取膀胱截石位,充分暴露会阴部 2. 助产士站在患者两腿之间	患者体位及助产士位置	1. 注意保暖 2. 注意床旁遮挡,保护患者隐私
1. 操作者戴一次性手套,将会阴擦洗盘置于床边,一只手用无菌长镊或无菌卵圆钳持药液棉球,另一只手持另一把长镊或卵圆钳夹住擦洗 2. 擦洗三遍　第1遍,擦洗顺序为:阴阜→左侧大腿内上1/3→右侧大腿内上1/3→左侧大阴唇→右侧大阴唇→左侧小阴唇→右侧小阴唇→会阴及肛周,擦洗按由外向内、自上而下进行。第2遍,擦洗顺序为:左侧小阴唇→右侧小阴唇→左侧大阴唇→右侧大阴唇→阴阜→左侧大腿内上1/3→右侧大腿内上1/3→会阴及肛周,擦洗按自内向外、由上至下进行,第3遍,擦洗顺序同第2遍。每擦一个部位要更换一块药液棉球,以防出现交叉污染 3. 擦洗完毕,撤去便盆,用无菌干纱布拭干外阴,顺序由内向外	会阴擦洗	1. 如有会阴伤口,应以伤口为中心向外擦洗 2. 按顺序擦洗不留空隙 3. 会阴污垢或血迹较多时,可酌情增加擦洗次数。产后或会阴手术患者便后要进行擦洗 4. 有留置尿管者,擦洗时应注意导尿管是否通畅,避免打结或脱落 5. 注意无菌操作,每次消毒范围不超出前一次范围

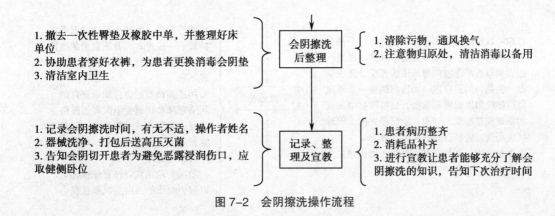

1. 撤去一次性臀垫及橡胶中单，并整理好床单位
2. 协助患者穿好衣裤，为患者更换消毒会阴垫
3. 清洁室内卫生

会阴擦洗后整理

1. 清除污物，通风换气
2. 注意物归原处，清洁消毒以备用

1. 记录会阴擦洗时间，有无不适，操作者姓名
2. 器械洗净、打包后送高压灭菌
3. 告知会阴切开患者为避免恶露浸润伤口，应取健侧卧位

记录、整理及宣教

1. 患者病历整齐
2. 消耗品补齐
3. 进行宣教让患者能够充分了解会阴擦洗的知识，告知下次治疗时间

图 7-2　会阴擦洗操作流程

工作任务二　阴 道 擦 洗

阴道擦洗适用于阴道宫颈上药前清洁阴道及妇科手术前常规阴道准备，达到减少阴道分泌物，缓解局部充血，使阴道和宫颈保持清洁，控制和治疗炎症，避免子宫切除过程中阴道与盆腔相通时细菌或病原体进入盆腔引起感染的目的。

【实训过程】

(一) 主要实训设备及用物的准备

1. 模型及设备　同本实训项目之工作任务一"会阴擦洗"。

2. 器械及用品　阴道窥器 1 个、消毒弯盘 2 个、无菌长镊或无菌卵圆钳 2 把、无菌干棉球 2 个、无菌干纱布 2 块、医嘱卡，浸有 0.5% 碘伏溶液或 1：5000 高锰酸钾溶液无菌棉球若干个，一次性臀垫 1 块、橡胶中单 1 块，治疗巾 1 块，一次性手套 1 副，便盆 1 个。

(二) 操作流程 (图 7-3)

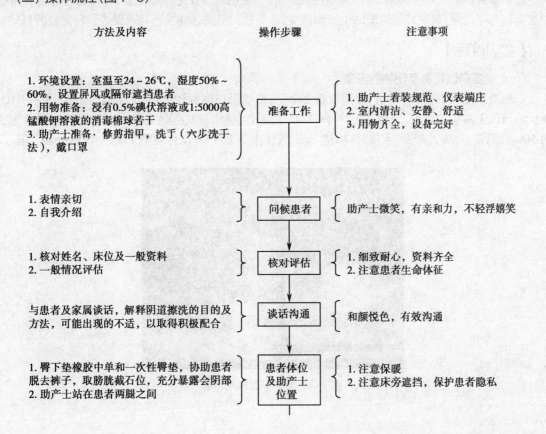

方法及内容　　　　　操作步骤　　　　　注意事项

1. 环境设置：室温至24～26℃，湿度50%～60%，设置屏风或隔帘遮挡患者
2. 用物准备：浸有0.5%碘伏溶液或1:5000高锰酸钾溶液的消毒棉球若干
3. 助产士准备·修剪指甲，洗于（六步洗手法），戴口罩

准备工作

1. 助产士着装规范、仪表端庄
2. 室内清洁、安静、舒适
3. 用物齐全，设备完好

1. 表情亲切
2. 自我介绍

问候患者

助产士微笑，有亲和力，不轻浮嬉笑

1. 核对姓名、床位及一般资料
2. 一般情况评估

核对评估

1. 细致耐心，资料齐全
2. 注意患者生命体征

与患者及家属谈话，解释阴道擦洗的目的及方法，可能出现的不适，以取得积极配合

谈话沟通

和颜悦色，有效沟通

1. 臀下垫橡胶中单和一次性臀垫，协助患者脱去裤子，取膀胱截石位，充分暴露会阴部
2. 助产士站在患者两腿之间

患者体位及助产士位置

1. 注意保暖
2. 注意床旁遮挡，保护患者隐私

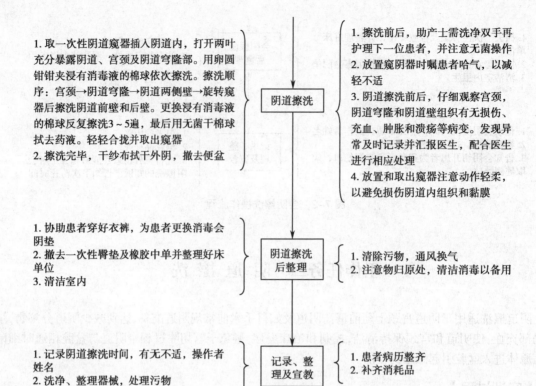

1. 取一次性阴道窥器插入阴道内，打开两叶充分暴露阴道、宫颈及阴道穹隆部。用卵圆钳夹浸有消毒液的棉球依次擦洗。擦洗顺序：宫颈→阴道穹隆→阴道两侧壁→旋转窥器后擦洗阴道前壁和后壁。更换浸有消毒液的棉球反复擦洗3~5遍，最后用无菌干棉球拭去药液。轻轻合拢并取出窥器
2. 擦洗完毕，干纱布拭干外阴，撤去便盆

阴道擦洗

1. 擦洗前后，助产士需洗净双手再护理下一位患者，并注意无菌操作
2. 放置窥阴器时嘱患者哈气，以减轻不适
3. 阴道擦洗前后，仔细观察宫颈，阴道穹隆和阴道壁组织有无损伤、充血、肿胀和溃疡等病变。发现异常及时记录并汇报医生，配合医生进行相应处理
4. 放置和取出窥器注意动作轻柔，以避免损伤阴道内组织和黏膜

1. 协助患者穿好衣裤，为患者更换消毒会阴垫
2. 撤去一次性臀垫及橡胶中单并整理好床单位
3. 清洁室内

阴道擦洗后整理

1. 清除污物，通风换气
2. 注意物归原处，清洁消毒以备用

1. 记录阴道擦洗时间，有无不适，操作者姓名
2. 洗净、整理器械，处理污物

记录、整理及宣教

1. 患者病历整齐
2. 补齐消耗品

图 7-3 阴道擦洗操作流程

工作任务三 会阴部湿热敷

会阴部湿热敷常用于会阴水肿、陈旧性血肿、伤口硬结及早期感染的患者，可促进局部血液循环，加速局部新陈代谢，刺激局部组织的生长和修复，从而达到消炎、消肿、止痛及促进伤口愈合的目的。

【实训过程】

(一) 主要实训设备及用物的准备

妇科检查床、妇科检查模型、无菌弯盘2个、无菌长镊或卵圆钳2把、无菌纱布若干，浸有0.02%碘伏溶液的无菌棉球若干，医用凡士林(图7-4)、热源袋(热水袋或电热宝等)、红外线灯、医嘱卡、煮热的50%硫酸镁、95%乙醇等、水温计、棉垫1块、橡胶中单1块、一次性臀垫1块、一次性手套1副。

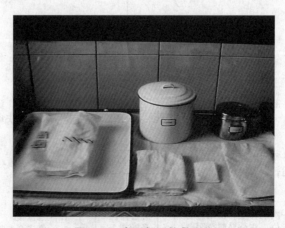

图 7-4 会阴部湿热敷用物

（二）操作流程（图7-5）

方法及内容	操作步骤	注意事项
1. 环境设置：室温24～26℃，湿度50%～60%，必要时设置屏风或隔帘遮挡患者 2. 用物准备：0.5%碘伏溶液或1:5000高锰酸钾溶液；煮热的50%硫酸镁或95%酒精 3. 护士准备：修剪指甲，洗手（六步洗手法），戴口罩	准备工作	1. 助产士着装规范、仪表端庄 2. 室内清洁、安静、舒适 3. 用物齐全，设备完好
1. 表情亲切 2. 自我介绍	问候患者	助产士微笑有亲和力，不轻浮嬉笑
1. 核对姓名、床位及一般资料 2. 一般情况评估	核对评估	1. 细致耐心，资料齐全 2. 注意患者生命体征
与患者及家属谈话，解释会阴湿热敷的目的及方法，可能出现的不适，以取得积极配合	谈话沟通	和颜悦色，有效沟通
1. 臀下垫橡胶单和一次性臀垫，协助患者脱去裤子，取膀胱截石位，充分暴露会阴部 2. 助产士站在患者两腿之间	患者体位及助产士位置	1. 注意保暖 2. 注意床旁遮挡，保护患者隐私
1. 常规行会阴擦洗 2. 热敷部位先涂一薄层凡士林，盖上纱布。在纱布上面再敷上浸有热敷溶液的温纱布，外面盖上棉布垫起到保温作用 3. 1次热敷约15～30分钟 4. 每3～5分钟更换热敷料1次，也可用热源袋放在棉布垫外，以延长更换热敷料的时间。也可用红外线灯照射，将灯头移至会阴上方或侧方，连接电源、打开开关，调节灯距（一般距离20cm），以患者感觉温热为宜 5. 热敷完毕，撤去敷布，观察热敷部位皮肤，用干纱布拭去凡士林	会阴湿热敷	1. 湿热敷温度一般为41～48℃。湿热敷面积应是病损范围的2倍 2. 定时检查热源袋的完好性，防止烫伤 3. 对休克、昏迷、虚脱和术后感觉不灵敏患者应多加注意 4. 在热敷过程中，注意保暖，避免受凉，护理人员应随时评价热敷效果 5. 严格进行无菌操作，使用物品、凡士林要消毒，热敷后伤口换药，以防感染
1. 协助患者穿好衣裤，为患者更换消毒会阴垫 2. 撤去臀下垫单并整理好床单位 3. 清洁室内	会阴湿热敷后整理	1. 清除污物，通风换气 2. 注意物归原处，清洁消毒以备用
1. 记录治疗时间，有无不适，操作者姓名 2. 器械清洗、打包消毒	记录、整理及宣教	1. 告知患者下次治疗时间 2. 患者病历整齐，消耗品补齐

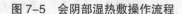

图7-5　会阴部湿热敷操作流程

工作任务四 阴道或宫颈上药

阴道或宫颈上药,适用于各种阴道炎、子宫颈炎或术后阴道残端炎症的治疗,达到治疗各种阴道炎和宫颈炎的目的。

(一) 主要实训设备及用物的准备

1. 模型及设备 妇科检查床、妇科检查模型。

2. 器械及用品 阴道灌洗用物 1 套、阴道窥器、无菌干棉球、长镊子、无菌长棉签、带尾线的无菌大棉球或纱布及有关药品。橡胶中单 1 块,一次性臀垫 1 块、一次性手套 1 副。

(二) 操作流程(图 7-6)

视频:
阴道或宫颈
上药

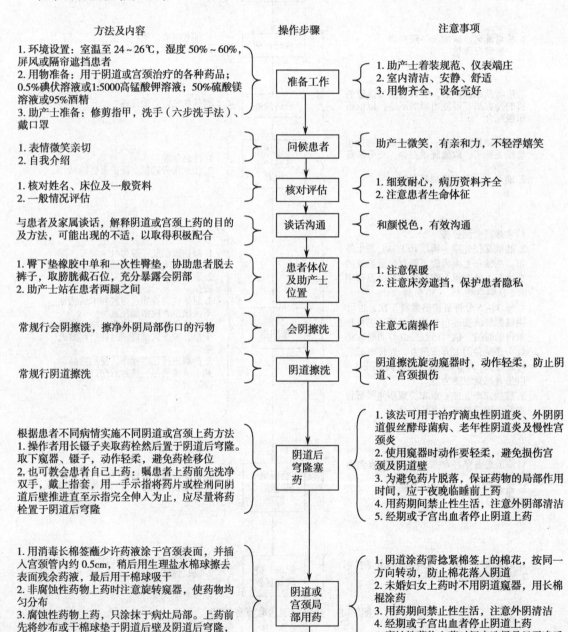

方法及内容	操作步骤	注意事项
1. 环境设置:室温至 24～26℃,湿度 50%～60%,屏风或隔帘遮挡患者 2. 用物准备:用于阴道或宫颈治疗的各种药品;0.5%碘伏溶液或1:5000高锰酸钾溶液;50%硫酸镁溶液或95%酒精 3. 助产士准备:修剪指甲,洗手(六步洗手法)、戴口罩	准备工作	1. 助产士着装规范、仪表端庄 2. 室内清洁、安静、舒适 3. 用物齐全,设备完好
1. 表情微笑亲切 2. 自我介绍	问候患者	助产士微笑,有亲和力,不轻浮嬉笑
1. 核对姓名、床位及一般资料 2. 一般情况评估	核对评估	1. 细致耐心,病历资料齐全 2. 注意患者生命体征
与患者及家属谈话,解释阴道或宫颈上药的目的及方法,可能出现的不适,以取得积极配合	谈话沟通	和颜悦色,有效沟通
1. 臀下垫橡胶中单和一次性臀垫,协助患者脱去裤子,取膀胱截石位,充分暴露会阴部 2. 助产士站在患者两腿之间	患者体位及助产士位置	1. 注意保暖 2. 注意床旁遮挡,保护患者隐私
常规行会阴擦洗,擦净外阴局部伤口的污物	会阴擦洗	注意无菌操作
常规行阴道擦洗	阴道擦洗	阴道擦洗旋动窥器时,动作轻柔,防止阴道、宫颈损伤
根据患者不同病情实施不同阴道或宫颈上药方法 1. 操作者用长镊子夹取药栓然后置于阴道后穹隆。取下窥器、镊子,动作轻柔,避免药栓移位 2. 也可教会患者自己上药:嘱患者上药前先洗净双手,戴上指套,用一手示指将药片或栓剂向阴道后壁推进直至示指完全伸入为止,应尽量将药栓置于阴道后穹隆	阴道后穹隆塞药	1. 该法可用于治疗滴虫性阴道炎、外阴阴道假丝酵母菌病、老年性阴道炎及慢性宫颈炎 2. 使用窥器时动作要轻柔,避免损伤宫颈及阴道壁 3. 为避免药片脱落,保证药物的局部作用时间,应于夜晚临睡前上药 4. 用药期间禁止性生活,注意外阴部清洁 5. 经期或子宫出血者停止阴道上药
1. 用消毒长棉签蘸少许药液涂于宫颈表面,并插入宫颈管内约 0.5cm,稍后用生理盐水棉球擦去表面残余药液,最后用干棉球吸干 2. 非腐蚀性药物上药时注意旋转窥器,使药物均匀分布 3. 腐蚀性药物上药,只涂抹于病灶局部。上药前先将纱布或干棉球垫于阴道后壁及阴道后穹隆,预防药液向下流灼伤正常组织。应先涂抹宫颈上唇,再涂抹下唇,最后宫颈外口	阴道或宫颈局部用药	1. 阴道涂药需捻紧棉签上的棉花,按同一方向转动,防止棉花落入阴道 2. 未婚妇女上药时不用阴道窥器,用长棉棍涂药 3. 用药期间禁止性生活,注意外阴清洁 4. 经期或子宫出血者停止阴道上药 5. 腐蚀性药物上药时间应选择月经干净后3～7天内进行

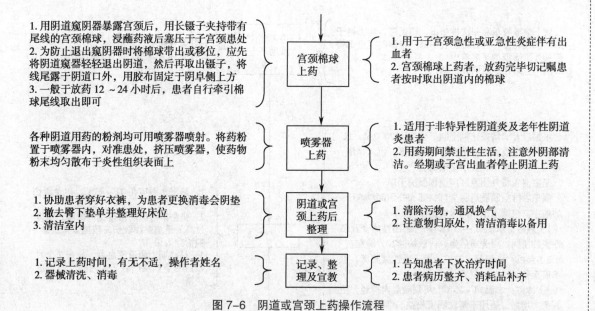

图 7-6　阴道或宫颈上药操作流程

工作任务五　坐　　浴

坐浴,适用于治疗或辅助治疗外阴炎、阴道炎,子宫脱垂,外阴、阴道手术前的准备,会阴切口愈合不良,达到清洁外阴,消除炎症利于组织修复的目的。

(一) 主要实训设备及用物的准备

1. 设备　坐浴椅及坐浴盆。

2. 器械及用品　坐浴盆 1 个,坐浴椅 1 个,高度 30cm;无菌纱布数块,水温计,坐浴溶液 1000~2000ml(温度 41~43℃),常用坐浴溶液:①滴虫性阴道炎:常用 1% 乳酸溶液或 0.5% 醋酸溶液,1:5000 高锰酸钾溶液。②外阴阴道假丝酵母菌病:常用 2%~4% 碳酸氢钠溶液。③老年性阴道炎:常用 0.5%~1% 乳酸溶液。④外阴炎及其他非特异性阴道炎、外阴阴道手术的术前准备:常用 1:5000 高锰酸钾溶液,1:1000 苯扎溴铵(新洁尔灭)溶液,0.02% 碘伏溶液,中成药液如洁尔阴溶液等。

(二) 操作流程(图 7-7)

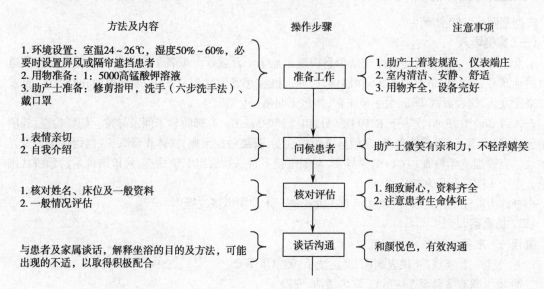

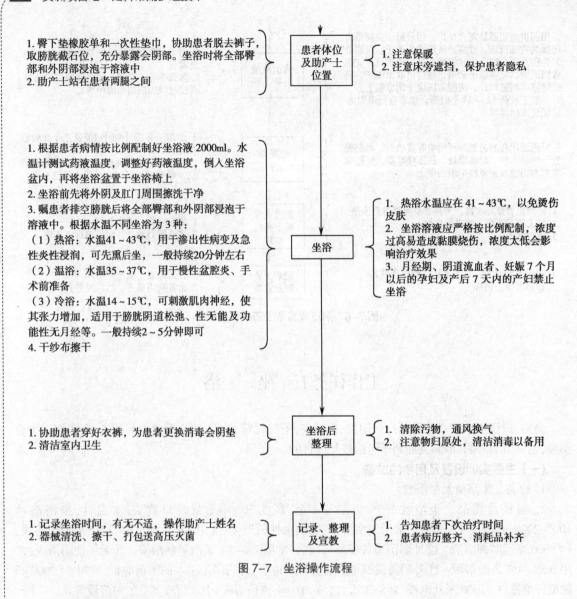

1. 臀下垫橡胶单和一次性垫巾，协助患者脱去裤子，取膀胱截石位，充分暴露会阴部。坐浴时将全部臀部和外阴部浸泡于溶液中
2. 助产士站在患者两腿之间

患者体位及助产士位置

1. 注意保暖
2. 注意床旁遮挡，保护患者隐私

1. 根据患者病情按比例配制好坐浴液 2000ml。水温计测试药液温度，调整好药液温度，倒入坐浴盆内，再将坐浴盆置于坐浴椅上
2. 坐浴前先将外阴及肛门周围擦洗干净
3. 嘱患者排空膀胱后将全部臀部和外阴部浸泡于溶液中。根据水温不同坐浴为 3 种：
（1）热浴：水温41～43℃，用于渗出性病变及急性炎性浸润，可先擦后坐，一般持续20分钟左右
（2）温浴：水温35～37℃，用于慢性盆腔炎、手术前准备
（3）冷浴：水温14～15℃，可刺激肌肉神经，使其张力增加，适用于膀胱阴道松弛、性无能及功能性无月经等。一般持续2～5分钟即可
4. 干纱布擦干

坐浴

1. 热浴水温应在 41～43℃，以免烫伤皮肤
2. 坐浴溶液应严格按比例配制，浓度过高易造成黏膜烧伤，浓度太低会影响治疗效果
3. 月经期、阴道流血者、妊娠 7 个月以后的孕妇及产后 7 天内的产妇禁止坐浴

1. 协助患者穿好衣裤，为患者更换消毒会阴垫
2. 清洁室内卫生

坐浴后整理

1. 清除污物，通风换气
2. 注意物归原处，清洁消毒以备用

1. 记录坐浴时间，有无不适，操作助产士姓名
2. 器械清洗、擦干、打包送高压灭菌

记录、整理及宣教

1. 告知患者下次治疗时间
2. 患者病历整齐、消耗品补齐

图 7-7　坐浴操作流程

【典型案例仿真实训】

典型案例一　阴道擦洗

（一）案例导入

王女士,52 岁,G₄P₂,因发现性交后少量阴道出血 1 个月就诊。患者 1 个月前发现性交后有阴道少量出血现象,有时白带有血丝,不伴腹痛、腹胀。既往患慢性宫颈炎 5 年,未重视,间断治疗。自发病以来无发热,饮食睡眠尚可,大小便正常,体重无明显变化。

查体:T 36.7℃,P 80 次/分,R 19 次/分,BP 135/80mmHg,心肺听诊未闻及异常。妇科检查:外阴已婚已产式,阴道畅,阴道壁光滑,宫颈呈糜烂样改变,有接触性出血,宫体正常大,双侧附件未触及异常包块。宫颈细胞学检查(TCT)结果异常,在阴道镜下行宫颈活组织学检查,病检结果示宫颈鳞状细胞癌。定于 1 周后行子宫切除术。

小李作为责任助产士,你应该如何对王女士进行术前阴道擦洗操作?

（二）仿真实训

流程一　准备

1. **助产士**　着装规范、仪表端庄,清洁洗手、戴口罩手套。

2. **环境**　调节室温至 24~26℃,室内清洁、安静。

3. **用物准备**　阴道窥器 1 个、消毒弯盘 2 个、无菌长镊或无菌卵圆钳 2 把、纱球、无菌干纱布 2 块、

医嘱卡。浸有 0.5% 碘伏溶液或 1 ∶ 5000 高锰酸钾溶液的无菌棉球若干个,一次性臀垫 1 块、橡胶中单 1 块,治疗巾 1 块,无菌手套 1 副,便盆 1 个。

流程二　问候、核对、评估及解说

1. 问候患者(表情微笑、有亲和力) "您好! 我是助产士小李,今天由我为您服务。"

2. 核对(面带微笑) "请问您是王女士吗? 住第几床? "

3. 评估

(1)整理病历记录单、了解患者一般情况及病史过程。

(2)一般情况评估:病史、体检、T、P、R、BP、饮食、休息等。体温 36.7℃、脉搏 80 次 / 分、呼吸 19 次 / 分、血压 135/80mmHg,心肺听诊未闻及异常。

(3)妇科情况:外阴已婚已产式,阴道通畅,阴道壁光滑,宫颈呈糜烂样改变,有接触性出血,宫体正常大,双侧附件未触及异常包块。宫颈细胞学检查(TCT)结果异常,阴道镜下取宫颈活组织进行病理学检查,结果示宫颈鳞状细胞癌,定于 1 周后行子宫切除术。

4. 解说(对患者及家属)　向患者说明阴道擦洗的目的和方法,可能出现的不适,消除患者顾虑,取得患者的配合。

流程三　阴道擦洗

1. 操作前准备　嘱患者排空膀胱,脱下一条裤腿,协助患者取膀胱截石位,充分暴露会阴,为患者臀下垫橡胶中单和一次性臀垫,臀下放便盆。床旁隔帘遮挡,保护患者隐私。

2. 阴道擦洗　操作者戴一次性手套,将阴道擦洗盘置于床边,用消毒卵圆钳钳夹碘伏棉球,反复擦洗会阴部,擦净污物。取一次性阴道窥器轻柔插入阴道内,打开两叶充分暴露阴道、宫颈及阴道穹隆部。用卵圆钳钳夹浸有消毒液的棉球依次擦洗宫颈、阴道穹隆及阴道两侧壁,旋转窥器继续擦洗阴道前壁和后壁。更换碘伏棉球反复擦洗 3~5 遍后用无菌干棉球拭去药液,合拢并取出窥器。擦洗完毕,撤去便盆,用无菌干纱布拭干外阴。

3. 操作后处理　协助患者穿好衣裤,为患者更换消毒会阴垫,撤去一次性垫单并整理好床单位。

流程四　整理、记录及宣教

1. 整理　将器械洗净、擦干、打包后高压灭菌。补齐消耗品。

2. 记录　实施擦洗的时间,操作者姓名,患者有无不适等。

3. 健康宣教　放置阴道窥器时嘱患者哈气,以减轻不适。

4. 清洁室内卫生,清除污物,通风消毒。

(三) 沟通技巧及要点

1. 向患者解释会阴擦洗的目的和方法,消除患者顾虑,取得患者的积极配合。

2. 做好健康宣教,告知会阴切开患者为避免恶露浸润伤口,应取健侧卧位。告知患者拔除尿管后应尽早下床活动。

典型案例二　会阴擦洗及湿热敷

(一)案例导入

刘女士,29 岁,G_2P_0,妊娠 39^{+4} 周,阵发性腹痛 2 小时入院。于 2017 年 8 月 29 日 18 :25 顺娩一男婴,新生儿体重 3850g。分娩过程中行会阴侧切术,产后软产道检查未见裂伤,行会阴切口缝合。产妇产后留产房观察 2 小时后无异常,送回母婴同室病房休养。

产后 1 日,查体:T 36.6℃、P 75 次 / 分、R 18 次 / 分、BP 120/80mmHg,心肺听诊正常。宫底平脐,恶露色红,量中等,会阴水肿。产后第 6 日,查体:T 37.2℃、P 80 次 / 分、R 16 次 / 分、BP 120/80mmHg,心肺听诊正常,腹软,子宫底位于耻骨联合上 3 横指,恶露淡红,量中等,会阴缝合伤口稍红肿,产妇自述伤口疼痛。

小陈作为责任护士,应该对产妇刘女士实施哪些护理操作?

(二)仿真实训

流程一　准备

1. 助产士着装规范、仪表端庄,清洁洗手、戴口罩、手套。

2. 环境　调节室温至 24~26℃,室内清洁、安静。

3. 用物准备　见本实训项目之工作任务三"会阴部湿热敷"。

流程二　问候、核对、评估及解说

1. 问候患者(面带微笑、有亲和力)"您好! 我是助产士小陈,今天由我为您服务。"

2. 核对(面带微笑)"请问您是刘女士吗? 住第几床?"

3. 评估

(1) 整理病历记录单、了解产妇一般情况及病史过程。

(2) 一般情况评估:病史、体检、T、P、R、BP、饮食、休息等。

(3) 产后情况:产后 1 日,宫底平脐,恶露色红,量中等,会阴水肿。产后第 6 日,子宫底位于耻骨联合上 3 横指,恶露淡红,量中等,会阴缝合伤口稍红肿,产妇自述伤口疼痛。

4. 解说(对产妇及家属)　向患者说明会阴擦洗、会阴湿热敷的目的、方法、步骤及可能出现的不适,消除患者顾虑,取得患者的配合。

流程三　会阴部湿热敷(包括会阴擦洗)

1. 操作前准备　臀下垫橡胶中单和一次性臀垫,协助患者脱去裤子,取膀胱截石位,充分暴露会阴部。助产士站在患者两腿之间。注意保暖、床旁遮挡及保护患者隐私。

2. 会阴擦洗　先常规进行会阴擦洗,擦净外阴污物。操作者戴一次性手套,将会阴擦洗盘置于床边,用消毒卵圆钳持药液棉球擦净外阴。

3. 会阴湿热敷　热敷部位先涂一薄层凡士林,盖上纱布。再轻轻敷上浸有热敷溶液的温纱布,外面覆盖棉布垫保温。每 3~5 分钟更换热敷垫 1 次,每次热敷时间为 15~30 分钟。或将热源袋置于棉布垫外,以延长更换敷料的时间,也可用红外线灯照射,照射距离为 20cm,以患者感觉温热为宜。热敷完毕,撤去敷布,观察热敷部位皮肤,用干纱布拭净凡士林。

4. 操作后处理　撤去一次性臀垫及橡胶中单,协助患者穿好衣裤,为患者更换消毒会阴垫,整理好床单位,洗净双手。

流程四　整理、记录及宣教

1. 整理　将器械洗净、擦干、打包后高压灭菌;将一次性用品丢弃。

2. 记录　实施各项操作的时间,操作助产士姓名,患者有无不适等。

3. 健康宣教(微笑亲切)　告知会阴侧切患者为避免恶露浸润伤口,应取健侧卧位。指导产妇使用消毒会阴垫并及时更换,以防感染。

4. 污物处理,搞好产房卫生,通风消毒。

(三) 沟通技巧及要点

1. 向患者解释阴道擦洗的目的和方法,消除患者顾虑,取得患者的积极配合。

2. 做好宣教,在放置阴道窥器时,嘱患者哈气,以减轻不适。

3. 向患者及家属解释会阴部湿热敷的目的及操作方法,取得患者的积极配合。

4. 解释会阴部湿热敷可能出现的不适,鼓励其积极配合操作。

【实训作业及思考题】

(一) 实训作业

根据本模拟案例内容,完成实训报告。

(二) 思考题

1. 通过本次实训课你掌握了哪些知识?

2. 请总结一下在操作中出现的问题有哪些?

扫一扫,测一测

思路解析

【操作技能考核】(表 7-1、表 7-2、表 7-3、表 7-4、表 7-5)

表 7-1 会阴擦洗操作评分标准

主考教师_____   考试日期____年____月____日

项目总分	项目内容	考核内容及技术要求	分值	得分
素质要求 (3分)	报告内容	报告考核者学号及考核项目	1	
	仪表举止	仪表端庄大方,态度认真和蔼	1	
	服装服饰	服装鞋帽整洁,着装符合要求	1	
操作前 准备 (17分)	环境	环境安静、舒适、关闭门窗、光线适宜、温度 24℃~26℃及湿度 50%~60%(口述)	1	
		必要时设置屏风或隔帘遮挡产妇患者(口述)	2	
	用物	备齐用物,碘伏浓度正确或高锰酸钾溶液浓度正确	2	
	助产士	修剪指甲,洗手(六步洗手法)、戴口罩	2	
	患者	核对患者,评估患者身体状况	2	
		产后患者评估会阴切口及产后恶露情况	2	
		解释操作的目的,以取得积极配合	3	
		协助患者脱去裤子,铺橡胶中单和一次性臀垫,取膀胱截石位,充分暴露会阴部,注意保暖	3	
操作步骤 (70分)	助产士位置	站在患者两腿之间	1	
	会阴擦洗	操作者戴一次性手套,将会阴擦洗盘置于床边。一只手用长镊或消毒卵圆钳持药液棉球,另一只手持另一把长镊或卵圆钳夹住擦洗	8	
		一般擦洗 3 遍	8	
		第 1 遍,擦洗顺序为:阴阜→左侧大腿内上 1/3→右侧大腿内上 1/3→左侧大阴唇→右侧大阴唇→左侧小阴唇→右侧小阴唇→会阴及肛周	8	
		第 1 遍擦洗按由外向内、自上而下进行,或以伤口为中心向外擦洗	8	
		第 2 遍擦洗顺序为:左侧小阴唇→右侧小阴唇→左侧大阴唇→右侧大阴唇→阴阜→左侧大腿内上 1/3→右侧大腿内上 1/3→会阴及肛周	8	
		第 2 遍,擦洗按自内向外、由上至下进行	8	
		第 3 遍,顺序同第 2 遍	8	
		干棉球擦干由内向外,顺序、方法正确	8	
		整理用物、洗手	2	
	会阴擦洗后处理	协助患者穿好衣裤,为患者更换消毒会阴垫(口述)	1	
		清除污物,通风换气,注意物归原处、清洁消毒以备用(口述)	1	
		报告操作结束	1	
综合评价 (10分)	程序正确,动作规范,操作熟练		6	
	态度和蔼可亲、语言恰当、沟通有效,操作过程体现人文关怀		4	
总分			100	

表 7-2　阴道擦洗操作评分标准

主考教师＿＿＿＿＿　　　　　　　　考试日期＿＿＿年＿＿月＿＿日

项目总分	项目内容	考核内容及技术要求	分值	得分
素质要求 (3 分)	报告内容	报告学号及考核项目	1	
	仪表举止	仪表端庄大方,态度认真和蔼	1	
	服装服饰	服装鞋帽整洁,着装符合要求	1	
操作前 准备 (17 分)	环境	环境安静、舒适、门窗关闭、光线适宜、温度 24~26℃及湿度 50%~60%(口述)	1	
		必要时设置屏风或隔帘遮挡患者(口述)	1	
	用物	备齐用物,碘伏溶液或高锰酸钾溶液浓度正确	2	
	助产士	修剪指甲,洗手(六步洗手法)、戴口罩	2	
	患者	核对患者姓名、床位及一般资料	2	
		评估患者一般情况	2	
		解释操作的目的,以取得积极配合	3	
		协助患者脱去裤子,臀下铺橡胶中单和一次性臀垫,取膀胱截石位,充分暴露会阴部,注意保暖	3	
操作步骤 (70 分)	助产士位置	站在患者两腿之间	1	
	阴道擦洗	会阴擦洗 3 遍	8	
		操作者戴一次性手套,将阴道擦洗盘放置床边,一只手用长镊或消毒卵圆钳持药液棉球,另一只手持另一把长镊或卵圆钳夹住擦洗	8	
		自上而下、由内向外顺序擦洗。反复擦洗会阴部,擦净污物	8	
		取一次性阴道窥器插入阴道内,打开两叶充分暴露阴道、宫颈及阴道穹隆部	8	
		用卵圆钳钳夹浸有消毒液的棉球依次擦洗,擦洗顺序:宫颈→阴道穹隆→阴道两侧壁→旋转窥器后擦洗阴道前壁和后壁	8	
		更换浸有消毒液的棉球反复阴道擦洗 3~5 遍	8	
		用干棉球拭去阴道中药液,顺序、方法正确。再行检查宫颈、阴道穹隆部和阴道四壁	8	
		如果进行妇科手术前的阴道准备,还应用蘸有甲紫的长棉签均匀涂抹宫颈。合拢并取出阴道窥器	8	
		整理用物、洗手	2	
	阴道擦洗后处理	协助患者穿好衣裤,为患者更换消毒会阴垫(口述)	1	
		撤去一次性垫单并整理好床位。清除污物,通风换气,注意物归原处,清洁消毒以备用(口述)	1	
		报告操作结束	1	
综合评价 (10 分)	程序正确,动作规范,操作熟练		6	
	态度和蔼可亲、语言恰当、沟通有效,操作过程体现人文关怀		4	
总分			100	

表 7-3 会阴部湿热敷操作评分标准

主考教师_____ 考试日期___年___月___日

项目总分	项目内容	考核内容及技术要求	分值	得分
素质要求 （3分）	报告内容	报告学号及考核项目	1	
	仪表举止	仪表端庄大方，态度认真和蔼	1	
	服装服饰	服装鞋帽整洁，着装符合要求	1	
操作前 准备 （17分）	环境	环境安静、舒适、关闭门窗、光线适宜、温度 24~26℃、湿度 50%~60%（口述）	1	
		必要时设置屏风或隔帘遮挡患者（口述）	1	
		相关人员在场（口述）	1	
	用物	备齐用物，硫酸镁或酒精的浓度正确，热敷药液温度 39~41℃	2	
	助产士	修剪指甲，洗手（六步洗手法）、戴口罩	2	
	患者	核对患者姓名、床位及一般资料	2	
		评估患者一般情况	2	
		解释操作的目的，以取得积极配合	3	
		协助患者脱去裤子，臀下铺橡胶中单和一次性臀垫，取膀胱截石位，充分暴露会阴部，注意保暖	3	
操作步骤 （70分）	助产士位置	站在患者两腿之间	1	
	会阴部 湿热敷	会阴擦洗 3 遍	8	
		操作者戴一次性手套，将阴道擦洗盘置于床边，一只手用长镊或消毒卵圆钳持药液棉球，另一只手持另一把长镊或卵圆钳夹住擦洗	8	
		自上而下、由内向外顺序反复擦洗会阴部，擦净污物	8	
		热敷部位先涂一薄层凡士林，盖上纱布	8	
		在纱布上面再敷上浸有热敷溶液的温纱布，外面盖上棉布垫起保温作用	8	
		1 次热敷 15~30 分钟。每 3~5 分钟更换热敷料 1 次，也可用热源袋放在棉布垫外（口述）	8	
		红外线灯照射热敷部位，将灯头移至会阴上方或侧方后，连接电源、打开开关，调节灯距（一般距离 20cm），以患者感觉温热为宜	8	
		热敷完毕，撤去敷布，观察热敷部位皮肤，用干纱布拭去凡士林	8	
		整理用物、洗手	2	
	会阴湿热敷后 处理	协助患者穿好衣裤，为患者更换消毒会阴垫（口述）	1	
		撤去臀下垫单并整理好床位。清除污物，通风换气，注意物归原处、清洁消毒以备用（口述）	1	
		报告操作结束	1	
综合评价 （10分）	程序正确，动作规范，操作熟练		6	
	态度和蔼可亲、语言恰当、沟通有效，操作过程体现人文关怀		4	
总分			100	

表7-4 阴道或宫颈上药操作评分标准

主考教师＿＿＿＿＿＿＿＿＿　　　　　　　　　　　　考试日期＿＿年＿＿月＿＿日

项目总分	项目内容	考核内容及技术要求	分值	得分
素质要求 (3分)	报告内容	报告考核者学号及考核项目	1	
	仪表举止	仪表端庄大方,态度认真和蔼	1	
	服装服饰	服装鞋帽整洁,着装符合要求	1	
操作前 准备 (17分)	环境	环境安静、舒适、关闭门窗、光线适宜、温度24~26℃、湿度50%~60%(口述)	1	
		必要时设置屏风或隔帘遮挡患者(口述)	1	
		相关人员在场(口述)	1	
	用物	备齐用物,摆放有序,药品准备正确	1	
	助产士	修剪指甲,洗手(六步洗手法),戴口罩,核对医嘱	2	
	患者	核对患者姓名、床位及一般资料	1	
		评估患者一般情况	1	
		解释操作的目的,以取得积极配合	1	
		患者排空膀胱,协助患者脱去裤子,臀下铺橡胶中单和一次性臀垫,取膀胱截石位,充分暴露会阴部,注意保暖,保护隐私	8	
操作步骤 (70分)	助产士位置	站在患者两腿之间	2	
	阴道或宫颈 上药	常规行会阴擦洗,擦净外阴	8	
		熟练、规范放置阴道窥器	2	
		双手协调配合,常规行阴道擦洗,擦净阴道及宫颈黏膜	8	
		涂抹法:轻轻转动窥器,用长棉签蘸粉状药品均匀涂在阴道壁及宫颈上	8	
		喷雾法:用喷雾器将药物均匀喷洒在炎症组织表面	8	
		阴道后穹隆塞药:用卵圆钳将药片置于阴道后穹隆	8	
		子宫颈棉球上药:将带尾线的大棉球蘸上药液或药粉→用卵圆钳将棉球置于子宫颈处→将棉球尾线置于阴道外,并用胶布将尾线固定于阴阜侧上方	8	
		双手配合协调,将药物放置到位,涂抹均匀	6	
		操作过程中询问患者感觉,观察患者反应	6	
		轻轻取出阴道窥器	2	
	上药后 处理	协助患者穿好衣裤,为患者更换消毒会阴垫(口述)	1	
		清除污物,通风换气,整理用物,注意物归原处、清洁消毒以备用(口述)	1	
		洗手,记录	1	
		报告操作结束	1	
综合评价 (10分)		程序正确,动作规范,操作熟练,无菌观念强	6	
		态度和蔼可亲、语言恰当、沟通有效,操作过程体现人文关怀	4	
总分			100	

表 7-5　坐浴操作评分标准

主考教师_____　　　　　　　　　　　考试日期____年____月____日

项目总分	项目内容	考核内容及技术要求	分值	得分
素质要求 (3分)	报告内容	报告考核者学号及考核项目	1	
	仪表举止	仪表端庄大方,态度认真和蔼	1	
	服装服饰	服装鞋帽整洁,着装符合要求	1	
操作前 准备 (17分)	环境	环境安静、舒适、关闭门窗、光线适宜、温度 24~26℃、湿度 50%~60%(口述)	1	
		必要时设置屏风或隔帘遮挡患者(口述)	1	
		相关人员在场(口述)	1	
	用物	备齐用物,坐浴溶液浓度、温度正确	2	
	助产士	修剪指甲,洗手(六步洗手法)、戴口罩	2	
	患者	核对患者姓名、床位及一般资料	2	
		评估患者一般情况	2	
		解释操作的目的,以取得积极配合	3	
		协助患者脱去裤子,臀下铺橡胶中单和一次性臀垫,取膀胱截石位,充分暴露会阴部,注意保暖,保护隐私	3	
操作步骤 (70分)	助产士 位置	站在患者两腿之间	1	
	坐浴	会阴擦洗 3 遍	8	
		操作者戴一次性手套,将阴道擦洗盘置于床边,一只手用长镊或消毒卵圆钳持药液棉球,另一只手持另一把长镊或卵圆钳夹住擦洗	8	
		自上而下、由内向外顺序擦洗。反复擦洗会阴部,擦净污物	8	
		根据疾病类型配制好坐浴液 2000ml,浓度正确	8	
		温度计测试药液温度,调整药液温度,将药液倒入坐浴盆内,将坐浴盆置于坐浴椅上	8	
		嘱患者排空膀胱后将全部臀部和外阴部浸泡于溶液中	8	
		热浴:水温 41~43℃,可先熏后坐,一般持续 20 分钟左右;温浴:水温 35~37℃,一般持续 20 分钟左右;冷浴:水温 14~15℃,一般持续 2~5 分钟	8	
		干纱布擦干,由内向外,顺序、方法正确	8	
		整理用物、洗手	2	
	坐浴后 处理	协助患者穿好衣裤,为患者更换消毒会阴垫(口述)	1	
		清除污物,通风换气,注意物归原处、清洁消毒以备用(口述)	1	
		报告操作结束	1	

续表

项目总分	项目内容	考核内容及技术要求	分值	得分
综合评价 (10分)	程序正确,动作规范,操作熟练		6	
	态度和蔼可亲、语言恰当、沟通有效,操作过程体现人文关怀		4	
总分			100	

(叶芬　洪丽霞　金庆跃)

笔记

实训项目八　妇产科内镜检查与治疗的护理

内镜检查用连接于摄像系统和冷光源的内镜,窥视人体体腔及脏器内部,仅在镜下观察组织形态、有无病变,必要时取活组织病理学检查(活检)称为诊断(检查)性内镜手术。在镜下对疾病进行手术治疗则称为治疗性内镜手术。妇产科常用内镜有阴道镜、宫腔镜和腹腔镜。

【技能训练目标】

1. 能做好妇产科内镜的检查前准备。
2. 能协助医生完成妇产科内镜检查操作。
3. 能进行妇产科内镜检查后护理和宣教。
4. 能完成妇产科内镜检查后的器械、物品整理和放置。

【技能训练内容】

1. 妇产科内镜检查前准备及护理。
2. 妇产科内镜检查护理配合。
3. 妇产科内镜检查后护理及宣教。
4. 妇产科内镜检查后的器械、物品整理和放置。

【实训设计及安排】

1. 建设仿真阴道镜检查室,在妇科检查模型上进行演示及操作练习。
2. 先让学生观摩阴道镜检查操作的录像,再由主讲教师提出训练要求。
3. 教师按操作要求示教,学生分组进行操作练习。
4. 课间让学生去医院阴道镜检查与手术专用诊室实地见习。

工作任务一　阴道镜检查护理

阴道镜是一种双目立体放大镜式的光学窥镜,在冷光源照射下将被观察的局部放大 10~40 倍而用于外阴、阴道和宫颈上皮结构及血管形态的直接观察,以发现肉眼观察不到的与癌有关的异型上皮、异型血管,指导可疑病变部位的定位活组织检查,辅助诊断宫颈上皮内瘤变(CIN)及早期宫颈癌,也用于外阴皮肤和阴道黏膜的相应病变和相关疾病的观察。这种用阴道镜进行的检查称之为阴道镜检查术。

【实训过程】

(一) 主要实训设备及用物的准备

1. 模型 妇科检查模型、妇科检查床。

2. 设备 电子阴道镜(图8-1)主要包括电子阴道镜头主体(由高分辨率电子数字摄像仪、光源系统、影像技术等组成)、支架(分直立式和悬挂式两种)、附件(由监视器、打印机和计算机图文信息管理系统及可移动台车组成)。

3. 器械与用物 治疗车1辆、阴道镜器械包1个(窥阴器1个、宫颈钳1把、活检钳1把、刮匙1把、宫颈扩张器1个、卵圆钳1把)、消毒棉球和消毒纱布若干、长杆大头棉签1包、灭菌手套1付、装有固定液的标本容器(内盛10%的甲醛溶液)数个、一次性中单1张等。

4. 阴道镜检查必备试剂 3%醋酸溶液(蒸馏水97ml+纯冰醋酸3ml)、复方碘溶液(蒸馏水100ml+碘1g+碘化钾2g)、40%三氯醋酸(蒸馏水60ml+纯三氯醋酸40ml)、0.9%生理盐水100ml。

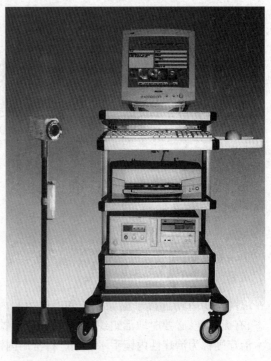

图 8-1 电子阴道镜

(二) 操作流程(以宫颈阴道镜检查为例)(图8-2)

方法及内容	操作步骤	注意事项
1. 环境设置 室温至24~26℃及湿度50%~60%，必要时设置屏风或隔帘遮挡病人 2. 用物准备 备阴道镜设备、器械、物品、试剂等，连接电子阴道镜电源并操作前调试，铺一次性中单于妇科检查床 3. 护士准备 修剪指甲，洗手(六步洗手法)、戴口罩	检查前准备工作	1. 室内清洁、安静、舒适，注意隐私保护，冬季注意保暖，防止病人受凉 2. 用物齐全，设备完好 3. 护士着装规范、仪表端庄
自我介绍：您好！我是您的检查护士小张，本次检查由我为您服务，需要什么帮助就找我	问候病人	1. 面带微笑，庄重、自然 2. 语言亲切，体现主动服务
1. 核对病人身份、检查项目，门诊病历和检查单 2. 评估现病史、既往史、月经史 3. 评估生命体征、适应证、禁忌证 4. 评估心理及社会支持系统	核对评估	1. 开放式提问核对病人身份 2. 资料客观、有效、齐全 3. 检查前24小时内避免性交及阴道、宫颈操作
与病人及家属宣教： 解释检查的目的，宣教配合要点以取得合作，并嘱排空膀胱	沟通宣教	通俗易懂，有效沟通
1. 协助病人脱去一侧裤腿，取膀胱截石位，暴露会阴部 2. 放置生理盐水湿润的窥阴器 3. 暴露宫颈阴道部，再用消毒纱布轻轻拭去宫颈表面黏液	充分暴露检查部位	1. 窥阴器避免使用滑润剂，以免影响检查效果 2. 窥阴器在直视下边置入边扩张，动作轻巧，避免擦伤阴道及宫颈
1. 阴道镜镜头放置距外阴10cm的位置 2. 调节阴道镜目镜屈光度后再调节焦距至宫颈图像清晰 3. 循序观察宫颈阴道部上皮、转化区、血管等处的变化	调试镜头、焦距及观察	1. 阴道镜镜头距宫颈15~20cm 2. 加用绿色滤光镜片可使光线柔和，加用红色滤光镜片可进行更精确的血管检查
1. 蘸取3%醋酸溶液持续涂于宫颈表面20秒左右动态观察上皮及血管变化 2. 宫颈鳞状上皮涂醋酸后不变色，宫颈柱状上皮在醋酸作用后呈葡萄状水肿样改变，颜色微微发白，以此鉴别鳞-柱状上皮交接处 3. 如宫颈表面上皮在醋酸作用后出现云雾状白色变化，透明度差，与周围正常上皮边界清楚，平整，称异常增生的白色上皮	醋酸试验及观察	3%醋酸试验，最佳作用时间10~20秒

笔记

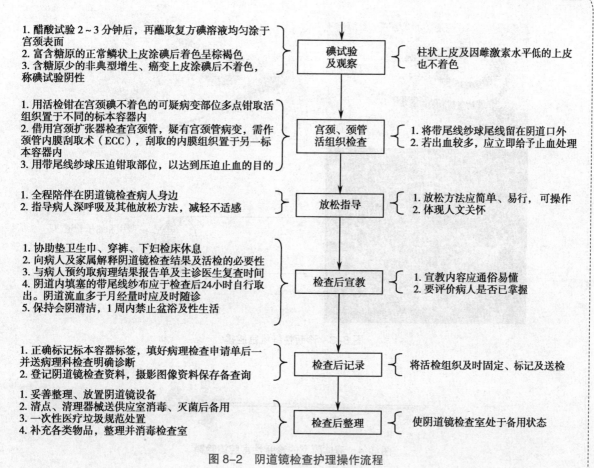

图 8-2　阴道镜检查护理操作流程

工作任务二　宫腔镜检查护理

宫腔镜是一种用于宫腔及宫颈管病变诊断和治疗的妇科内镜。宫腔镜检查采用膨宫介质扩张宫腔，通过纤维导光束和透镜将冷光源经宫腔镜导入宫腔内，直接检视宫颈管、宫颈内口、子宫内膜及输卵管开口，或通过摄像系统将图像显示在监视屏幕上放大观看，以便针对病变组织直观准确取材送病理检查明确诊断。同时也可在直视下行宫腔内的手术治疗。

【实训过程】

（一）主要设备及用物的准备

1. 模型　妇科检查模型。

2. 设备

（1）诊断性纤维宫腔镜和液体膨宫的诊断性宫腔镜管鞘（图 8-3、图 8-4）。

（2）诊断性宫腔镜附件由膨宫装置、光源和光缆、视频系统及其他组成。

（3）妇科检查床、单头无影灯等。

3. 器械与用物　治疗车 1 辆、宫腔镜器械包 1 个（窥阴器 1 个、宫颈钳 1 把、卵圆钳 1 把、敷料钳 1 把、活检钳 1 把、子宫探针 1 根、取环器 1 个、刮匙 1 把、宫颈扩张器 4~8 号各一把、小药杯 1 个、弯盘 1 个）、消毒纱球和消毒纱布若干块、灭菌手套数付、装有固定液的标本容器（内盛 10% 的甲醛溶液）数个、一次性中单 1 张等。

4. 宫腔镜检查所需的膨宫介质及药物　生理盐水或 5% 葡萄糖液 1000ml、庆大霉素 8 万 U 1 支、地塞米松 5mg 1 支等。

129

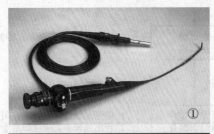
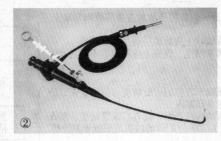
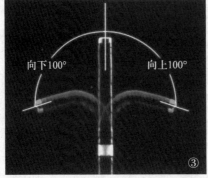
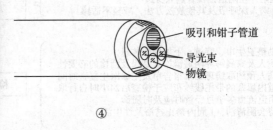

吸引和钳子管道
导光束
物镜

图 8-3　诊断性纤维宫腔镜

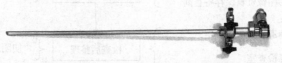

图 8-4　液体膨宫的诊断性宫腔镜管鞘

(二) 操作流程(以诊断性宫腔镜检查为例)(图 8-5)

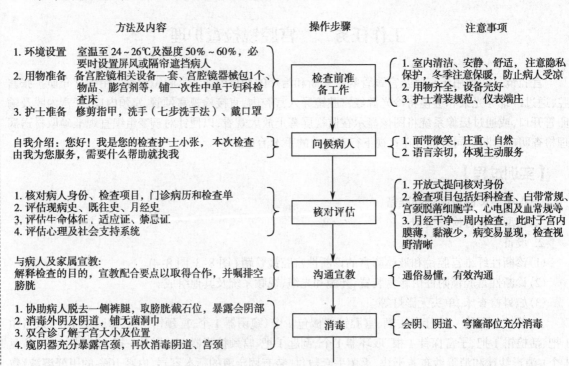

方法及内容	操作步骤	注意事项
1. 环境设置　室温至 24~26℃及湿度 50%~60%，必要时设置屏风或隔帘遮挡病人 2. 用物准备　备宫腔镜相关设备一套、宫腔镜器械包1个、物品、膨宫剂等，铺一次性中单于妇科检查床 3. 护士准备　修剪指甲，洗手(七步洗手法)、戴口罩	检查前准备工作	1. 室内清洁、安静、舒适，注意隐私保护，冬季注意保暖，防止病人受凉 2. 用物齐全，设备完好 3. 护士着装规范、仪表端庄
自我介绍：您好！我是您的检查护士小张，本次检查由我为您服务，需要什么帮助就找我	问候病人	1. 面带微笑，庄重、自然 2. 语言亲切，体现主动服务
1. 核对病人身份、检查项目，门诊病历和检查单 2. 评估现病史、既往史、月经史 3. 评估生命体征、适应证、禁忌证 4. 评估心理及社会支持系统	核对评估	1. 开放式提问核对身份 2. 检查项目包括妇科检查、白带常规、宫颈脱落细胞学、心电图及血常规等 3. 月经干净一周内检查，此时子宫内膜薄，黏液少，病变易显现，检查视野清晰
与病人及家属宣教： 解释检查的目的，宣教配合要点以取得合作，并嘱排空膀胱	沟通宣教	通俗易懂，有效沟通
1. 协助病人脱去一侧裤腿，取膀胱截石位，暴露会阴部 2. 消毒外阴及阴道，铺无菌洞巾 3. 双合诊了解子宫大小及位置 4. 窥阴器充分暴露宫颈，再次消毒阴道、宫颈	消毒	会阴、阴道、穹窿部位充分消毒

笔记

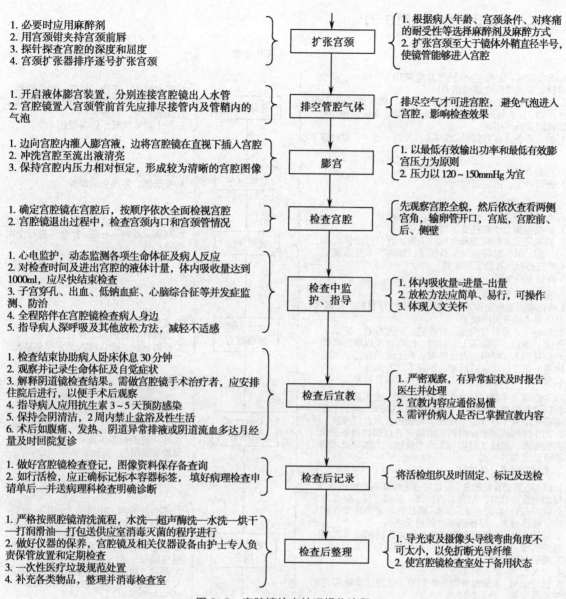

图 8-5　宫腔镜检查护理操作流程

工作任务三　腹腔镜检查与治疗护理

　　妇产科腹腔镜手术是在密闭的盆、腹腔内进行检查或治疗的内镜手术操作。手术医生将接有冷光源照明及摄像系统的腹腔镜经病人腹壁插入腹腔,将盆、腹腔内脏检查部位放大暴露在监视的显示屏上,有助于诊断盆、腹腔内脏疾病称为诊断性腹腔镜手术;在显示屏幕直视引导下,在腹腔外操纵进入盆、腹腔的手术器械,对病变部位进行手术治疗称为治疗性腹腔镜手术。

【实训过程】

(一) 主要实训设备及用物的准备

　　1. 模型及设备　妇科专用女性全身模型、病床、妇科检查床。

　　2. 器械及用物　①生命体征监测器械;②阴道灌洗/冲洗操作用物;③皮肤准备(备皮)操作用物;④导尿操作用物;⑤铺麻醉床、备用床操作用物;⑥壁式吸氧操作用物;⑦静脉输液操作用物;⑧会阴护理操作用物;⑨引流管护理操作用物。

(二) 操作流程 (图 8-6、图 8-7)

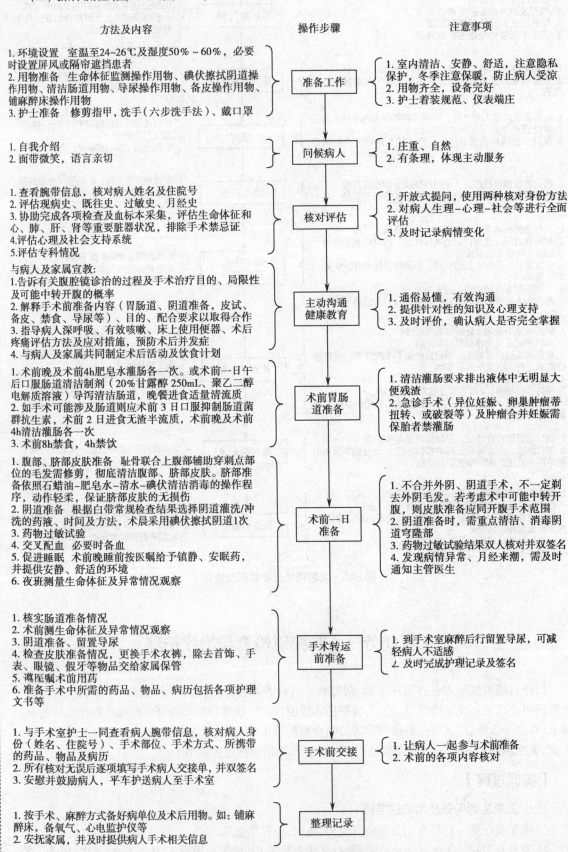

方法及内容　　　　　　　　　操作步骤　　　　　　　注意事项

1. 环境设置　室温至 24~26℃ 及湿度 50%~60%，必要时设置屏风或隔帘遮挡患者
2. 用物准备　生命体征监测操作用物、碘伏擦拭阴道操作用物、清洁肠道用物、导尿操作用物、备皮操作用物、铺麻醉床操作用物
3. 护士准备　修剪指甲，洗手（六步洗手法）、戴口罩

准备工作

1. 室内清洁、安静、舒适，注意隐私保护，冬季注意保暖，防止病人受凉
2. 用物齐全，设备完好
3. 护士着装规范、仪表端庄

1. 自我介绍
2. 面带微笑，语言亲切

问候病人

1. 庄重、自然
2. 有条理，体现主动服务

1. 查看腕带信息，核对病人姓名及住院号
2. 评估现病史、既往史、过敏史、月经史
3. 协助完成各项检查及血标本采集，评估生命体征和心、肺、肝、肾等重要脏器状况，排除手术禁忌证
4. 评估心理及社会支持系统
5. 评估专科情况

核对评估

1. 开放式提问，使用两种核对身份方法
2. 对病人生理-心理-社会等进行全面评估
3. 及时记录病情变化

与病人及家属宣教：
1. 告诉有关腹腔镜诊治的过程及手术治疗目的、局限性及可能中转开腹的概率
2. 解释手术前准备内容（胃肠道、阴道准备，皮试、备皮、禁食、导尿等）、目的、配合要求以取得合作
3. 指导病人深呼吸、有效咳嗽、床上使用便器、术后疼痛评估方法及应对措施，预防术后并发症
4. 与病人及家属共同制定术后活动及饮食计划

主动沟通 健康教育

1. 通俗易懂，有效沟通
2. 提供针对性的知识及心理支持
3. 及时评价，确认病人是否完全掌握

1. 术前晚及术前 4h 肥皂水灌肠各一次。或术前一日午后口服肠道清洁制剂（20% 甘露醇 250mL、聚乙二醇电解质溶液）导泻清洁肠道，晚餐进食适量清流质
2. 如手术可能涉及肠道则应术前 3 日口服抑制肠道菌群抗生素，术前 2 日进食无渣半流质，术前晚及术前 4h 清洁灌肠各一次
3. 术前 8h 禁食，4h 禁饮

术前胃肠 道准备

1. 清洁灌肠要求排出液体中无明显大便残渣
2. 急诊手术（异位妊娠、卵巢肿瘤蒂扭转、或破裂等）及肿瘤合并妊娠需保胎者禁灌肠

1. 腹部、脐部皮肤准备　耻骨联合上腹部辅助穿刺点部位的毛发需修剪，彻底清洁腹部、脐部皮肤。脐部准备依照石蜡油-肥皂水-清水-碘伏清洁消毒的操作程序，动作轻柔，保证脐部皮肤的无损伤
2. 阴道准备　根据白带常规检查结果选择阴道灌洗/冲洗的药液、时间及方法，术晨采用碘伏擦拭阴道 1 次
3. 药物过敏试验
4. 交叉配血　必要时备血
5. 促进睡眠　术前晚睡前按医嘱给予镇静、安眠药，并提供安静、舒适的环境
6. 夜班测量生命体征及异常情况观察

术前一日 准备

1. 不合并外阴、阴道手术，不一定剃去外阴毛发。若考虑术中可能中转开腹，则皮肤准备应同开腹手术范围
2. 阴道准备时，需重点清洁、消毒阴道穹隆部
3. 药物过敏试验结果双人核对并双签名
4. 发现病情异常、月经来潮，需及时通知主管医生

1. 核实肠道准备情况
2. 术前测生命体征及异常情况观察
3. 阴道准备、留置导尿
4. 检查皮肤准备情况，更换手术衣裤，除去首饰、手表、眼镜、假牙等物品交给家属保管
5. 遵医嘱术前用药
6. 准备手术中所需的药品、物品、病历包括各项护理文书等

手术转运 前准备

1. 到手术室麻醉后行留置导尿，可减轻病人不适感
2. 及时完成护理记录及签名

1. 与手术室护士一同查看病人腕带信息，核对病人身份（姓名、住院号）、手术部位、手术方式、所携带的药品、物品及病历
2. 所有核对无误后逐项填写手术病人交接单，并双签名
3. 安慰并鼓励病人，平车护送病人至手术室

手术前交接

1. 让病人一起参与术前准备
2. 术前的各项内容核对

1. 按手术、麻醉方式备好病单位及术后用物。如：铺麻醉床，备氧气、心电监护仪等
2. 安抚家属，并及时提供病人手术相关信息

整理记录

图 8-6　腹腔镜检查与治疗术前护理操作流程

方法及内容	操作步骤	注意事项

1. 环境设置：室温至24~26℃及湿度50%~60%，必要时设置屏风或隔帘遮挡患者
2. 用物准备：生命体征监测操作用物、吸氧操作用物、静脉输液操作用物、会阴护理操作用物、引流管护理操作用物等
3. 助产士准备：修剪指甲、洗手（六步洗手法）、戴口罩

准备工作

1. 室内清洁、安静、舒适，注意隐私保护，冬季注意保暖，防止患者受凉
2. 用物齐全，设备完好
3. 助产士着装规范、仪表端庄

---

1. 表情亲切
2. 自我介绍

问候患者

1. 庄重、自然
2. 有条理，体现主动服务

---

1. 查看腕带信息，核对患者信息、姓名及住院号
2. 安全搬移患者至病床，根据安置麻醉后卧位，保持呼吸道通畅

身份核对卧位安置

1. 开放式提问，使用两种核对身份方法
2. 全麻未清醒患者去枕平卧6小时，头偏向一侧，防止呕吐物窒息；麻醉清醒后，若无禁忌，可取平卧位或斜坡卧位

---

1. 向手术室护士、麻醉师了解麻醉、手术情况：①麻醉方式及效果；②手术方式、术中出血，有无输血、输液量及用药；③术中尿量、引流量；④复苏室复苏情况；⑤目前补液中药物名称、剂量等
2. 交接时评估：患者生命体征、神志、皮肤、疼痛等情况；各留置管路是否通畅、引流量及性质等；阴道有无流血及流血量、性质等
3. 评估无异议后与手术室护士或麻醉师填写手术患者交接单并双签名

术后交接系统评估

1. 必须与手术室护士或麻醉师一起进行系统护理评估，无异议后方可交接患者
2. 及时记录术后护理单

---

1. 生命体征监护：根据医嘱，术后心电监护，每30~60分钟监护并记录脉搏、呼吸、血压
2. 留置导管监护：导管标识清晰。密切观察各引流管是否通畅及引流液的色、质、量并做好记录。定期挤压导管，预防管路堵塞，并妥善固定，防止滑脱、打折
3. 切口监护：密切观察腹部切口有无渗血、渗液及感染征象；子宫切除患者需要观察分泌物的色、质、量以判断阴道残端伤口的愈合情况
4. 并发症的监护：
（1）内出血：最常见。要密切观察患者意识、生命体征、尿量及患者自觉症状等
（2）脏器损伤：指与内在生殖器邻近的脏器损伤，如膀胱、输尿管及直肠损伤
（3）与二氧化碳有关的并发症：皮下气肿、高碳酸血症、肩胛痛及上腹部不适等是因腹腔内残留气体弥散皮下、血液中或刺激膈肌所致。术后常规给予低流量吸氧3~6小时，以中和过多吸入的二氧化碳

术后监测

1. 附件手术患者与广泛子宫切除患者，留尿管应根据医生医嘱拔除。拔管后鼓励患者尽早自行排尿
2. 指导患者呕吐、咳嗽时用双手按住腹部或使用腹带，减少腹压及切口张力，避免大网膜从切口膨出
3. 并发症的监护：
（1）引流量超过100ml/h，色鲜红，或血流动力学改变则考虑内出血可能
（2）关注盆腹腔疼痛和腹膜刺激症状
（3）肩胛痛明显的患者，可指导取膝胸卧位，使气体向盆腔聚集，以减少对膈肌的刺激

---

1. 舒适护理：腹腔镜手术一般通过取舒适体位，分散注意力等方法多可缓解不适。如疼痛评分（VAS）>3分，应使用镇痛药物，提高舒适度
2. 活动与安全管理：指导术后2小时屈膝抬臀及双下肢被动运动，根据病情循序渐进增加活动量，鼓励早期活动。
3. 饮食护理：术后6小时可进食半流质饮食以促进胃肠道功能恢复，但应忌奶、糖等胀气的食物，肠蠕动恢复后可进普食
4. 皮肤黏膜护理：做好晨晚间护理，留置导尿患者会阴护理每日2次，禁食期间口腔护理每日2次
5. 体液管理：评估患者生命体征、末梢循环、水电解质是否平衡；根据病情需要记录24小时尿量和（或）出入量；根据病情安排补液速度和顺序。正确、及时执行医嘱，联合使用抗生素

术后护理健康教育

1. 及时评价患者术后活动依从性及效果，预防腹腔粘连、深静脉血栓等发生
2. 涉及肠道手术应遵医嘱延迟进食、进饮
3. 药物、输血等医嘱必须核对无误方可执行
4. 让患者及家属一起共同参与治疗和护理活动，与患者及家属宣教应用通俗易懂的语言，进行有效的沟通

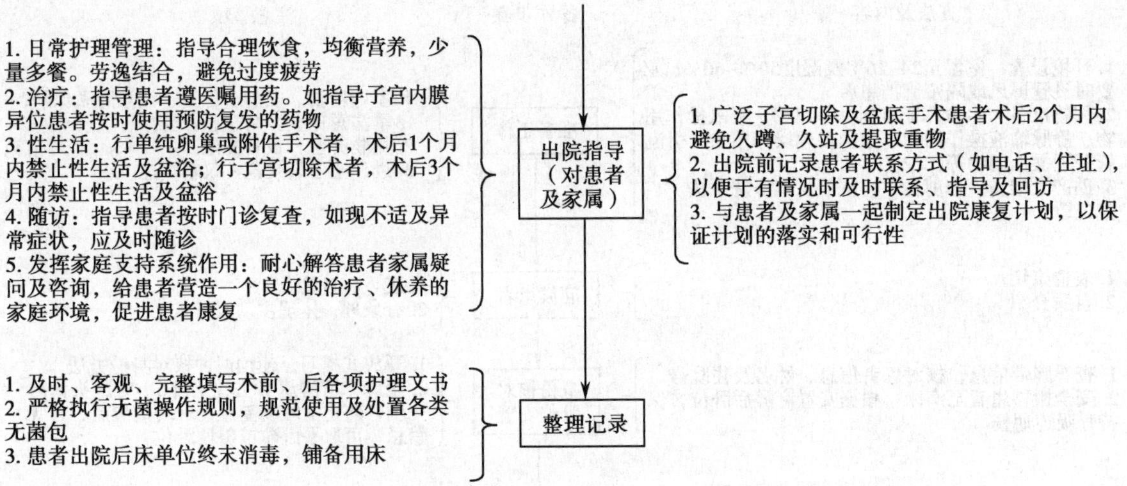

1. 日常护理管理：指导合理饮食，均衡营养，少量多餐。劳逸结合，避免过度疲劳
2. 治疗：指导患者遵医嘱用药。如指导子宫内膜异位患者按时使用预防复发的药物
3. 性生活：行单纯卵巢或附件手术者，术后1个月内禁止性生活及盆浴；行子宫切除术者，术后3个月内禁止性生活及盆浴
4. 随访：指导患者按时门诊复查，如现不适及异常症状，应及时随诊
5. 发挥家庭支持系统作用：耐心解答患者家属疑问及咨询，给患者营造一个良好的治疗、休养的家庭环境，促进患者康复

→ 出院指导（对患者及家属）

1. 广泛子宫切除及盆底手术患者术后2个月内避免久蹲、久站及提取重物
2. 出院前记录患者联系方式（如电话、住址），以便于有情况时及时联系、指导及回访
3. 与患者及家属一起制定出院康复计划，以保证计划的落实和可行性

1. 及时、客观、完整填写术前、后各项护理文书
2. 严格执行无菌操作规则，规范使用及处置各类无菌包
3. 患者出院后床单位终末消毒，铺备用床

→ 整理记录

图 8-7　腹腔镜检查与治疗术后护理操作流程

【典型案例仿真实训】

（一）案例导入

王女士，25 岁，已婚，因停经 35 天后出现不规则阴道流血，量少，暗红色。近两天左下腹反复出现胀痛和隐痛，伴厌食及轻度恶心感于 2017 年 12 月 16 日来院就诊。

既往体健，无心肺肝肾、传染病、外伤、过敏、输血等病史。月经生育史：12 岁 5-6/30，月经规则，有痛经史，0-0-1-0，两年前人工流产 1 次。

查体：生命体征无异常，左下腹压痛，反跳痛，轻度腹肌紧张，移动性浊音（－）。

妇科检查：后穹隆饱满，宫颈举痛，宫体正常大小，左侧附件可及不规则包块，边界不清，有触痛。后穹隆穿刺抽出少许不凝血。

实验室检查：血常规正常范围，血清 β-HCG 2346.7mIU/ml。

腹部 B 超提示 左附件区混合回声包块；盆腔积液。

门诊拟"异位妊娠"收住妇科病房诊治。

王女士入院后左下腹压痛，反跳痛明显，具备腹腔镜检查、治疗手术指征，医生急诊开出全麻下行腹腔镜手术医嘱。

王女士对突如其来的异位妊娠疾病诊断和手术深感恐惧，非常担心手术愈后及对生育的影响，作为其责任护士，应该如何引导王女士以较好的心理状态配合手术前准备？如何护理才能使患者术后尽早康复，预防和减少并发症的发生？

（二）仿真实训

腹腔镜检查与治疗术前护理操作流程

流程一　准备工作

1. 护士　着装规范、举止端庄，洗手、戴口罩。

2. 环境　调节室温 24~26℃，湿度 50%~60%，注意隐私保护，必要时设置屏风或隔帘遮挡病人。

3. 用物准备　妇检床铺一次性中单、生命体征监测操作用物、备皮操作用物、碘伏擦拭阴道操作用物、导尿操作用物、铺麻醉床操作用物。

流程二　问候、核对、评估及沟通宣教

1. 问候病人（面带微笑）　您好！我是您的责任护士刘××，您可以叫我小刘，需要什么帮助请及时与我沟通。

2. 核对　请问您叫什么名字（开放式提问）？让我核查一下您的手腕带，并与病人本人、门诊病历及检查单核对病人身份及检查项目。

3. 评估

（1）已知既往史、查体、妇科检查、实验室检查、辅助检查等。

视频：
异位妊娠手术

笔记

（2）评估疼痛：左下腹出现胀痛，疼痛难忍，疼痛评分（VAS）6分。

（3）测生命体征：测王女士 T 36.8℃，P 86次/分，R 18次/分，BP 115/76mmHg。

（4）协助完成各项检查及血标本采集，评估心、肺、肝、肾等重要脏器状况，排除手术禁忌证。

（5）评估心理及社会支持系统：王女士对突如其来的异位妊娠疾病诊断和手术深感恐惧，非常担心手术愈后及对生育的影响，住院期间有家属陪同，无明显经济压力。

4. 沟通宣教（对病人及家属）

（1）术前指导：急诊行腹腔镜检查及手术治疗目的，简介手术方式、术前准备、手术经过、术后护理；介绍患者术后可能出现的不适与并发症及其预防、处理及护理方法。

（2）解释沟通：介绍异位妊娠行腹腔镜检查及手术治疗康复后怀孕生育成功的案例，及时沟通，解除患者对手术的恐惧，增强患者战胜疾病的信心。与病人及家属共同制订术后活动及饮食计划。

（3）心理护理：耐心回答王女士及家属提出的问题，安慰王女士，减轻其紧张情绪。

流程三　术前准备

1. 胃肠道准备　王女士已禁食、禁饮达4小时以上，禁灌肠。

2. 皮肤准备　彻底清洁腹部、脐部皮肤。脐部准备依照石蜡油—肥皂水—清水—碘伏清洁消毒的操作程序，脐部皮肤无损伤。

3. 药物过敏试验　王女士头孢呋辛皮试阴性，两位护士核实后双签名。

4. 交叉配血试验　双人交叉核对后抽血，进行血型配对，必要时备血。

5. 置导尿管　碘伏擦拭阴道后，在无菌操作下置导尿管。操作中指导病人深呼吸，减轻不适感。

6. 个人准备　更换手术衣裤，除去首饰、手表、眼镜、义齿等物品交给家属保管。

流程四　手术前交接

1. 核对信息　与手术室护士一同查看王女士腕带信息，核对其身份（姓名、住院号）、手术部位、手术方式、所携带的药品、物品及病历。

2. 填写护理记录单　及时、客观、完整记录手术前各项护理文书。所有信息核对无误后逐项填写手术病人交接单，并双签名。

3. 护送患者　安慰并鼓励王女士，护送其至手术室。

流程五　整理、记录

1. 术后用物准备　按手术、麻醉方式备好用物，如铺麻醉床、备氧气、心电监护仪等。

2. 安置家属　及时传递信息。

腹腔镜检查与治疗术后护理操作流程

流程一　准备工作

1. 环境　室温 24～26℃，湿度 50%～60%，注意隐私保护，必要时设置屏风遮挡病人。

2. 用物准备　见前述。

3. 护士　着装规范、举止端庄，洗手、戴口罩。

流程二　问候、核对、卧位安置（面带微笑，语言亲切）

1. 问候、核对　您好！王女士，我是您的责任护士小刘，让我核对一下您的手腕带。

2. 卧位安置　安全搬移王女士至病床，评估全麻已清醒，无禁忌，取平卧位或斜坡卧位。

流程三　术后交接、系统评估

1. 术中手术情况　向手术室护士、麻醉师了解麻醉、手术情况　王女士于12月16日急诊在全麻下行腹腔镜检查及治疗手术，见左输卵管壶腹部妊娠（不全流产型），行输卵管切开取胚胎及修补术，腹腔内有陈旧性血液及血块 300ml，术中尿量 450ml。术中头孢呋辛 1g 围术期用药，常规补液，未输血。术后复苏室复苏情况良好，生命体征稳定，意识清。

2. 交接时评估　王女士意识清醒，对答切题，测脉搏 78次/分、呼吸 14次/分、血压 110/72mmHg；腹部 3个小切口敷料干燥，余皮肤完整，疼痛评分（VAS）2分；静脉留置输液通畅，带回林格液 200ml，留置导尿通畅，无折叠，少量阴道流血。

3. 填写护理记录单　评估无异议后与手术室护士或麻醉师填写手术病人交接单并双签名，及时

视频：
腹腔镜手术

记录术后护理记录单。

流程四　术后监护

1. 生命体征监护　遵医嘱予以术后心电监护,每30~60分钟监测并记录脉搏、呼吸、血压,术后6小时王女士生命体征稳定,遵医嘱停心电监护,予以常规监测。

2. 留置导管监护　遵医嘱监测尿量,术后6小时会阴护理后停留置导尿,尿自解。

3. 切口监护　观察切口处敷料有无渗血、渗液,包扎是否完整。根据医嘱进行伤口护理。

4. 并发症监护

(1)严密观察生命体征、尿量及腹痛腹胀等自觉症状。王女士无内出血及盆腹腔脏器损伤发生。

(2)术后稍感肩部胀痛及上腹部不适,疼痛评分(VAS)2分,术后常规给予低流量吸氧6小时,以中和过多吸收的二氧化碳。鼓励早期活动,术后第二天无不适症状表述。

流程五　术后护理、健康教育(对病人及家属)

1. 用药管理　遵医嘱进行用药护理。根据药物向患者解释药物作用。

2. 舒适、活动护理　护士予以晨晚间护理,床单位整洁、舒适。王女士术后取自由舒适体位,指导术后2小时屈膝、抬臀及双下肢被动运动,6小时后能起床活动、自理,无跌倒发生,进行预防跌倒的宣教。

3. 饮食护理　王女士术后6小时进行流质饮食如:藕粉、米汤以促进胃肠功能恢复,术后第二天肠蠕动恢复后进软食或普食。

4. 病情愈后评价　12月17日复查血常规正常范围,血清β-HCG 714.4mIU/ml;12月19日病理报告示:凝血及退变的早期绒毛。12月20日痊愈出院。

流程六　出院指导(对病人及家属)

1. 日常生活管理　指导合理饮食,均衡营养,少量多餐。劳逸结合,避免过度疲劳。

2. 治疗　指导患者遵医嘱用药。

3. 性生活　术后1个月内禁止性生活及盆浴,预防上行性感染。

4. 随访　指导病人每周定期回院复查血清β-HCG至正常为止,如出现不适及异常症状,应及时随诊。再次怀孕时,要及时B超检查排除异位妊娠。

5. 发挥家庭支持系统作用　耐心解答病人家属疑问,与家庭成员一起制订康复计划,给病人营造一个良好治疗、休养的环境,促进病人康复。

6. 王女士及家属对出院宣教内容理解,并能复述。

流程七　整理、记录

1. 整理病史　及时进行出院医嘱的整理、客观、完整填写手术前、后出院等各项护理文书。

2. 严格执行无菌操作原则,规范使用、处置导尿、换药、会阴护理等操作用物。

3. 病人出院后床单位终末消毒,铺备用床。

(三) 语言沟通要点(以宫腔镜为例)

1. 核对与评估　您好! 我是护士小刘,请问您叫什么名字? 请把您的病历和检查单给我看一下,谢谢! 您是预约在今天行宫腔镜检查吗? 请问您月经干净几天了? 您现在有什么不舒服吗?

2. 沟通与宣教

(1)检查前:王女士,您好! 宫腔镜检查是指医生通过宫腔镜直视下观察宫颈管、宫颈内口、子宫腔、子宫内膜及输卵管开口,必要时通过活检送病理学检查明确诊断,以便于得到针对性治疗。检查中可能有点不适感,但时间不长,不要紧张,我会一直陪在您身旁。请您先到厕所排空尿液。

(2)检查中:王女士,不要紧张,请握住我的手,跟我一样做深呼吸,做得非常好;您如果有不舒适的感觉一定要告诉我;您配合得很好,检查就快结束了,您真棒!

(3)检查后:王女士,检查结束了,请您在观察室休息半小时,如有腹痛及不舒适请及时告诉我。请记住2周内禁止性生活及盆浴,遵医嘱使用药物。术后如腹痛、发热、阴道异常排液或阴道流血多达月经量等情况时应及时回院复诊。

【实训作业及思考题】

（一）实训作业

1. 根据本实训模拟案例,完成实训报告。

2. 填写腹腔镜检查及治疗手术病人交接单。

（二）思考题

1. 简述妇产科内镜检查适应证,术前准备、术后观察及宣教要点。

2. 简述妇产科内镜检查中常见的并发症。

扫一扫,测
一测

思路解析

【操作技能考核】（表 8-1）

表 8-1　腹腔镜检查及治疗手术护理操作评分标准

主考教师＿＿＿＿＿＿＿＿＿＿　　　　考试日期＿＿＿＿年＿＿月＿＿日

项目总分	项目内容	考核内容及技术要求	分值	得分
素质要求 (3分)	报告内容	报告学号及考核项目	1	
	仪表举止	仪表端庄大方,态度认真和蔼	1	
	服装服饰	服装鞋帽整洁,着装符合要求	1	
操作前准备 (7分)	环境	环境安静、舒适、温度 24 ～ 26℃及湿度 50% ～ 60%（口述）	1	
		必要时设置屏风或隔帘遮挡,保护病人隐私（口述）	1	
	用物	1. 手术前　生命体征监测操作用物、碘伏擦拭阴道操作用物、清洁肠道用物、导尿操作用物、备皮操作用物、铺麻醉床操作用物 2. 手术后　生命体征监测操作用物、壁吸氧操作用物、静脉输液操作用物、会阴护理操作用物、引流管护理操作用物等	3	
	护士	修剪指甲,洗手(六步洗手法)、戴口罩	2	
术前护理 (35分)	问候、核对评估	1. 自我介绍,面带微笑,语言亲切,体现主动服务 2. 开放式提问,查看腕带信息,核对病人姓名及住院号 3. 全面评估病人生理 – 心理 – 社会等状况及手术禁忌证	5	
	主动沟通健康教育	与病人及家属宣教: 1. 腹腔镜诊治过程及目的、局限性及可能中转开腹的概率 2. 解释手术前准备内容（胃肠道、阴道准备,皮试、备皮、禁食、导尿等）、目的,配合要求以取得合作 3. 指导病人深呼吸、有效咳嗽、床上使用便器、术后疼痛评估方法及应对措施 4. 与病人及家属共同制订术后活动及饮食计划	5	
	胃肠道准备	1. 胃肠道准备符合手术要求 2. 清洁灌肠操作步骤正确,动作轻柔	5	
	术前一日准备	1. 皮肤准备　符合腹腔镜手术要求及操作程序。动作轻柔,保证脐部皮肤无损伤 2. 阴道准备　根据白带常规检查结果选择阴道灌洗 / 冲洗的药液、时间及方法,术晨采用碘伏擦拭阴道 1 次 3. 药物过敏试验 4. 交叉配血　双人交叉核对后抽血,进行血型配对,必要时备血,必要时备血 5. 休息　术前晚按医嘱给予助眠药,提供安静休息环境 6. 夜班测生命体征及异常情况观察	5	

137

续表

项目 总分	项目 内容	考核内容及技术要求	分值	得分
术前 护理 (35分)	手术转送前 准备	1. 核实肠道准备情况 2. 术前测生命体征及异常情况观察 3. 阴道准备、留置导尿 4. 检查皮肤准备情况，更换手术衣裤，除去首饰、手表、眼镜、义齿等物品交给家属保管 5. 遵医嘱术前用药 6. 准备手术中所需的药品、物品、病历包括术前各项护理文书等	5	
	手术前 交接	1. 与手术室护士一同核对病人手术前相关信息 2. 填写手术病人交接单，并双签名 3. 安慰并鼓励病人，平车护送病人至手术室	5	
	整理 记录	1. 按手术部位、麻醉方式备好病单位及术后用物。如：铺麻醉床，备氧气、心电监护仪等 2. 安置家属　及时传递信息	5	
术 后 护 理 (45分)	问候、核对 卧位安置	1. 自我介绍，面带微笑，体现主动服务 2. 开放式提问，查看腕带信息，核对病人姓名及住院号 3. 安全搬移病人至病床，根据麻醉方式安置合适卧位，保持呼吸道通畅	5	
	术后交接 系统评估	1. 向手术室护士、麻醉师了解麻醉、手术情况 2. 与手术室护士或麻醉师一起进行系统护理评估 3. 规范填写手术病人交接单并双签名 4. 及时记录术后护理单	5	
	术后监护	1. 生命体征监护　心电监护，每30~60分钟监测并记录脉搏、呼吸、血压，6小时后根据病情需要监测 2. 留置导管监护　导管标识清晰，妥善固定，定期挤压，严密观察是否通畅及引流液量、色、质并作好记录 3. 切口监护　观察腹部切口、阴道残端伤口有无渗血、渗液及感染征象 4. 并发症监护　内出血、脏器损伤及二氧化碳有关 5. 术后根据医嘱给予低流量吸氧3~6小时，以中和过多吸收的CO_2	10	
	术后护理 健康教育	1. 舒适护理　腹腔镜手术一般通过取舒适体位，分散注意力等方法多可缓解不适。如疼痛评分（VAS）>3分，应使用镇痛药物，提高舒适度 2. 活动与安全管理　指导术后2小时屈膝、抬臀及双下肢被动运动，根据病情循序渐进增加活动量，鼓励早期活动。及时评估及防范高危跌倒风险 3. 饮食护理　术后6小时即可进流质或半流质饮食，肠蠕动恢复后可进普食 4. 皮肤黏膜护理　做好晨晚间护理，留置导尿时会阴护理一日2次，禁食期间口腔护理一日2次 5. 体液管理　评估病人生命体征、末梢循环、水电解质是否平衡；根据病情记录24小时尿量和（或）出入量，根据病情安排补液速度和顺序。正确、及时执行医嘱，合理使用抗生素	10	
	出院 指导	1. 日常生活管理　指导均衡营养，少量多餐，劳逸结合 2. 用眼　指导病人遵医嘱用药 3. 性生活　行单纯卵巢或附件手术者，术后1个月内禁止性生活及盆浴；行子宫切除术后3个月内禁止性生活及盆浴 4. 随访　指导病人按时门诊复查，如出现不适应及时随诊 5. 发挥家庭支持系统作用　耐心解答病人家属疑问及咨询，给病人营造一个良好治疗、休养的家庭环境，促进病人康复	10	

续表

项目总分	项目内容	考核内容及技术要求	分值	得分
	整理记录	1. 及时、客观、完整填写手术前、后各项护理文书 2. 规范使用、处置导尿、换药、会阴护理等操作用物 3. 病人出院后床单位终末消毒,铺备用床	5	
综合评价(10分)	程序正确,操作熟练、严格遵守无菌操作规范		5	
	态度和蔼可亲、语言恰当、沟通有效,操作过程体现人文关怀		5	
总分			100	

(吴双赟　李甲荣)

实训项目九　计划生育手术妇女的护理配合

计划生育是用科学的方法对生育采取的规划措施。实施计划生育是我国一项基本国策。包括晚婚、晚育、节育及优生优育。

避孕与节育是计划生育工作的核心,护理工作主要为女性采取的避孕方法提供合理的咨询指导。

【技能训练目标】

1. 能说出宫内节育器放置术和取出术的适应证与禁忌证及手术时间选择。
2. 能对宫内节育器放置术和取出术进行手术前注意事项的指导及术前护理准备。
3. 能配合医生做好放、取节育器手术操作护理。
4. 能识别放置宫内节育器的并发症、协助处理及护理。
5. 能完成宫内节育器放置、取出术的护理记录。
6. 能独立完成宫内节育器放、取术手术包的整理及打包。
7. 能对宫内节育器放、取术手术前、手术后病人进行检查指导和健康宣教。

【技能训练内容】

1. 放、取宫内节育器包等术前准备;节育器种类、型号的选择。
2. 放、取宫内节育器手术操作的护理配合。
3. 放、取宫内节育器手术操作的术前准备、术中配合、术后观察和护理。

【实训设计及安排】

1. 仿真计划生育门诊手术室,在模型上进行演示及操作练习。
2. 在学生自行观看放、取节育器多媒体视频基础上,由主讲教师模型上示教。
3. 学生 5~6 位一组进行模型上操作练习
4. 课间见习安排学生去医院门诊计划生育手术室。

工作任务一　放、取宫内节育器手术

宫内节育器(IUD)是我国育龄妇女最常用的避孕方法,宫内节育器具有避孕效果好、安全简便又可逆的避孕工具,为我国育龄妇女的主要避孕措施。我国目前常用带铜宫内节育器和药物缓释宫内节育器。

【放、取宫内节育器的时间选择】

1. 放置时间　①月经干净后 3 ~ 7 日未性交者;②人工流产后,宫腔深度 < 10cm 可立即放置;也可在人流术后 1 个月,月经来潮干净后 3 ~ 7 日放置。③自然流产转经后或药物流产后,第 2 次正常月经干净后 3 ~ 7 日放置。④产后 42 日恶露已净,会阴伤口已愈合,子宫恢复正常者。⑤哺乳期应排除早期妊娠后放置。⑥剖宫产术后半年放置;⑦含孕激素 IUD 于月经第 3 天放置。

2. 取宫内节育器时间　①节育器使用年限已到,月经干净后 3 ~ 7 天或正常绝经女性年龄在 55 岁者;②出血多者随时取出;③带器宫内妊娠者于人工流产时取出;带器异位妊娠手术前诊断性刮宫前,或手术出院前。

3. 节育器型号的选择　T 形节育器依据横臂长度分 3 种型号:26、28、29。宫腔深度 < 7cm 选用 26 号;宫腔深度 > 7cm 选用 28 号。

【实训过程】

(一) 主要实训设备及用物的准备

1. 模型及设备　放、取节育器内生殖器模型、妇科检查模型,治疗车、妇科检查床。

2. 器械及用物

(1)器械:①无菌持物筒 1 个,无菌持物钳 1 把,无菌干纱布缸 1 个、0.5% 碘伏纱布缸 1 个。②放、取节育器手术包:外包布 1 块、内包布 1 块、窥阴器 1 个、宫颈钳 1 把、长镊子 1 把、消毒钳 2 把、宫腔探针 1 根、宫颈扩张棒 4 号 ~ 6 号各 1 个、放置器 1 把、取环器 1 把、弯盘 1 个、洞巾 1 块、小纱布块若干、适量干棉球、棉签若干。

(2)用物:常用节育器(图 9-1)、口罩、帽子、常规消毒液、无菌手套 1 副、垫单 1 块、无菌治疗巾 1 块。

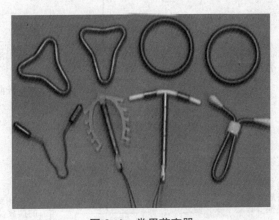

图 9-1　常用节育器

(二) 操作流程(图9-2、图9-3)

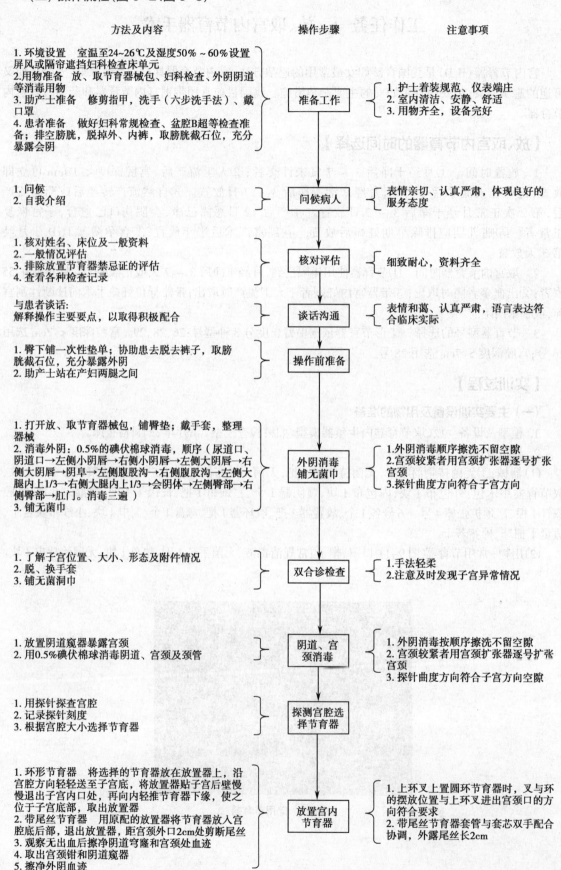

方法及内容 | 操作步骤 | 注意事项

1. 环境设置 室温至24~26℃及湿度50%~60%设置屏风或隔帘遮挡妇科检查床单元
2. 用物准备 放、取节育器械包、妇科检查、外阴阴道等消毒用物
3. 助产士准备 修剪指甲,洗手(六步洗手法)、戴口罩
4. 患者准备 做好妇科常规检查、盆腔B超等检查准备;排空膀胱,脱掉外、内裤,取膀胱截石位,充分暴露会阴

准备工作

1. 护士着装规范、仪表端庄
2. 室内清洁、安静、舒适
3. 用物齐全,设备完好

1. 问候
2. 自我介绍

问候病人

表情亲切、认真严肃,体现良好的服务态度

1. 核对姓名、床位及一般资料
2. 一般情况评估
3. 排除放置节育器禁忌证的评估
4. 查看各种检查记录

核对评估

细致耐心,资料齐全

与患者谈话:
解释操作主要要点,以取得积极配合

谈话沟通

表情和蔼、认真严肃,语言表达符合临床实际

1. 臀下铺一次性垫单;协助患去脱去裤子,取膀胱截石位,充分暴露外阴
2. 助产士站在产妇两腿之间

操作前准备

1. 打开放、取节育器械包,铺臀垫;戴手套,整理器械
2. 消毒外阴:0.5%的碘伏棉球消毒,顺序(尿道口、阴道口→左侧小阴唇→右侧小阴唇→左侧大阴唇→右侧大阴唇→阴阜→左侧腹股沟→右侧腹股沟→左侧大腿内上1/3→右侧大腿内上1/3→会阴体→左侧臀部→右侧臀部→肛门。消毒三遍)
3. 铺无菌巾

外阴消毒铺无菌巾

1. 外阴消毒顺序擦洗不留空隙
2. 宫颈较紧者用宫颈扩张器逐号扩张宫颈
3. 探针曲度方向符合子宫方向

1. 了解子宫位置、大小、形态及附件情况
2. 脱、换手套
3. 铺无菌洞巾

双合诊检查

1. 手法轻柔
2. 注意及时发现子宫异常情况

1. 放置阴道窥器暴露宫颈
2. 用0.5%碘伏棉球消毒阴道、宫颈及颈管

阴道、宫颈消毒

1. 外阴消毒按顺序擦洗不留空隙
2. 宫颈较紧者用宫颈扩张器逐号扩张宫颈
3. 探针曲度方向符合子宫方向空隙

1. 用探针探查宫腔
2. 记录探针刻度
3. 根据宫腔大小选择节育器

探测宫腔选择节育器

1. 环形节育器 将选择的节育器放在放置器上,沿宫腔方向轻轻送至子宫底,将放置器贴子宫后壁慢慢退出宫内口处,再向内轻推节育器下缘,使之位于子宫底部,取出放置器
2. 带尾丝节育器 用原配的放置器将节育器放入宫腔底后部,退出放置器,距宫颈外口2cm处剪断尾丝
3. 观察无出血后擦净阴道穹隆和宫颈处血迹
4. 取出宫颈钳和阴道窥器
5. 擦净外阴血迹

放置宫内节育器

1. 上环叉上置圆环节育器时,叉与环的摆放位置与上环叉进出宫颈口的方向符合要求
2. 带尾丝节育器套管与套芯双手配合协调,外露尾丝长2cm

图9-2 宫内节育器放置术操作流程

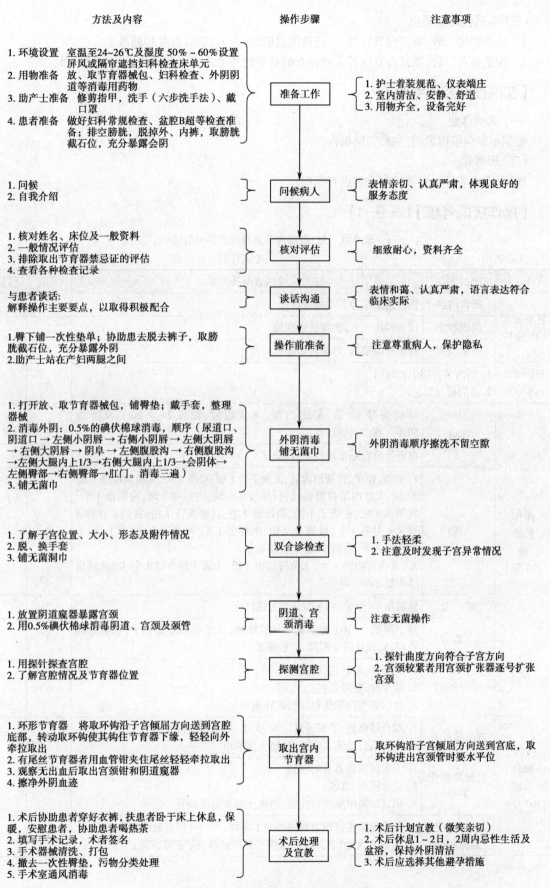

方法及内容	操作步骤	注意事项
1. 环境设置 室温至24~26℃及湿度50%~60% 设置屏风或隔帘遮挡妇科检查床单元 2. 用物准备 放、取节育器械包、妇科检查、外阴阴道等消毒用药物 3. 助产士准备 修剪指甲, 洗手（六步洗手法）、戴口罩 4. 患者准备 做好妇科常规检查、盆腔B超等检查准备；排空膀胱, 脱掉外、内裤, 取膀胱截石位, 充分暴露会阴	准备工作	1. 护士着装规范、仪表端庄 2. 室内清洁、安静、舒适 3. 用物齐全, 设备完好
1. 问候 2. 自我介绍	问候病人	表情亲切、认真严肃, 体现良好的服务态度
1. 核对姓名、床位及一般资料 2. 一般情况评估 3. 排除取出节育器禁忌证的评估 4. 查看各种检查记录	核对评估	细致耐心, 资料齐全
与患者谈话: 解释操作主要要点, 以取得积极配合	谈话沟通	表情和蔼、认真严肃, 语言表达符合临床实际
1. 臀下铺一次性垫单; 协助患去脱去裤子, 取膀胱截石位, 充分暴露外阴 2. 助产士站在产妇两腿之间	操作前准备	注意尊重病人, 保护隐私
1. 打开放、取节育器械包, 铺臀垫; 戴手套, 整理器械 2. 消毒外阴: 0.5%的碘伏棉球消毒, 顺序（尿道口、阴道口→左侧小阴唇→右侧小阴唇→左侧大阴唇→右侧大阴唇→阴阜→左侧腹股沟→右侧腹股沟→左侧大腿内上1/3→右侧大腿内上1/3→会阴体→左侧臀部→右侧臀部→肛门。消毒三遍） 3. 铺无菌巾	外阴消毒铺无菌巾	外阴消毒顺序擦洗不留空隙
1. 了解子宫位置、大小、形态及附件情况 2. 脱、换手套 3. 铺无菌洞巾	双合诊检查	1. 手法轻柔 2. 注意及时发现子宫异常情况
1. 放置阴道窥器暴露宫颈 2. 用0.5%碘伏棉球消毒阴道、宫颈及颈管	阴道、宫颈消毒	注意无菌操作
1. 用探针探查宫腔 2. 了解宫腔情况及节育器位置	探测宫腔	1. 探针曲度方向符合子宫方向 2. 宫颈较紧者用宫颈扩张器逐号扩张宫颈
1. 环形节育器 将取环钩沿子宫倾屈方向送到宫腔底部, 转动取环钩使其钩住节育器下缘, 轻轻向外牵拉取出 2. 有尾丝节育器者用血管钳夹住尾丝轻轻牵拉取出 3. 观察无出血后取出宫颈钳和阴道窥器 4. 擦净外阴血迹	取出宫内节育器	取环钩沿子宫倾屈方向送到宫底, 取环钩进出宫颈管时要水平位
1. 术后协助患者穿好衣裤, 扶患者卧于床上休息, 保暖, 安慰患者, 协助患者喝热茶 2. 填写手术记录, 术者签名 3. 手术器械清洗、打包 4. 撤去一次性臀垫, 污物分类处理 5. 手术室通风消毒	术后处理及宣教	1. 术后计划宣教（微笑亲切） 2. 术后休息1~2日, 2周内忌性生活及盆浴, 保持外阴清洁 3. 术后应选择其他避孕措施

图 9-3 宫内节育器取出术操作流程表

笔记

（三）沟通技巧及要点

1. 心理护理　放、取宫内节育器,一定遵循自愿、尊重为原则,态度和蔼可亲。

2. 沟通要点　放、取宫内节育器常规检查的必要性和个人术前准备和术后注意事项。

【实训作业及思考题】

（一）实训作业

根据本实训模拟案例,完成实训报告。

（二）思考题

放、取宫内节育器实训操作关键点有哪些?

【操作技能考核】（表 9-1）

扫一扫,测一测

思路解析

表 9-1　放、取宫内节育器操作评分标准

主考教师＿＿＿＿＿＿＿＿＿＿　　　　　　　考试日期＿＿＿＿年＿＿＿月＿＿＿日

项目总分	项目内容	考核内容及技术要求	分值	得分
素质要求 （5分）	报告内容	报告选手学号及考核项目	1	
	仪表举止	仪表端庄大方,态度认真和蔼	2	
	服装服饰	服装鞋帽整洁,着装符合要求	2	
知识素质 （5分）		1. 宫内节育器上置时间 2. 适应证与禁忌证	5	
操作 前准 备 （20分）	环境	环境安静、舒适、关闭门窗、光线适宜、温度24～26℃及湿度50%～60%（口述）	1	
		设置屏风或隔帘遮挡患者（口述）	1	
	用物	1. 口罩、帽子、常规消毒液、无菌手套1副、垫单1块、无菌治疗巾1块 2. 放、取宫内节育器器械包（外包布1块、内包布1块、窥阴器1个、宫颈钳1把、长镊子1把、消毒钳2把、宫腔探针1根、宫颈扩张棒4号～6号各1个、放置器1把、取环器1把、弯盘1个、洞巾1块、小纱布块若干、适量干棉球、棉签若干） 3. 无菌持物筒1个,无菌持物钳1把,无菌干纱布缸1个、0.5%碘伏纱布缸1个	8	
	助产士	修剪指甲,洗手（六步洗手法）、戴口罩	2	
	患者	排空膀胱（口述）,臀下铺一次性垫单,协助患者脱去裤子,取膀胱截石位,充分暴露会阴部,注意保暖	2	
	消毒外阴	1. 打开放、取环包,铺臀垫 2. 戴手套,整理器械 3. 持物钣夹持碘伏棉球消毒外阴	6	
操作 步骤 （60分）	双合诊检查	1. 双合诊检查:了解子宫位置、大小、形态及附件情况 2. 换　手套;给病人套腿套;铺无菌洞巾	5	
	宫颈及颈管 消毒	1. 上置阴道窥器暴露宫颈 2. 消毒阴道、宫颈 3. 用宫颈钳钳夹宫颈前唇,用碘伏棉签消毒颈管	5	
	探查宫腔 选择环型	1. 宫颈钳钳夹宫颈前唇向外向上牵拉,用探针探宫腔深度 2. 选 IUD 大小（宫颈较紧者用宫颈扩张器逐号扩张宫颈）	5	

笔记

续表

项目总分	项目内容	考核内容及技术要求	分值	得分
操作 步骤 (60分)	放置节育器	1. 金属环形节育器　将选择的节育器放在上环叉上,上环叉和节育环水平位通过宫颈管、宫腔直置宫腔底部,将上环叉贴子宫后壁慢慢退出 2. 带尾丝的节育器　用配套的上环器将节育器放入宫腔底部后,边用套芯上推节育器至宫腔底部,边退出上环器套管,当节育器展开置于宫底处时,套管与套芯一同退出宫腔,距宫颈外口 2cm 处剪断尾丝 3. 上环叉上置圆环节育器时,叉与环的摆放位置与上环叉进出宫颈口的方向符合要求 4. 观察无出血后取出宫颈钳和阴道窥器	25	
	取出节育器	1. 取前行盆腔 B 超检查确定节育器有无和位置 2. 术前准备至探查宫腔操作同上环术 3. 取节育器　①将取环钩沿子宫倾屈方向送到宫底,转动取环钩使其钩住节育器下缘,轻轻向外牵拉取出(取环钩进出宫颈管时要水平位);②有尾丝者用血管钳夹住尾丝轻轻牵引取出。 4. 观察无出血后取出宫颈钳和阴道窥器 5. 擦净外阴血迹	20	
综合评价 (10分)	程序正确,动作规范,操作熟练		6	
	态度和蔼可亲、语言恰当、沟通有效,操作过程体现人文关怀		4	
总分			100	

【注意事项】

1. 严格无菌操作,宫腔放置宫内节育器时避免接触外阴及阴道,防止感染。

2. 操作中应动作轻柔,技术熟练,防止子宫穿孔,特别注意哺乳期及瘢痕子宫患者等。

3. 取宫内节育器时切记硬性牵拉,粗暴用力,以避免发生脏器损伤和大出血;牵拉过程中尾丝断离、脱落,可改用血管钳取;若宫颈口较紧应先用宫颈扩张器扩张宫颈后再取出节育器;若节育器取出困难者应在 B 超监护下操作。

4. 手术物品准备齐全,术中配合准确,密切观察患者反应,及时发现异常。

5. 做好术后心理护理和健康教育。

(李韶莹　沈君)

实训项目十　剖宫产术综合实训

项目十 PPT

　　剖宫产术是指妊娠28周后经腹壁切开子宫取出胎儿及其附属物的手术。近年来剖宫产技术不断提高,对母儿相对安全,被广泛用于临床,是处理异常分娩的一种重要方法。手术既是治疗的过程,也是创伤的过程,剖宫产术过程中及时、正确的配合,是手术成功的重要环节。

　　手术方式有子宫下段剖宫产术、子宫体部剖宫产术和腹膜外剖宫产术。根据手术的急缓程度,可以分为择期手术、限期手术和急诊手术。

【麻醉方式】

多采用连续硬膜外麻醉或者蛛网膜下腔麻醉,特殊情况采用局部麻醉或全身麻醉。

【技能训练目标】

1. 能初步识别高危妊娠和判断异常分娩。
2. 能独立完成剖宫产手术前的准备工作(备皮、药物皮试、留置尿管、心理护理等)。
3. 能说出剖宫手术器械的名称、麻醉方法、手术基本步骤。
4. 在老师指导下能担任剖宫产术中器械护士和巡回护士的工作。
5. 能独立进行手术产新生儿出生时的护理。
6. 能完成剖宫产术中及术后护理记录。
7. 能完成剖宫产术产妇的健康教育工作。
8. 能完成剖宫产手术器械处理和打包工作。

【技能训练内容】

1. 剖宫产产妇术前准备及护理。
2. 剖宫产术中器械护士工作。
3. 剖宫产术中巡回护士操作配合。
4. 剖宫产新生儿出生时护理。
5. 剖宫产手术用物准备及手术包、器械包处理。
6. 剖宫产术后观察与护理。
7. 产科病房剖宫产术后产妇的宣教。

笔记

（一）主要实训设备及用物的准备

1. 模型　剖宫产分娩模型、新生儿模型。

2. 设备　仿真手术室、手术床、平车、治疗车、心电监护设备、婴儿电子秤、婴儿吸痰器、新生儿远红外线抢救床。

3. 器械及用物

（1）导尿用物：导尿包一个，灭菌气囊导尿管一根，引流袋一只，消毒手套一副。

（2）备皮用物：一次性备皮刀具一副，一次性手套一副，必要时备松节油。

（3）药物皮试用物：药物（根据医嘱准备），1ml 注射器 1 支，5ml 注射器 1 支，生理盐水 10ml，治疗盘 1 个，弯盘 1 只，消毒棉签 1 包，皮肤消毒用物一套。

（4）剖宫产手术包 1 个：外包布 1 块、内包布 1 块、双层剖腹单 1 块、手术衣 6 件、治疗巾 10 块、纱垫 6 块、纱布 20 块、25cm 不锈钢盆 1 个、弯盘 1 个、卵圆钳 6 把、一次性手术刀 2 把、解剖镊 2 把、大小无齿镊各 1 把、弯止血钳 6 把、直止血钳 10 把、巾钳 6 把、组织钳 6 把、持针器 3 把、吸引器头 1 个、压肠板 1 把、阑尾拉钩 2 把、腹腔双头拉钩 2 把、子宫剪 1 把、组织剪 1 把、线剪 1 把、手套 6 副、(1、4、7 号) 丝线各 1 包、圆针和角针若干、可吸收缝线若干。

（5）新生儿处理包：外包布 1 块、内包布 1 块、弯盘 1 只、纱布若干、棉签 2 支、脐带卷 1 只、气门芯 2 个、直止血钳 1 把、组织剪 1 把。

（6）新生复苏用物：婴儿吸痰管、复苏气囊、气管插管用物 1 套、氧源等。

（7）婴儿包：外包被 1 件、内衣 1 件、尿布 1 块、手圈 1 块、胸牌 1 块。

（二）实训设计及安排

1. 多媒体教学示教。

2. 观看剖宫产术教学片，在仿真手术室的模型（或动物）上进行演示及操作练习。

3. 安排医院手术室见习。

（三）操作流程（图 10-1）

【典型案例仿真实训】

（一）案例导入

产妇小美，36 岁，G_1P_0，停经 38 周，不规则腹痛 2 小时，于 2016 年 6 月 18 日上午 7 时入院。平时月经周期约 30 天，经期 4 天，末次月经为 2015 年 9 月 25 日，预产期 2016 年 7 月 2 日。停经 40 余天出现早孕反应，停经 4 月余自觉胎动一直至今。孕期定期产前检查，孕 34 周发现为"臀位"，其他均正常。2 小时前出现腹痛，持续 20 秒，间歇 15 分钟。28 岁结婚，婚后多年未孕，诊断为"原发性不孕"，经治疗后自然受孕。既往体健，无手术外伤史，无输血史，无药物过敏史，无特殊家族史。

查体：小美体温 36.8℃、脉搏 78 次 / 分、呼吸 19 次 / 分、血压 116/70mmHg，心肺听诊无特殊，腹软，肝脾触诊不满意。

产科检查：胎心 130 次 / 分，LSA，宫高 35cm，腹围 97cm，宫缩已规律，持续 30 秒、间歇 5 分钟，骨盆外测量髂棘间径、髂嵴间径、骶耻外径、坐骨结节间径分别为 23cm—25cm—19cm—9cm。阴道检查：宫颈管消失，宫口容 1 指，先露为臀，高浮，骨盆内径正常。

辅助检查：B 超检查提示：宫内活胎，LSA，胎心 138 次 / 分，胎盘功能三级。血液检查：血常规、凝血功能、肝肾功能均正常；血型"A"型；免疫组合检查正常。尿液检查正常；心电图检查正常。

根据以上情况，医生初步判断：产妇属高龄初产，G_1P_0，珍贵儿，孕 38 周，已临产，骨盆径线正常，胎位不正（臀位）。经过综合考虑及家属谈话，医生建议剖宫产，家属签字同意手术，医生下达手术医嘱，定于当天上午（2016 年 6 月 18 日）9 时手术（产妇早晨未进食）。小美很紧张，作为责任护士，如何使小美安全度过围术期？手术室责任护士如何配合医生顺利完成手术？

（二）仿真实训

流程一　准备

1. 助产士　着装规范、举止端庄，戴口罩。

2. 环境　调节室温至 24 ~ 26℃，环境安静整洁。

147

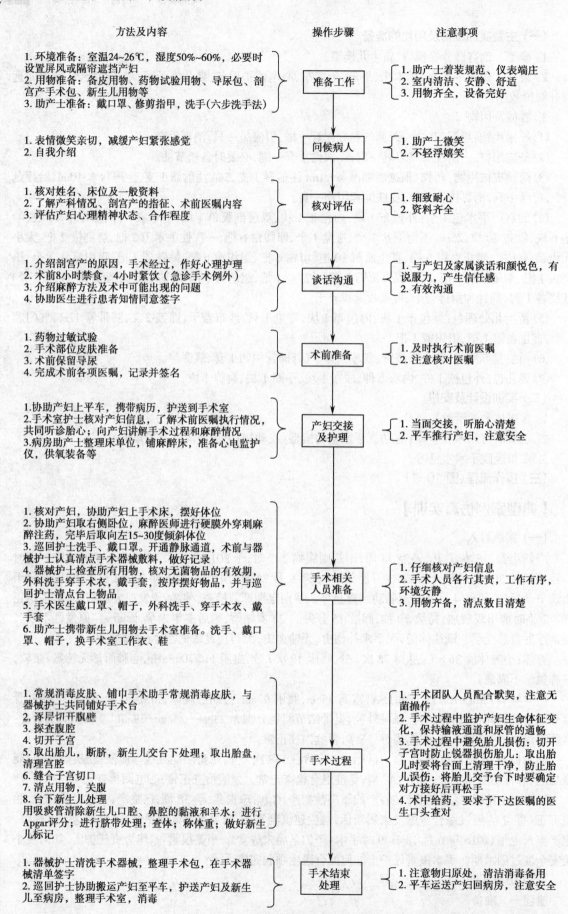

方法及内容	操作步骤	注意事项
1. 环境准备：室温24~26℃，湿度50%~60%，必要时设置屏风或隔帘遮挡产妇 2. 用物准备：备皮用物、药物试验用物、导尿包、剖宫产手术包、新生儿用物等 3. 助产士准备：戴口罩、修剪指甲，洗手(六步洗手法)	准备工作	1. 助产士着装规范、仪表端庄 2. 室内清洁、安静、舒适 3. 用物齐全，设备完好
1. 表情微笑亲切，减缓产妇紧张感觉 2. 自我介绍	问候病人	1. 助产士微笑 2. 不轻浮嬉笑
1. 核对姓名、床位及一般资料 2. 了解产科情况、剖宫产的指征、术前医嘱内容 3. 评估产妇心理精神状态、合作程度	核对评估	1. 细致耐心 2. 资料齐全
1. 介绍剖宫产的原因，手术经过，作好心理护理 2. 术前8小时禁食，4小时禁饮（急诊手术例外） 3. 介绍麻醉方法及术中可能出现的问题 4. 协助医生进行患者知情同意签字	谈话沟通	1. 与产妇及家属谈话和颜悦色，有说服力，产生信任感 2. 有效沟通
1. 药物过敏试验 2. 手术部位皮肤准备 3. 术前保留导尿 4. 完成术前各项医嘱，记录并签名	术前准备	1. 及时执行术前医嘱 2. 注意核对医嘱
1.协助产妇上平车，携带病历，护送到手术室 2.手术室护士核对产妇信息，了解术前医嘱执行情况，共同听诊胎心；向产妇讲解手术过程和麻醉情况 3.病房助产士整理床单位，铺麻醉床，准备心电监护仪，供氧装备等	产妇交接及护理	1. 当面交接，听胎心清楚 2. 平车推行产妇，注意安全
1. 核对产妇，协助产妇上手术床，摆好体位 2. 协助产妇取右侧卧位，麻醉医师进行硬膜外穿刺麻醉注药，完毕后取向左15~30度倾斜体位 3. 巡回护士洗手、戴口罩。开通静脉通道，术前与器械护士认真清点手术器械敷料，做好记录 4. 器械护士检查所有用物，核对无菌物品的有效期，外科洗手穿手术衣，戴手套，按序摆好物品，并与巡回护士清点台上物品 5. 手术医生戴口罩、帽子，外科洗手、穿手术衣、戴手套 6. 助产士携带新生儿用物去手术室准备。洗手、戴口罩、帽子，换手术室工作衣、鞋	手术相关人员准备	1. 仔细核对产妇信息 2. 手术人员各行其责，工作有序，环境安静 3. 用物齐备，清点数目清楚
1. 常规消毒皮肤、铺巾手术助手常规消毒皮肤，与器械护士共同铺好手术台 2. 逐层切开腹壁 3. 探查腹腔 4. 切开子宫 5. 取出胎儿，断脐，新生儿交台下处理；取出胎盘，清理宫腔 6. 缝合子宫切口 7. 清点用物，关腹 8. 台下新生儿处理 用吸痰管清除新生儿口腔、鼻腔的黏液和羊水；进行Apgar评分；进行脐带处理；查体；称体重；做好新生儿标记	手术过程	1. 手术团队人员配合默契，注意无菌操作 2. 手术过程中监护产妇生命体征变化，保持输液通道和尿管的通畅 3. 手术过程中避免胎儿损伤：切开子宫时防止锐器损伤胎儿；取出胎儿时要将台面上清理干净，防止胎儿误伤；将胎儿交予台下时要确定对方接好后再松手 4. 术中给药，要求予下达医嘱的医生口头查对
1. 器械护士清洗手术器械，整理手术包，在手术器械清单签字 2. 巡回护士协助搬运产妇至平车，护送产妇及新生儿至病房，整理手术室，消毒	手术结束处理	1. 注意物归原处，清洁消毒备用 2. 平车运送产妇回病房，注意安全

图 10-1 剖宫产综合实训操作流程

3. 用物准备　备皮刀具、药物过敏试验用物、导尿包、灭菌尿管、会阴消毒用物、剖宫产手术包、新生儿处理包、婴儿包、婴儿秤、新生儿急救器械及药品、新生儿远红外线抢救床等。

流程二　问候、核对、评估及解说

1. 问候产妇(表情微笑亲切)　您好！我是助产士小王,今天由我为您服务。

2. 核对(面带微笑)　请问您叫什么名字？让我核对一下您的手腕带好吗？

3. 评估产妇情况,了解手术指征。

(1)整理病例记录单:了解产妇一般情况及病史过程做好记录。产妇小美,36岁,G_1P_0,停经38周,不规则腹痛2小时,于2016年6月18日上午7时入院。末次月经为2015年9月25日,预产期2016年7月2日。定期产前检查,孕34周产检发现"臀位",其余正常。28岁结婚,婚后多年未孕,诊断为"原发性不孕",经治疗后自然受孕。既往体健,无手术外伤史,无输血史,无药物过敏史,无特殊家族史。

(2)一般情况评估:病史、体检、T、P、R、BP、饮食、休息等。小美体温36.8℃、脉搏78次/分、呼吸19次/分、血压116/70mmHg,心肺听诊无异常,腹软,肝脾触诊不满意。查体结论:一般情况良好,生命体征稳定。

(3)产科情况:宫缩规律,持续30秒、间歇5分钟,胎心130次/分,LSA,宫高35cm,腹围97cm,骨盆外测量髂棘间径、髂嵴间径、骶耻外径、坐骨结节间径分别为23cm—25cm—19cm—9cm。阴道检查:宫颈管消失,宫口容1指,先露为臀,高浮,骨盆内径正常。

(4)辅助检查:B超检查提示宫内活胎,LSA,胎心138次/分,胎盘功能三级。血液检查:血常规、肝肾功能均正常;血型"A"型;免疫组合检查正常;尿液检查正常;心电图检查正常。

产妇小美为高龄初产妇,G_1P_0,孕38周,珍贵儿,已临产,胎位不正(臀位),骨盆径线正常,身体检查一般情况良好,血液、尿液、心电图检查均正常,血型"A"型,B超检查提示臀位(LSA)。因产妇高龄初产,珍贵儿,臀位,有剖宫产手术指征。

4. 核对手术医嘱　医嘱定于当天(2016年6月18日)上午9时在硬膜外麻醉下行子宫下段剖宫产术。术前禁食、禁水,备皮,保留导尿,头孢克肟皮试,备红细胞2U。

5. 沟通谈话(对产妇及家属)

(1)手术指导:向产妇及家属讲解与手术相关的知识,纠正其错误的认识。如简单介绍产妇需要剖宫产的原因,手术的经过、术前准备、术后可能出现并发症的预防。

(2)肠道准备:告知产妇即刻起禁食、禁水(非急诊手术术前8小时禁食,4小时禁水)。即将开始术前各项准备的方法和目的。

(3)心理护理:介绍剖宫产是一项技术成熟的手术,对母婴来说安全可靠,缓解产妇紧张情绪;向患者介绍医务人员和医疗设备,加深产妇对手术的信心,信任医务人员并能安心接受手术。

(4)签订手术同意书:尊重产妇及家属知情同意的权利,配合医生做好术前知情同意解释工作,协助产妇及家属签字。

流程三　病房术前准备

1. 皮肤准备　助产士小王告知小美术前皮肤准备的目的及配合事项。打开一次性备皮包,一手固定局部皮肤,一手拿备皮刀顺着体毛走向剃净毛发,包括阴毛,注意不要损伤皮肤。备皮范围:上至剑突下,下至两侧大腿上1/3,包括外阴部,两侧至腋中线。结束后用温水洗净皮肤及毛发、擦干,凹进去的脐部用松节油擦净污垢,更换清洁病号服。

2. 抗生素过敏试验　小王配制好头孢克肟皮试液,携至病房,讲解做药物过敏试验的目的和方法。进行皮内注射后告知小美注意事项。20分钟小王和另一护士共同观察注射部位皮肤无红肿,判断头孢克肟过敏试验结果为"阴性",在病历上做好记录并签名。

3. 留置尿管　小王携导尿包、灭菌双腔气囊导尿管、一次性引流袋到小美病房。打开导尿包,进行会阴、尿道口消毒后插入双腔气囊导尿管,排空膀胱,从尿管侧边管注入适量无菌注射用水,使气囊膨起,防止尿管脱落,连接一次性尿袋,贴好尿管标识。告知手术麻醉过程中尿液从尿管自行排出,注意不要压住尿管以保持尿液引流通畅,避免术中损伤膀胱、术后尿潴留;不要将尿袋放于高于膀胱位置,防止逆行感染。

流程四　病房护士与手术室人员进行交接

当产妇术前准备完毕,到预定手术时间手术巡回护士小李至病房接产妇到手术室。与助产士小王到产妇床前进行交接。

1. 问候核对产妇(表情微笑亲切)　您好!我是手术室李护士,今天由我为您术中服务。请问您叫什么名字?让我核对一下您的手腕带好吗(图10-2)?

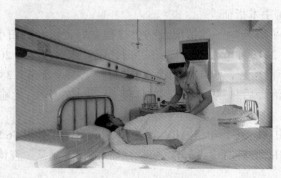

图10-2　核对产妇

2. 产妇评估　了解产妇一般情况;术前准备情况;心理状况;产科情况(剖宫产指征,手术方式);两人共同听诊胎心是否正常。

3. 沟通解释(与产妇及家属)

(1)剖宫产手术是一项技术成熟的手术,对母儿来说安全性高,手术过程短,手术中全程仪器监护,手术中有产科医师、麻醉医师、儿科医师、助产士、护士多人陪伴,对可能出现的特殊情况及时处理,增强产妇的安全感及对手术的信心,打消产妇及家属疑虑。

(2)术前行硬膜外麻醉,术中无剧烈痛感,产妇是清醒的,术后可采用镇痛泵止痛,消除小美怕疼心理。

(3)用通俗易懂的语言对手术过程进行介绍,耐心地解答产妇及家属的疑问,说明手术的可靠性和必要性。

4. 护送产妇　小李协助小美上平车,安置好尿袋,携带病历,护送到手术室。

5. 整理病房床单元　小王整理病房床单位,为术后产妇提供安静、舒适、空气清新的休息环境,铺麻醉床。做好物品准备,如心电监护仪、输液架、引流袋、供氧装备等。

流程五　手术相关人员准备

1. 巡回护士准备　安置小美于手术床上,取右侧卧位,整理好尿管尿袋。协助麻醉,静脉穿刺补充液体,保持静脉通畅。调节好灯光,与器械护士一起清点剖宫产手术包器械及敷料,记录清楚。

2. 麻醉师准备　戴口罩,洗手。核对产妇,准备药品,进行硬膜外穿刺置管并推药进行麻醉,麻醉完毕后协助小美取向左15°~30°倾斜体位,以免仰卧位低血压综合征发生,告知注意事项。

3. 器械护士准备　戴口罩,洗手,准备好手术使用的器械及用物(剖宫产手术包、吸引器、新生儿急救器械、药品、治疗车等),检查所有用物,核对无菌物品的有效期。按位置放好无菌车、物品。外科洗手后穿手术衣、戴无菌手套,整理器械台后,拆去无菌物品的内包装,与巡回护士清点台上所有物品。

4. 手术医师准备　戴口罩,外科洗手,穿手术衣、戴无菌手套。

5. 助产士准备　麻醉开始后通知助产士。当班助产士携带新生儿用物去手术室准备。洗手,戴口罩、帽子,换手术室工作衣、鞋。

流程六　手术过程配合

1. 常规消毒皮肤、铺巾　器械护士小夏准备消毒皮肤用物,倒0.5%的碘伏棉球若干放入弯盘中并备上一把有齿卵圆钳。手术助手常规消毒皮肤后,与小夏共同铺好手术台。将器械台推至床尾,形成一个无菌区域,将物品按序摆好。

视频:
剖宫产手术

笔记

2. 逐层切开腹壁

(1) 切开皮肤、皮下组织、脂肪层：取下腹正中切口，以解剖镊提起皮肤，产妇无疼痛感觉后，医生执手术刀切开皮肤约 10 ~ 12cm，助手用止血钳止血或用纱垫压迫出血点，用拉钩暴露手术视野。器械护士小夏传递解剖镊、手术刀、拉钩、止血钳、纱垫。术中如有出血点递弯钳止血再用 1 号丝线结扎，如需缝扎递小圆针穿 1 号丝线，随后递线剪。

(2) 切开筋膜后给中弯或组织钳提起筋膜，递剪刀剪开。

(3) 分离腹直肌。若损伤腹壁下动静脉，则以 1 号丝线缝扎或结扎止血。

3. 进入腹腔并探查

(1) 切开腹膜递弯钳提起腹膜，交替钳夹，确认下方无肠管、大网膜后，用手术刀切一小口，组织剪向上下扩大腹膜切口，钳夹或结扎止血。器械护士小夏传递手术刀和 2 把弯止血钳、组织剪，必要时 1 号丝线缝扎或结扎止血。

(2) 探查腹腔及子宫：探查右旋子宫程度，辨别子宫下段腹膜反折处。

4. 暴露子宫下段并剪开

(1) 剪开膀胱反折腹膜：递弯止血钳提起子宫下段反折腹膜，在膀胱反折处做一小横切口并分离。

(2) 切开子宫下段：分离膀胱反折腹膜，下推膀胱，暴露子宫下段；手术刀在子宫下段缓缓切一横切口约 2 ~ 3cm 长，用力钝性分离，形成一长约 10 ~ 12cm 长的弧形切口。器械护士小夏传递手术刀和弯止血钳 (见文末彩图 10-3)。

5. 取出胎儿 递弯止血钳刺破胎膜，助手吸净羊水，移开所有拉钩，主刀医生伸手入宫腔，将胎头枕部转朝上，然后将胎头向上提，另一手 (或助手) 在腹外自宫底向下推压，胎头多可顺利娩出，若胎头取出困难，可用剖宫产钳助娩，胎儿取出后递吸球吸净新生儿口鼻黏液，助手距脐根部 10 ~ 15cm 处用两把血管钳钳夹，在两钳之间剪断脐带，抱示产妇后，交给台下的助产士进一步处理。器械护士小夏在胎儿取出前，清理手术台，避免锐器伤及新生儿。小美于 2016 年 6 月 18 日上午 9 时 30 分娩出一活女婴 (见文末彩图 10-4、彩图 10-5)。

6. 取出胎盘 胎儿取出后，在宫体注入缩宫素 20U，按压宫底牵拉脐带取出胎盘胎膜，纱布擦拭宫腔，检查胎盘大小，形状，取出是否完整。小夏递卵圆钳，抽吸催产素 20U、递盆装胎盘。

7. 缝合子宫

(1) 缝合子宫壁：器械护士清点敷料及针，传递持针器和穿好可吸收缝线的圆针。子宫切口用 1 号可吸收线作 2 层缝合，连续缝合，不穿过子宫内膜。

(2) 缝合膀胱反折腹膜用可吸收线连续全层缝合。

8. 逐层缝合

(1) 清点用物、关腹：检查子宫切口无出血，两侧附件无异常，清除盆腔内积液、积血，器械护士小夏和巡回护士小李再次清点器械及敷料，核实无误后关腹。器械护士小夏传递持针器和用丝线或可吸收缝线穿好的圆针，腹膜用圆针穿 4 号丝线或可吸收线连续缝合 (图 10-6)。

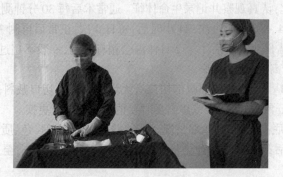

图 10-6 器械护士与巡回护士核对

(2) 逐层缝合：依次关闭腹直肌、筋膜和脂肪层。器械护士小夏传递持针器和穿好丝线或可吸收缝线的圆针。

视频：
新生儿的处理

(3)缝合皮肤:皮肤缝合用三角针穿 1 号丝线间断缝合或可吸收缝线连续皮内缝合。再次消毒皮肤,准备切口敷料,撤走巾钳,手术结束。

流程七 新生儿的处理

1. 接新生儿 助产士站于手术医生侧后方,戴消毒手套,取一块消毒治疗巾双手撑开,稳妥接住手术医生递来的新生儿,防止坠地。

2. 记录娩出时间 产妇小美于 2016 年 6 月 18 日 9 时 30 分娩出一活女婴。

3. 清理呼吸道 及时用吸管清除新生儿口腔、鼻腔的黏液和羊水,以免发生吸入性肺炎。

4. Apgar 评分 出生后 1 分钟及 5 分钟给予 Apgar 评分。小美之女娩出后哭声洪亮,皮肤红润,Apgar10 分。

5. 脐带的处理 进行结扎脐带,用气门芯套扎脐带,0.5% 碘伏溶液消毒脐带断面,以无菌纱布覆盖,再用脐带布包扎。

6. 查体及称体重 注意新生儿有无畸形,小美之女体重 3600g,发育正常,无畸形。

7. 做好新生儿标记 在护理记录单上盖上产妇左手拇指指印和新生儿右脚印。在新生儿手腕及包被上作好新生儿性别、出生日期、母亲姓名和床号的标记。

流程八 手术结束处理

手术结束后器械护士小夏清洗手术器械,整理手术包,在手术器械清单上签字;巡回护士小李协助麻醉医师拔麻醉管,送产妇至病房,整理手术室,消毒。

流程九 接产妇入病房及护理

1. 交接产妇 巡回护士小李与麻醉师用平车送产妇回病房,病房助产士小王与其进行交接,检查产妇静脉通路及尿管是否通畅,皮肤是否完整,测量血压、脉搏、呼吸一次。了解产妇术中情况,协助搬运产妇至病床,臀下垫一次性会阴垫。

2. 安置产妇 产妇取平卧位,告知家属去枕平卧 6 小时;放置好输液器具、引流袋、镇痛泵,保持通畅,检查接头有无脱落;连接好心电监护仪;按压宫底,观察阴道出血量;腹部加压沙袋;整理好床单位;嘱产妇暂禁食、禁水;更改床头卡标记为一级护理,禁食,填写术后护理记录单并签名。铺好婴儿床,新生儿取侧卧位。

流程十 剖宫产术后护理

1. 产妇体位 连续硬膜外麻醉后,去枕平卧 6 小时。12 ~ 24 小时后改半卧位。半卧位有利于腹腔引流;有利于降低腹部切口张力,减轻疼痛;促进肺扩张,有利于呼吸、咳嗽、排痰,减少术后肺部的并发症;协助产妇在床上活动下肢及翻身,督促早期下床活动,利于胃肠道功能恢复和恶露的排出,促进子宫复旧。

2. 饮食护理 一般手术产妇,禁食,术后 6 小时方可饮水,根据肠功能恢复情况过渡到半流质、软食、普食。

3. 观察病情

(1)监测生命体征变化:认真观察并记录生命体征。通常术后每 30 分钟测量一次血压、脉搏、呼吸,直至平稳。平稳后,改为 4 ~ 6 小时一次;24 小时后,每日 4 次,正常后再测 3 日。若测得生命体征异常或有出血征象,及时报告医生。术后 1 ~ 2 日体温会稍有升高,一般不超过 38℃,为吸收热,属于正常反应。如果体温持续升高,提示有感染。

(2)观察切口:术后 24 小时观察产妇腹部切口有无渗血,渗液,切口敷料是否干燥,切口周围皮肤有无红、肿、热、痛等感染征象,敷料污染或渗出多时要请示医生予以更换。

(3)子宫复旧:观察宫底高度、子宫收缩情况、注意观察阴道流血量、色、质。胎盘娩出后,子宫圆而硬,宫底在脐下一指。产后第一日略上升至脐平,以后每日下降 1 ~ 2cm,至产后 10 日子宫降入骨盆腔内。

4. 防止尿潴留 留置尿管一般 24 小时,定时观察尿液的色、质、量。保持外阴的清洁,避免导尿管的扭曲、受压和逆流。术后 24 小时后拔除尿管,协助产妇清洗会阴,自排小便,防止尿潴留发生。

5. 保持会阴清洁 臀下垫会阴垫,及时更换,每日用 0.5% 碘伏溶液行会阴擦洗两次。

6. 遵医嘱用药　根据药液性质调节滴数,观察药物疗效及副反应。有留置针者液体输完后注意接头处理,防止感染,并要固定好防止脱落。

7. 缓解疼痛　疼痛是术后的主要护理问题,麻醉作用消失至术后 24 小时内疼痛最明显。产妇常常因为疼痛拒绝翻身、检查、甚至焦虑、失眠等。应解释疼痛的原因及持续时间,指导产妇减轻疼痛的方法,如听音乐转移注意力,保持病室安静,环境舒适,6 小时以后用腹带帮助固定伤口,并帮助产妇采取半卧位以减轻疼痛,根据疼痛程度遵医嘱使用止痛剂或镇痛泵。

8. 做好母乳喂养指导　产妇回病房后无特殊情况尽早给予母乳喂养。第一次喂奶助产士应充分指导,清洗产妇乳头,教会家属及产妇喂奶的正确方法,让新生儿含住乳头和大部分乳晕,两侧轮流喂奶。

9. 做好新生儿护理　观察新生儿一般情况,防止呕吐窒息,注意有无脐部渗血,及时更换尿布。

10. 填写护理记录单　各班护士填写各项护理记录单,签写姓名及时间。

流程十一　术后健康教育

术后第 2 天及以后,产妇身体状况好转,告知产妇卫生保健及喂养知识。

1. 注意个人卫生　注意口腔卫生;注意皮肤清洁,勤换内衣;每天用温开水清洗外阴部;勤换会阴垫并保持会阴部清洁和干燥;产褥期不宜盆浴,切口愈合好后可采取淋浴;恶露未干净或产后 42 天以内,禁止性生活。

2. 母乳喂养指导　进行母乳喂养宣教,讲解母乳是孩子最好的食物,要坚持母乳喂养,做到按需哺乳。有效哺乳的表现有:能看或听到吞咽,孩子体重增长,不哭闹等。观察产妇自己喂奶的姿势是否正确,教会正确喂奶方法。保持乳房的清洁卫生,防止乳腺炎发生。

3. 饮食指导　肛门排气前避免吃产气食物,如牛奶、豆浆等,以免产生肠胀气,肠功能恢复后,逐步恢复到正常饮食。产妇的饮食要多样化,要进易消化、高热量、高蛋白、富含维生素等营养丰富的饮食,摄入均衡营养,满足产妇自身恢复及哺乳的需要;保证足够的水分摄入,多食汤类食物,如鸡汤、鱼汤;供给充足的优质蛋白质;重视蔬菜水果摄入;避免食用辛辣、刺激性食物和过咸食品。

4. 活动、休息指导　产后需早期下床活动,指导产褥操做法,促进恶露的排出,锻炼腹壁及骨盆底肌肉。运动量循序渐进,劳逸结合,术后两个月避免提举重物,注意保持充足休息,生活有规律。

5. 新生儿护理指导　指导产妇和家属如何护理新生儿,做好臀部护理、脐部护理、眼部护理、沐浴、抚触的指导。

6. 心理护理　关心体贴产妇,加强沟通,减轻产妇疼痛,解除不适,告知手术情况及术后注意事项,帮助产妇提高自理能力。做好家属的健康教育,取得其积极的配合,有效降低术后产妇的不良心理反应。

7. 产后检查　告知产后 42 天,产妇携婴儿到当地所属保健机构检查身体,了解术后恢复及婴儿生长发育情况。

8. 计划生育指导　剖宫产术后为使子宫完全恢复,至少避孕 2 年。产褥期结束有性生活必须采取避孕措施,哺乳期间不宜口服避孕药避孕,可先采用安全套避孕,术后半年后可采用宫内节育器避孕。

(三) 沟通技巧及要点

1. 指导产妇配合　告知剖宫产术是一项成熟的技术。介绍剖宫产手术过程,手术进行半身麻醉,产妇清醒,麻醉对胎儿影响小,减轻产妇心理负担。详细讲解术前各项操作要求和目的,如术前禁食 8 小时,禁饮 4 小时,是为了防止麻醉中发生呕吐窒息;术前留置尿管是因为术中麻醉不能自行排尿,尿液通过尿管即可排出体外,防止尿潴留,术后 24 小时就可拔除;应用抗生素预防产褥感染发生,使用前要做药物过敏试验防止发生意外;术中医生取胎儿时产妇会有不适感,可以放松张口呼吸减轻不适;告知产妇静脉滴注缩宫素时可能会出现腹部阵痛不适,因为子宫收缩,有利于子宫复旧减少出血量,属正常情况。

2. 心理护理　术前用通俗易懂的语言解答者的疑问,说明手术的必要性和可靠性。语言得体、

153

亲切,使人产生信任感。解除产妇因担心手术治疗效果而出现紧张、焦虑等心理反应。产妇接进手术室后,应及时问候、介绍,缓解产妇紧张心理。

3. 指导产妇　助产士进行新生儿护理时可一边操作一边讲解,将正确护理新生儿的知识传输给产妇及家属,宣传母乳喂养的好处,同时纠正一些陈旧的观念,如挑马牙、捆蜡烛包等。

4. 卫生与健康宣教　主要解释外阴清洁与消毒的意义。术后宣教时间安排合适,在产妇身体舒适情况下进行,讲解母乳喂养知识,进行产褥期康复指导。

【实训作业及思考题】

(一) 实训作业

1. 填写术前、术中、术后护理记录。
2. 根据本实训模拟案例,完成实训报告。

(二) 思考题

1. 器械护士、巡回护士在剖宫产术中如何配合手术?
2. 剖宫产术中如何避免胎儿损伤发生?
3. 剖宫产主要手术步骤包括哪些?
4. 剖宫产术后护理的要点有哪些?

【操作技能考核】(表 10-1、表 10-2、表 10-3)

扫一扫,测
一测

思路解析

表 10-1　剖宫产术操作评分标准(病房助产士)

主考教师＿＿＿＿＿＿＿＿　　　　　　　　　　考试日期＿＿＿年＿＿月＿＿日

项目总分	项目内容		考核内容及技术要求	分值	得分
素质要求 (3分)	报告内容		报告选手参赛号码及比赛项目	1	
	仪表举止		仪表端庄大方,态度认真和蔼	1	
	服装服饰		服装(洗手衣)、鞋帽整洁,着装符合要求	1	
操作前准备 (14分)	环境		安静、清洁,温度 24 ~ 26℃及湿度 50% ~ 60%	2	
	用物		备齐用物	2	
	助产士		助产士换洗手衣、戴口罩	2	
			修剪指甲,洗手(七步洗手法)	2	
	产妇		核对产妇,评估产妇身体状况	2	
			了解产妇剖宫产的指征、术前医嘱内容、告知手术时间	2	
			解释术前操作的目的,以取得积极配合	2	
操作过程 (73分)	术前准备	备皮	一手固定皮肤,一手持备皮刀操作,范围正确,没有损伤皮肤	3	
			处理脐部污垢,清洗皮肤,毛发清理干净	3	
		药物试验	配制皮试液及皮内注射方法正确	3	
			判断结果正确	3	
		导尿	会阴及尿道口消毒	3	
			插入导尿管方法正确、注入液体于气囊中、连接好引流袋、贴好导管标识	3	
			填写各项术前护理记录并签名	2	
	产妇交接		听胎心,协助产妇上平车送手术室,整理床单位	4	
			迎接产妇回病房,了解产妇术中情况,协助取平卧位,测量生命体征、安置好输液管和引流袋	4	

续表

项目总分	项目内容	考核内容及技术要求	分值	得分
操作过程（73分）	术后观察和护理	去枕平卧6小时，12～24小时后改半卧位、协助活动下肢和翻身	2	
		嘱产妇先禁食，从流质饮食过渡到半流质及软食	2	
		测量血压、脉搏、呼吸，监测生命体征变化	3	
		观察产妇腹部切口有无渗血、宫底高度、子宫收缩情况、阴道流血量等	3	
		遵医嘱用药，根据药液性质调节滴数，观察药物疗效及副反应	3	
		保持尿管通畅，观察尿液颜色、记录尿量，24小时后拔除尿管，协助产妇自行排尿	3	
		母乳喂养指导	3	
		臀下垫会阴垫，及时更换，保持会阴清洁，每日用0.5%碘伏溶液行会阴擦洗两次	3	
		新生儿观察和护理	3	
		填写各项护理记录单，签写姓名及时间	2	
	术后健康指导	产褥期个人卫生指导	3	
		母乳喂养宣教、乳房护理	3	
		产褥期饮食指导	3	
		产褥期活动、休息指导	3	
		新生儿护理指导	3	
		计划生育及产后复查指导	3	
综合评价（10分）		程序正确，动作规范，操作熟练	4	
		态度和蔼可亲、语言恰当、沟通有效，操作过程体现人文关怀	6	
总分			100	

表10-2　剖宫产术操作评分标准（器械护士）

主考教师＿＿＿＿＿＿＿　　　　　　考试日期＿＿＿＿年＿＿月＿＿日

项目总分	项目内容	考核内容及技术要求	分值	得分
素质要求（3分）	报告内容	报告选手参赛号码及比赛项目	1	
	仪表举止	仪表端庄大方，态度认真和蔼	1	
	服装服饰	服装（洗手衣）、鞋帽整洁，着装符合要求	1	
操作前准备（14分）	环境	安静、清洁，温度24～26℃及湿度50%～60%	2	
	用物	备齐用物并检查，核对无菌物品的有效期	2	
	护士	换洗手衣、戴口罩、帽子	2	
		修剪指甲，洗手（七步洗手法）	2	
	产妇	核对产妇，评估术前准备完成情况	3	
		解释手术过程，缓解紧张情绪，取得积极配合	3	
操作过程（73分）	术前准备	外科洗手后穿手术衣、戴无菌手套	3	
		协同铺巾	4	
		按位置放好无菌车、物品，整理器械台后，拆去无菌物品的内包装	4	
		与巡回护士清点台上所有物品	4	

续表

项目总分	项目内容	考核内容及技术要求	分值	得分
操作过程（73分）	手术配合	手术开始切开皮肤之前再次与医生、麻醉师核对产妇	5	
		递手术刀切开腹壁，干纱布、弯钳或针线结扎止血，递拉钩暴露手术视野，组织钳剪开	5	
		递手术刀、组织剪切开腹膜并扩大，进入腹腔探查，递拉钩暴露子宫，辨别子宫下段腹膜反折处	5	
		递弯钳、手术刀、切开子宫下段撕开，长约 10 ~ 12cm 的弧形切口	5	
		清理手术台，递弯钳破膜，医生取出胎儿后递吸球清理呼吸道，递两把血管钳用于钳夹脐带，递剪刀断脐，将新生儿交台下助产士	5	
		抽吸催产素 20U 递医师宫体注射，胎盘胎膜取出后递空盆装胎盘，递纱布擦拭宫腔	5	
		传递针线缝合子宫	5	
		清点器械及敷料	5	
		传递针线缝合腹膜、腹直肌、筋膜、脂肪层、皮肤	5	
		准备切口敷料，撤走巾钳	4	
	术后处理	手术器械清单签字	5	
		清理手术器械、整理手术包	4	
综合评价（10分）		程序正确，动作规范，操作熟练	4	
		态度和蔼可亲、语言恰当、沟通有效，操作过程体现人文关怀	6	
总分			100	

表 10-3　剖宫产术操作评分标准（巡回护士）

主考教师_____　　　　　　考试日期_____年___月___日

项目总分	项目内容	考核内容及技术要求	分值	得分
素质要求（3分）	报告内容	报告学号及考核项目	1	
	仪表举止	仪表端庄大方，态度认真和蔼	1	
	服装服饰	服装（洗手衣）、鞋帽整洁，着装符合要求	1	
操作前准备（14分）	环境	安静、清洁，温度24 ~ 26℃及湿度50% ~ 60%	2	
	用物	备齐用物并检查，核对无菌物品的有效期	2	
	护士	护士换洗手衣、戴口罩	2	
		修剪指甲，洗手（七步洗手法）	2	
	产妇	核对产妇，评估术前准备完成情况	3	
		为产妇解释手术的过程，缓解紧张情绪，取得积极配合	3	
操作过程（73分）	术前准备	嘱产妇摘掉义齿、发卡、饰品等交家属，协助产妇上平车，携带患者病历，将产妇平稳推入手术间	4	
		建立静脉通路	4	
		协助产妇摆好体位，配合麻醉	4	
		与器械护士清点台上所有物品	4	

续表

项目总分	项目内容	考核内容及技术要求	分值	得分
操作过程（73分）	手术配合	协助术者穿无菌手术衣	3	
		手术开始切开皮肤之前再次与医生、麻醉师核对产妇	4	
		术中密切观察产妇的生命体征	4	
		传递术中所需的物品，执行医生口头医嘱需复诵一遍	4	
		保持静脉输液通畅，调节合适的输液速度	4	
		保持尿管通畅，观察尿量、尿色	4	
		调节手术间的温度，保持手术间的整洁，安静	4	
		配合助产士对新生儿的处理	3	
		配合器械护士清点器械及敷料	5	
		监督无菌技术的执行	5	
		做好台下的其他配合工作	2	
		及时记录手术护理单，并签名	5	
	术后处理	协助麻醉医师拔麻醉管，护送产妇至病房	5	
		整理手术室，消毒	5	
综合评价（10分）	程序正确，动作规范，操作熟练		4	
	态度和蔼可亲、语言恰当、沟通有效，操作过程体现人文关怀		6	
总分			100	

（李甲荣　吴双赟）

参 考 文 献

1. 谢幸，荀文丽 . 妇产科学 .8 版 . 北京：人民卫生出版社 .2015.
2. 金庆跃，程瑞峰 . 妇产科护理 .2 版 . 上海：同济大学出版社 ,2015.
3. 安力彬，陆虹 . 妇产科护理 .6 版 . 北京：人民卫生出版社 .2017.
4. 姜梅、庞汝彦 . 助产士规范化培训教材 . 北京：人民卫生出版社 .2017.
5. 徐鑫芬，熊永芳 . 妇产科护理手册 . 北京：人民卫生出版社 .2016.
6. 金庆跃，许红 . 妇产科护理技术实训 .2 版 . 北京：人民军医出版社 .2015.

参 考 文 献

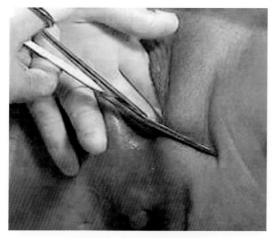

彩图 5-3 会阴切开方法

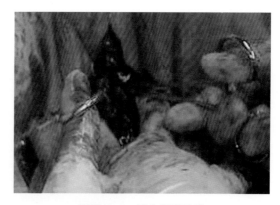

彩图 5-4 缝合阴道黏膜

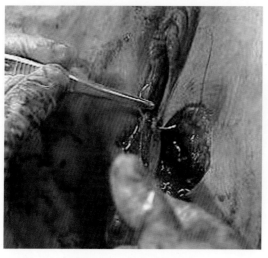

彩图 5-5 缝合黑白交界

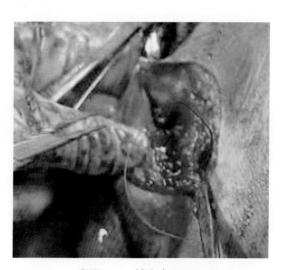

彩图 5-6 缝合会阴肌层

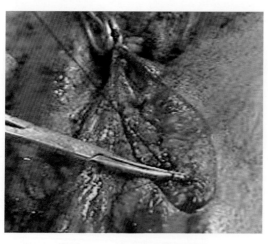

彩图 5-7 缝合会阴皮下组织

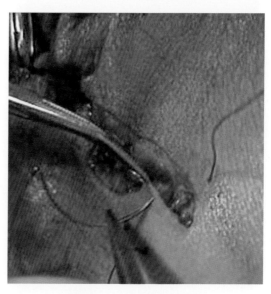

彩图 5-8 会阴皮肤外缝法

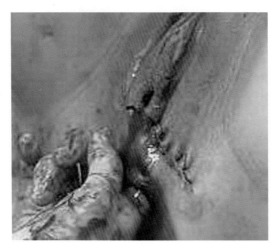

彩图 5-9　缝合后肛门检查

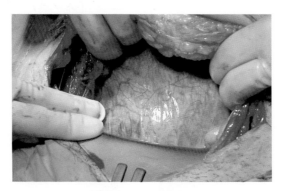

彩图 10-3　暴露子宫

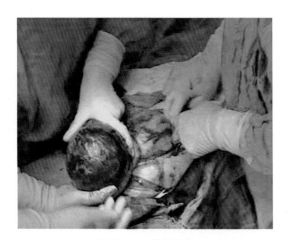

彩图 10-4　取胎头

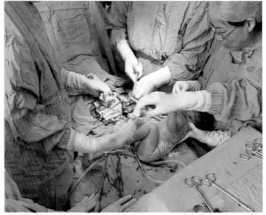

彩图 10-5　取出胎儿、断脐